Meir Schneider

Mein Augen-Buch

Meir Schneider

Mein Augen-Buch

Meir Schneiders Übungsprogramm für besseres Sehen

Entwickelt von dem Augentherapeuten, der sich selbst von seiner Blindheit heilte

Überarbeitete und erweiterte Neuausgabe

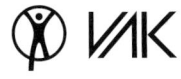

VAK Verlags GmbH
Kirchzarten bei Freiburg

Titel der amerikanischen Originalausgabe:
Vision for Life. Ten Steps to Natural Eyesight Improvement. Revised Edition
ISBN 978-1-62317-008-0
© Meir Schneider, 2012 und 2016
Das amerikanische Original der erweiterteten Neuausgabe erschien bei
North Atlantic Books, Berkeley (Kalifornien, USA)

Bibliografische Information der Deutschen Nationalbibliothek
Die Deutsche Nationalbibliothek verzeichnet diese Publikation in
der Deutschen Nationalbibliografie; detaillierte bibliografische
Daten sind im Internet über http://dnb.d-nb.de abrufbar.

VAK Verlags GmbH
Eschbachstr. 5
79199 Kirchzarten
Deutschland
info@vakverlag.de
www.vakverlag.de

7. Auflage 2025
© VAK Verlags GmbH, Kirchzarten bei Freiburg 2013
Sehprobentafeln: Flavio Kauffmann
Fotos: Richard Miller
Übersetzung: Anni Pott
Lektorat: Norbert Gehlen
Coverfotos: Chris Gaede
Coverdesign: Fuchs_Design, München
Layout & Satz: Karl-Heinz Mundinger (VAK)
Druck: mediaprint solutions GmbH, Paderborn
Printed in Germany
ISBN: 978-3-86731-188-5

Inhalt

Hinweis des Verlags

Geleitwort

Wer jemals das Privileg hatte, bei einem Vortrag von Meir Schneider dabei zu sein, der weiß, dass man dabei nicht nur die Rolle eines passiven Zuhörers hat. Er lädt das Publikum gleich ein, seine Übungen mitzumachen. Wichtiger, als über seine Methode zu *reden*, sei es, sie zu *erleben*, sagt Meir Schneider; Theorie hat nach seiner Auffassung nur dann einen Wert, wenn sie in die Praxis umgesetzt wird. Wir Menschen verfügen über ein unglaubliches Anpassungsvermögen und dem entspricht das, was er lehrt: Es ist einfach, direkt und transformierend. Es geht über die Grenzen vorgefertigter Konzepte hinaus und vermittelt die Gewissheit, dass wir die Passivität unseres gewohnheitsmäßigen Handelns hinter uns lassen, erfrischend Neues entdecken und es in unseren Alltag integrieren können.

Dieses Buch spiegelt wieder, wie er lehrt. Die interaktiven und dynamischen Inhalte verdeutlichen die Qualitäten des Autors und helfen uns, von einschränkenden Sehgewohnheiten abzurücken, die uns bisher scheinbar Sicherheit gegeben haben, um *neue* Möglichkeiten zu erfahren. Da er davon ausgeht, dass wir alle unser Sehvermögen auf natürliche Weise verbessern können, ist dieses Buch nicht nur für diejenigen bestimmt, bei denen Sehstörungen diagnostiziert worden sind; *es ist für uns alle*. Meir Schneider pflegt zu sagen: Unsere Routine, unsere Gewohnheit ist die eigentliche degenerative Krankheit.

Ich lernte Meir Schneider zum ersten Mal 1992 kennen, bei einer Konferenz mit 600 Teilnehmern in São Paulo, Brasilien. Er hinterließ bei den Zuhörern einen solchen Eindruck, dass man sich am Ende einig war, dies sei der ideale Zeitpunkt, um in Brasilien den ersten Trainingskurs anzubieten. Ich nahm daran teil, obwohl ich keine medizinischen oder ähnlichen beruflichen Vorkenntnisse oder Erfahrungen hatte. Dass man Mediziner oder im Gesundheitsbereich tätig war, das war für Meir Schneider keine notwendige Voraussetzung dafür, an seinen Kursen teilzunehmen. Er wollte bei dem, was er lehrte, und bei seinen Vorträgen offen sein für jeden, der bereit war, an sich zu arbeiten. Als ich seine Techniken intensiver kennenlernte, veränderte das meine Einstellung zu meinem Körper und meinen kognitiven Prozessen sowie meinen Umgang damit völlig.

Wenig später begann ich, andere zu unterrichten; dadurch vervollständigten sich meine Kenntnisse und Erfahrungen weiter. Einige Jahre später, als ich bereits als voll ausgebildete Therapeutin arbeitete, die sich auf Sehschulung spezialisiert hatte, empfand ich das Bedürfnis, mein theoretisches Wissen zu vertiefen, und ging noch einmal zur Schule, um Augenoptikerin zu werden. Dadurch bekam ich bessere Voraussetzungen, um die Großartigkeit der Methode schätzen zu können – die großartige Fähigkeit von Meir Schneider, eine komplexe Theorie in etwas zu verwandeln, was uns direkt anspricht. Theorie versucht schließlich, zu erklären, was wir sind. Und Meir Schneider übersetzt sie mit einer seltenen Intelligenz und Freigiebigkeit. Bei dem, was er lehrt, bleibt nichts im Verborgenen; alles ist da, greifbar für alle, die bereit sind, sich selbst zu erfahren.

Dieses Buch ist weitaus mehr als ein Leitfaden für Übungen; es ist eine Einladung zur Selbstentwicklung. Viel Freude beim Lesen!

M. Fernanda Leite Ribeiro

(Augenoptikerin sowie Expertin und Beraterin für Selbstheilung)

Vorwort

Die Welt wird möglicherweise schon bald mit einer „Epidemie" von Sehstörungen konfrontiert sein, da Hunderte Millionen Menschen, die ständig Computerbildschirmen und fluoreszierendem Licht ausgesetzt sind und in übermäßig erleuchteten Städten leben, allmählich älter werden. Das Tragische ist, dass sie zwar alle Voraussetzungen zu haben scheinen, um diese Katastrophe vorherzusehen, das derzeitige medizinische Establishment jedoch nicht bereit ist, auf diese Epidemie angemessen einzugehen. Aus meiner persönlichen Erfahrung glaube ich, dass Mediziner im Grunde oft an einer eigenen Form von Kurzsichtigkeit leiden, einer kurzsichtigen Einstellung zu ganzheitlichen Ansätzen zur Wiederherstellung und Erhaltung unserer körperlichen Gesundheit.

In unserer modernen Zeit, in der die Kultur unsere Wertvorstellungen während des größten Teils unseres Lebens beeinflusst, verstehen wir, wie wichtig effektive Bemühungen sind, Vorsorge für „Instandhaltung" und „Wartung" zu treffen. Wenn wir den Wert und die Schönheit eines Produkts oder Systems während seiner ganzen Lebensdauer erhalten und diese Lebensdauer so lange wie möglich ausdehnen wollen, müssen Schritte unternommen werden, um die Funktionstüchtigkeit aller lebenswichtigen Elemente zu erhalten und Mängel zu beseitigen, die sich durch falschen Gebrauch, Nachlässigkeit oder Beschädigungen entwickelt haben. Dem menschlichen Körper muss im Vergleich zu einer Maschine diesbezüglich sogar noch mehr Aufmerksamkeit geschenkt werden; er muss ernährt, versorgt und gepflegt werden.

Ich freue mich, dass immer mehr Menschen wach werden, diesen Gedanken aufgreifen und angefangen haben, sich eine präventive, schützende Einstellung zu ihrer körperlichen Gesundheit zu eigen zu machen. Jeden Tag nimmt die Zahl derer zu, die genauer darauf achten, welche Nahrungsmittel und Getränke sie zu sich nehmen, die auf die Umwelt achten, in der sie leben, und darauf, sich allgemein gesunde Gewohnheiten wie körperliche Bewegung zu eigen zu machen.

Aber wir nehmen uns immer noch nicht genügend Zeit, um der Gesundheit und dem Wohlbefinden unserer *Augen* Rechnung zu tragen. Das ist der Zweck dieses Buches: Menschen zu helfen, ihr Sehvermögen *zu erhalten* und zu „*reparieren*", als Weg, sowohl die Dauer als auch die Qualität ihres *Lebens* zu erhöhen. Es erscheint mir wie eine Ironie, dass dem wissenschaftlichen Establishment möglicherweise die Schuld an dem traurigen Zustand zu geben ist, in dem wir uns befinden. Denn die Erfolge, die in den letzten Jahrzehnten in der Optometrie und Augenheilkunde zu verzeichnen waren, sind in weiten Teilen schuld an der in unserer Kultur so verbreiteten Laissez-faire-Haltung zur Gesundheit unserer Augen. Diese Haltung hat sich durchgesetzt, weil es gang und gäbe ist, Sehprobleme zu korrigieren, indem Brillen verordnet oder chirurgische Eingriffe vorgenommen werden, ohne dass eine Alternative aufgezeigt oder angeboten wird.

Für viele ist es eine Selbstverständlichkeit, dass sie von der medizinischen Wissenschaft „gerettet" werden, wenn etwas mit ihrem Sehvermögen nicht (mehr) in Ordnung ist. Dies mag zwar in vielen Fällen zutreffen; ich bin dennoch der festen Überzeugung, dass es stets besser ist, einer Krankheit von vorneherein vorzubeugen, statt einfach abzuwarten, bis das System zusammenbricht, in der Hoffnung, dass die medizinische Wissenschaft dann schon eine Lösung bereithalten wird. Präventive Medizin ist vor allem billiger! Vergleichen Sie 20 Minuten aerobe Übungen am Tag (etwa Laufen am Strand oder Radfahren durch einen Park) mit den extrem hohen Kosten für eine Operation, mit der verstopfte Blutgefäße repariert werden. Selbst wenn Sie den Preis für eine teure Mitgliedschaft in einem Luxus-Fitnessstudio sowie regelmäßige Massagen mit einkalkulieren, ist der präventive Ansatz immer noch sehr viel billiger.

Wir sollten uns in die Pflicht nehmen, ein Gesundheitsprogramm für unsere Augen zu entwickeln, weil der ganze Körper durch Überanstrengung der Augen in Mitleidenschaft gezogen wird. Das menschliche Auge wurde ursprünglich entwickelt, um zu jagen, um den Horizont abzusuchen, um Vögel zu beobachten, um in die Ferne zu blicken. Es war dafür vorgesehen, unter unterschiedlichsten Umständen genutzt zu werden, um unterschiedliche Dinge in unterschiedlichen Entfernungen und unter unterschiedlichen Lichtverhältnissen zu sehen und zu erkennen. Wenn wir hingegen den ganzen Tag bei gleicher Beleuchtung nur auf einen Computerbildschirm starren, verlieren unsere Augen ihre Variationsfähigkeit wie auch ihre Sehschärfe. Wir verlieren die Leidenschaft, die Vielfältigkeit des Lebens um uns herum zu betrachten. Und welche Folgen hat dies für unseren Körper und unseren Energiehaushalt?

Viele Menschen berichten, dass sie sich in der Mitte des Tages erschöpft fühlen und Stimulanzien brauchen, um wieder fit zu werden. Wir müssen uns vor Augen halten, dass alles, was wir mit den Augen tun, Einfluss auf den ganzen Körper hat.

Die Gewohnheiten, die Sie entwickeln werden, wenn Sie sich an die Übungen in diesem Buch halten, können die Rettungsleine sein, die Sie brauchen. Sie werden Ihre Leidenschaft für das Leben wieder entdecken, wenn Sie das Sehvermögen, das Sie haben, schützen und den degenerativen Zustand beseitigen, an dem Sie leiden. Das Beste von allem ist – wie bei jeder Art von persönlichem Übungsprogramm –, dass die neuen Gewohnheiten Ihr Leben in einer Weise nachhaltig beeinflussen werden, die über die nutzbringenden Effekte der Prävention von Krankheiten hinausgeht.

„Die Augen sind das Fenster zur Seele", sagte ein Dichter. Indem wir uns mit unserem Sehen beschäftigen, stellen wir in einer grundlegenden, einfachen und schönen Weise eine Verbindung zu Licht und Dunkelheit, zur Natur, zu unserer physischen Umwelt und untereinander her. Joggen ist nicht nur eine gute körperliche Übung, es kann auch eine willkommene Entlastung und Entspannung für den Geist sein. Es ist ein Weg, die Verbindung zu Ihrer Nachbarschaft wiederherzustellen, aus Ihrer Alltagsroutine auszubrechen und Ihre psychische Komfortzone zu erweitern. Das Gleiche gilt, wenn man lernt, mit dem natürlichen Blinzeln des Auges (Lidschlussreflex) richtig umzugehen, und wenn man übt, Einzelheiten genau wahrzunehmen oder weit in die Ferne zu blicken, und wenn man Nachtspaziergänge oder -wanderungen macht.

Computer haben zweifellos viel zur Verbesserung der Lebensqualität beigetragen. Indem jedoch jedes Jahr Hunderte Millionen von Menschen Computer in ihren Alltag integrieren, setzen sie ihre kostbaren Augen einer permanenten, unnatürlichen Belastung und schlechtem Licht aus. Sie beanspruchen ihr zentrales Sehvermögen übermäßig, da sie mit verschwommenen Augen auf den Bildschirm starren, und vergessen, ihr peripheres Sehvermögen zu nutzen. Sie vergessen, den natürlichen Reflex des Blinzelns zu nutzen. Sie vergessen, richtig zu atmen. Sie sitzen mit zusammengezogenen Schultern und verspanntem Nacken da. Sie kneifen die Augen zusammen und versuchen, digitale Daten zu analysieren. Und statt die natürliche menschliche Fähigkeit zu nutzen, die Umwelt nach Bildern oder Eindrücken abzusuchen oder zu filtern, sitzen sie einfach da und warten passiv darauf, dass die Flut ständig wechselnder Bilder auf sie einströmt. Wenn wir am Computer sitzen, sollten wir uns proaktiv um unsere Augen kümmern, um Sehproblemen vorzubeugen, und dafür sorgen, dass sie regelmäßig erfrischt werden.

> Wir haben die Verantwortung (und damit gleichzeitig das Glück und die Freude), dass wir uns selbst darum kümmern (können), dass wir mit der Natur und mit unserem eigenen menschlichen Potenzial in engere Verbindung kommen. Wir sollten uns in die Pflicht nehmen, unseren Anspruch auf unser Erbe, unser Geburtsrecht geltend zu machen: Gesundheit, Glück und ein langes, ausgeglichenes, produktives Leben. Das alles beginnt bei unseren Augen!

Unsere Sinne verbinden uns eng miteinander, mit unserer Umwelt und mit uns selbst – vielleicht kein anderer Sinn so sehr wie unser Sehsinn. Wenn jemand sein Sehvermögen verliert, sind dem Preis keine Grenzen gesetzt, den er bereit ist, einem Arzt dafür zu zahlen, dass er das Problem löst. Leider richten viele Behandlungen und Verfahren, die heute bei den Augen angewendet werden (auch Lasik-Operationen), mehr Schaden an, als dass sie Nutzen bringen.

Das Problem wird noch weiter dadurch verschärft, dass bei den Augentests beim Optiker Fehldiagnosen gestellt werden, da die Personen, deren Augen wegen einer möglichen Brillenverordnung getestet werden, gestresst und nervös sind. Sie stehen verständlicherweise oft unter Stress und strengen sich beim Sehtest besonders an, aus Angst, ihre Sehfähigkeit könnte sich verschlechtert haben. An einem durchschnittlichen, entspannten Tag unterscheidet sich die Sehkraft jedoch erheblich von derjenigen in Situationen, in denen sie ängstlich und gestresst sind. Aber wann haben Sie jemals gehört, dass ein Optiker sich dieser Realität gestellt hätte? Hat Ihr Optiker Ihnen jemals die Schultern massiert und Sie gebeten, tief ein- und auszuatmen, bevor Ihre Augen gemessen wurden? Oder hat Ihr Augenarzt Sie jemals gebeten, zu beten oder zu meditieren, bevor Ihr Augendruck gemessen wurde?

Die meisten Optiker geben sich keine Mühe, das Sehvermögen ihrer Patienten unter *normalen*, weniger stressintensiven Bedingungen zu testen. Und die meisten Menschen haben nicht die Möglichkeit, ihr Sehvermögen unter entspannteren Umständen zu testen. Das Ergebnis ist, dass Brillen auf der Grundlage eines Sehtests verordnet werden, der unter Stress durchgeführt wurde. Dies hat zur Folge, dass die Augen geschwächt werden und – da sie keine andere Wahl haben – lernen, sich auf die falsch verordnete Brille einzustellen, und sich mit der Zeit in die falsche Richtung anpassen: hin zu schlechterem, nicht zu besserem Sehen. Tatsache ist, dass die meisten Augenoptiker nicht einmal glauben, dass schlechtes Sehen überhaupt etwas mit Stress zu tun habe. Wird eine zu starke Brille verordnet, haben die Augen nur eine Möglichkeit, sich dem anzupassen, nämlich die, dass sie schwach genug werden, sodass die verordnete Brille passt. Und so werden die Augen langsam, aber sicher, immer schlechter. Stress reduziert Ihr Sehvermögen (die Sehschärfe). Manche Menschen haben Schwindelgefühle, wenn sie ihre neue Brille tragen, weil sie für ihre Augen zu stark ist, wenn sie nicht unter Stress stehen, wie beim Sehtest bei ihrem Optiker.

Meine persönliche Erfahrung bei der Arbeit mit Tausenden von Ausbildungsteilnehmern und Patienten widerspricht jedoch dem, was diese Optiker und Ärzte zu wissen glauben. Stress und schlechtes Sehvermögen gehen in der Tat Hand in Hand!

Deshalb rate ich meinen Patienten und Ausbildungsteilnehmern, manchmal ihre Brille abzunehmen, wenn sie Techniken üben, die ich ihnen beibringe, und den Leserinnen und Lesern dieses Buches rate ich dies ebenso: Sofern Sie sich in einem sicheren Umfeld befinden, machen Sie die Übungen regelmäßig und nehmen Sie dabei immer die Brille ab. Es ist genau so, wie wenn man nach einem Beinbruch wieder gehen lernen muss: Wenn Sie die Krücken nicht (irgendwann einmal) weglassen, werden Ihre Beine ihre alte Kraft nicht wiedergewinnen. Deshalb möchte ich Sie dazu ermuntern: Trainieren Sie Ihre Augen genauso, wie Sie den übrigen Körper im Fitnessstudio trainieren, aber stets in einem sehr entspannten Zustand – das ist wichtig und das sollten Sie nicht vergessen!

Die Übungen in diesem Buch sollen Ihnen helfen, neue, gesundheitsfördernde Gewohnheiten zu entwickeln, die Sie sofort in Ihr Leben integrieren können. Wenn ausreichend viele von uns diese Übungen gewissenhaft machen und während des ganzen Lebens an der Verbesserung unseres Sehvermögens arbeiten, können wir die Epidemie an Grauem Star, Makuladegeneration und anderen degenerativen Augenerkrankungen abwenden, die nach den Vorhersagen von Wissenschaftlern wie ein Güterzug auf unsere Kultur zurollt.

Fragen Sie sich einmal, was am ehesten im Interesse der Vertreter des medizinischen Establishments ist: Haben sie ein Interesse daran, Ihnen zu helfen, sich selbst zu heilen, indem Sie Zeit und Arbeit investieren, oder besteht ihr Interesse darin, eine schnelle Lösung zu finden, die der Durchschnittsmensch in Form einer Pille oder einer Operation sucht? Ich möchte hier nicht anklagen und Schuld zuweisen oder einer Verschwörung das Wort reden. Ich versuche einfach, die Weisheit eines alten Sprichwortes anders zu formulieren, das besagt, man solle nie einen *Friseur* fragen, ob man einen neuen Haarschnitt brauche. Fragen Sie deshalb auch nie einen *Optiker*, ob Sie eine Brille brauchen, denn wenn jemand seine Augen untersuchen lässt und eine Sehstärke von weniger als 20/20 festgestellt wird, wird der Arzt in den meisten Fällen eine Brille verordnen, damit Sie die normale Sehstärke von 20/20 erreichen. Dabei spielt es keine Rolle, ob Sie 90 Prozent von 20/20 oder 50 Prozent von 20/20 sehen können – er wird Ihnen eine Brille verordnen, weil er nicht glaubt, dass Sie Ihr Sehvermögen verbessern können. Würde der Arzt Sie jedoch mit der „Verordnung" nach Hause schicken, Übungen zur Stärkung Ihres Sehvermögens zu machen und Ihre übermäßig strapazierten Augen zu entspannen, dann würden Sie sehr wahrscheinlich im nächsten Jahr, wenn Sie Ihre Augen erneut untersuchen ließen, feststellen, dass Sie wieder eine Sehstärke von 20/20 erreicht hätten. Das medizinische Establishment ist so sehr abhängig von Technologie und Chemie, dass es wenig Anreiz sieht, sich für einen einfacheren, weniger kostspieligen, persönlichen, ganzheitlichen Ansatz zur Erhaltung und Reparatur des Sehvermögens zu begeistern.

Dieses Buch ist meine Antwort auf dieses gravierende Problem und mein Versuch, Ihnen eine Alternative aufzuzeigen, damit Sie nicht zum Spielball gewinnorientierter, engstirniger Mediziner werden, die nicht nach der Wahrheit suchen. Sie sind zuerst einmal Ihr eigener Patient. Heilen Sie sich selbst mithilfe der Techniken in diesem Buch (und in anderen vergleichbaren Büchern). Nur als letzter Ausweg oder bei schweren Erkrankungen sollten Sie Hilfe bei der Chemie und der Chirurgie suchen.

Für diejenigen von Ihnen, die gut sehen können oder sogar noch besser als gut, ist es jetzt gleichwohl an der Zeit, einfache Gewohnheiten in ihr Leben zu integrieren, die sicherzustellen, dass ihr außergewöhnlich gutes Sehvermögen so lange wie möglich erhalten bleibt. Um Ihnen dabei zu helfen, habe ich versucht, das Wissen, das ich ein Leben lang erworben habe, in diesem Buch zusammenzufassen. Räumen Sie Ihrem Sehvermögen höchste Priorität in Ihrem Leben ein, indem Sie so viel Zeit wie möglich darauf verwenden, die Prinzipien dieses Buches anzuwenden. Mein Traum ist, dass jeder die Prinzipien meiner Arbeit integriert, um ein Leben lang gut sehen zu können.

Meir Schneider

✶

Liste der für das Übungsprogramm benötigten Materialien

- Vier Blätter dunkles Bastelpapier mit folgenden vier Formaten: 5 x 5 cm, 5 x 12,5 cm, 5 x 17,5 cm und 5 x 22,5 cm

- Abdeckband

- Tennisbälle (mindestens zwei) (vorzugsweise gebrauchte – ein Tennisklub in Ihrer Nähe wird Ihnen wahrscheinlich gerne welche abgeben!)

- Abdeckbrille (beschrieben in Schritt 8, Seite 92 ff.) *

- Rote und grüne Brillengläser *

- Roter Stift oder Filzstift (bei extremem Sehverlust nehmen Sie einen roten Filzstift)

- Weißes Kopierpapier

- Kleine Taschenlampe mit roter Glühbirne (oder mit weißer Birne, die rot überklebt wird)

- Rote und grüne Spielkarten (optional)*

- Sehprobentafeln zur Verwendung aus 3 m und 6 m Entfernung (im Anhang dieses Buches)

- Blinklichter (wenn an einem gravierenden Sehverlust gearbeitet werden soll)*

- Phosphoreszierender (im Dunkeln leuchtender) Ball

- Schnur mit aufgefädelten Perlen*

- Optional: Lochbrille (Rasterbrille)

- Shifter

* Die mit * gekennzeichneten Gegenstände können Sie sich – wie alle übrigen – zu Hause besorgen oder aus geeignetem Material, das Sie finden, selbst herstellen. Sie können sie aber auch bei der *School for Self-Healing* bestellen: www.self-healing.org

Einführung

Dieses Buch sollte zunächst unter dem Titel *Von der Blindheit zum Sehen* veröffentlicht werden, weil ich blind geboren wurde, mir aber mit jahrelangen Bemühungen und Forschungen das Sehen selbst beigebracht habe. Heute kann ich – dank dieses Wunders – lesen, schreiben und sogar Auto fahren.

Die Idee hinter dem ursprünglichen Titel war, dass meine scheinbar wundersame Entwicklung von der Blindheit zum Sehen den Leserinnen und Lesern signalisieren sollte, dass dieses Buch Möglichkeiten aufzeigt, die jeder nutzen kann, um sein Sehvermögen zu verbessern, unabhängig von seiner aktuellen Situation.

Allerdings wird es sich bei den Leserinnen und Lesern dieses Buches wohl überwiegend *nicht* um Personen handeln, die – wie es bei mir der Fall war – offiziell für blind erklärt worden sind. Es dürften vielmehr Menschen sein, die an allen möglichen Punkten auf dem Kontinuum des Sehvermögens anzusiedeln sind. Darunter sind sicher auch einige mit „perfektem" Sehvermögen, die dieses erhalten oder sogar noch verbessern möchten. Der erste Titel klang zwar dramatisch, ich wollte jedoch sichergehen, dass das Buch nicht fälschli-

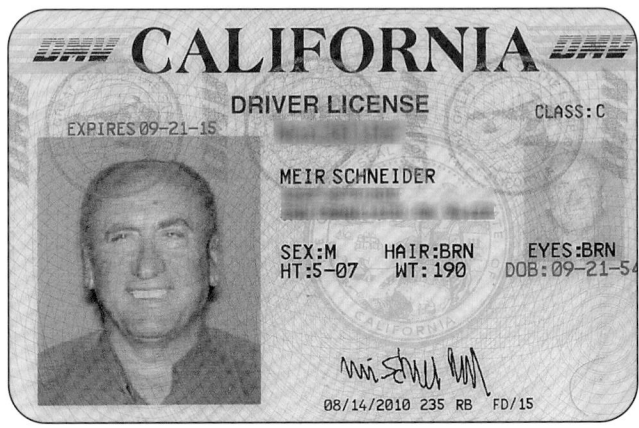

Mein kalifornischer Führerschein

cherweise für ein Handbuch gehalten würde, das nur für Blinde oder Personen mit einer schweren Sehschwäche bestimmt ist. Deshalb haben wir von der aufsehenerregenden ursprünglichen Idee Abstand genommen und einen anderen Titel gesucht.

Dennoch bleibt meine persönliche Erfahrung, die ich mit der Überwindung meiner Blindheit gemacht habe, das Kernstück dieses Buches. Jedem, der bezweifelt, dass eine Verbesserung seines Sehvermögens möglich ist, mag *meine* Geschichte als hoffnungsvolles Beispiel dienen. Deshalb war es mir wichtig, hier wenigstens *kurz* zu beschreiben, wie es zu diesem Wandel kam. Eine *detailliertere* Schilderung meiner Lebensgeschichte ist in meinem früheren Buch *Movement for Self-Healing* zu finden, das sowohl die physischen Schwierigkeiten, mit denen ich konfrontiert war, chronologisch darstellt, wie auch die lange Folge von Schritten, Entdeckungen und Übungen, die ich gemacht habe, um meine Blindheit zu überwinden.

Im vorliegenden Buch möchte ich den Prozess mit einer stärkeren Betonung der *psychologischen* Aspekte zusammenfassen. Denn die emotionalen und geistigen Herausforderungen waren in diesem Prozess des Sehenlernens von zentraler Bedeutung.

Die Haupthindernisse, mit denen *Sie* konfrontiert sein werden – ob Sie nun offiziell blind sind oder die Adleraugen eines Kampfjet-Piloten haben –, werden vergleichbar mit denen sein, denen ich mich gegenübersah, auch wenn sich unsere Lebensumstände wahrscheinlich deutlich unterscheiden. Die entscheidende Herausforderung für Sie besteht darin, sich in die Pflicht zu nehmen und die nötige Zeit zu investieren, um Ihr Sehvermögen zu verbessern und Ihre Welt zu erweitern.

Für mich war es schon schwierig genug, das in den 1970er-Jahren in Israel zu schaffen, trotz des glühenden Wunsches und der inneren Motivation, mich von meiner Blindheit zu befreien. Den Leserinnen und Lesern *in unserer modernen, hektischen Zeit* mag ein solcher Zeitaufwand unmöglich erscheinen. Wenn Sie sich dennoch in die Pflicht nehmen und die nötige Zeit investieren, kann sich dies in zweierlei Hinsicht in außergewöhnlicher Weise auszahlen: Sie verbessern Ihr Sehvermögen und öffnen Ihr Leben für ganz neue Facetten.

Befreien Sie sich von der Fessel stressiger Routine. Die Menge an Zeit und Engagement, die ich aufgebracht habe, um mein Sehvermögen zu verbessern, war schon extrem im Vergleich zu dem, was bei den meisten Menschen erforderlich ist. Aber genau das ist der Punkt. Widmen Sie diesen Übungen so viel Zeit wie möglich und vergessen Sie nicht – auch wenn Ihr Leben hektisch ist und Sie viel beschäftigt sind –, dass es von größter Bedeutung ist, Ihrem Sehvermögen höchste Priorität einzuräumen.

KAPITEL 1

Wie ich mich selbst
von meiner Blindheit heilte

Geboren bin ich unter schwierigen Umständen in der damals noch stalinistischen Sowjetunion. Mein Vater ging illegalen Geschäften nach, indem er Fotos für Kirchen machte und druckte. Diese Arbeit hätte dazu führen können, dass er für 20 Jahre nach Sibirien geschickt wurde. Darüber hinaus waren meine Eltern beide taub.

Meine Großeltern väterlicherseits waren dagegen, dass ein weiteres Kind in die Familie kam. Sie konnten meine Eltern jedoch nicht davon abhalten, ein Kind zu bekommen. Manche Menschen sagen, ich sei ein „Versehen" gewesen. Aber meine Eltern waren sehr glücklich über meine Geburt. Es war mein Großvater väterlicherseits, der als Erster feststellte, dass mit meinen Augen etwas nicht stimmte. Bei einer ärztlichen Untersuchung stellte sich heraus, dass ich mit Grauem Star geboren war. Viele Menschen entwickeln zwar später im Leben Grauen Star, aber nur sehr wenige werden damit geboren. Ich war praktisch blind geboren.

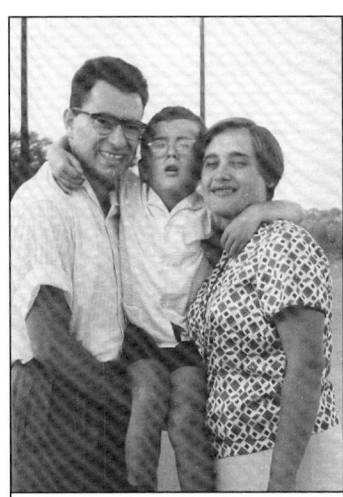

Mein Vater Abraham, meine Mutter Eda und ich im Alter von fünf Jahren, als ich noch so gut wie nichts sehen konnte

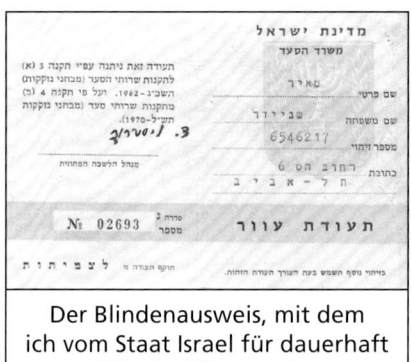

מדינת ישראל

משרד העבד

Der Blindenausweis, mit dem
ich vom Staat Israel für dauerhaft
blind erklärt wurde

Nun könnte man fragen, warum ich mit Grauem Star geboren wurde, obwohl meine Mutter in der Schwangerschaft keine Röteln-Erkrankung hatte, die bekanntlich eine Ursache dafür ist. Nur *ein* Baby von 20 000 wird überhaupt mit dem Grauen Star geboren. In meinem Fall bekam ich zu hören, dass man der Meinung war, schuld daran sei, dass mein Vater ein illegales Labor gehabt habe, das er versteckt hielt, und weil ich ein sehr schwaches Baby gewesen sei, das mehrmals aufgrund von nicht diagnostizierten Krankheiten an der Schwelle des Todes stand, sodass der Graue Star bei mir durch ein chemisches Ungleichgewicht ausgelöst worden sein könnte. Darüber hinaus wird Grauer Star als genetisch bedingt angesehen. Wie auch immer, ich war die Anomalie in meiner Familie. Und meine Kinder erbten schließlich mein Gen. Oder war es der psychologische Grund, dass es großen Widerstand gegenüber einem neuen Kind gab, das in der Familie geboren wurde? Ist es vielleicht sogar möglich, dass Babys familieninterne Konflikte mit zu tragen haben und dann mit Symptomen geboren werden, die sich auf den Konflikt beziehen? Wenn der Graue Star zunimmt, entsteht eine zunehmende Trübung der Augenlinse, und anders als im Falle meiner eigenen Kinder waren Operationen in meiner Kindheit nie erfolgreich. Waren die Schwierigkeiten im Leben meiner Familie somit ein Faktor, der zu meiner Erkrankung beitrug?

Auf der Suche nach einem besseren Leben für uns alle beschloss meine Familie, aus der Sowjetunion zu fliehen und sich in dem neuen Land Israel niederzulassen. In dieser Zeit der Umsiedlung und Umstellung wurden an meinen Augen fünf Operationen durchgeführt. Die erste in Polen, auf unserem Weg nach Westeuropa, verlief erfolglos. Die übrigen vier (in Israel durchgeführten) Operationen hatten meine Linsen bis zu dem Punkt vernarbt, dass 99 Prozent der

Linsen aus Narbengewebe bestanden, das effektiv verhinderte, dass Licht durchdringen konnte. Infolgedessen wurde mir vom Staat Israel ein Blindenausweis ausgestellt und die meisten Menschen in meiner Umgebung hatten sich damit abgefunden, dass ich nie würde sehen können.

Als Kind las ich nur Braille-Schrift, obwohl ich eine normale Schule mit nicht sehbehinderten Kindern besuchte. Wegen dieser Situation litt ich viel unter Einsamkeit und Isolation. Was machst du, wenn du blind bist und von Kindern umgeben bist, die normal sehen können, während deine (tauben) Eltern sich hauptsächlich mit einer Zeichensprache verständigen, die du nicht sehen kannst …?

Das Konzept der Inklusion, wonach blinde Kinder in eine normale Schule gehen konnten, war in Israel zu jener Zeit neu. Pädagogen, die in die Vereinigten Staaten gegangen waren, kehrten mit dieser neuen Idee zurück. Bis dahin waren blinde Kinder nur in einer Sonderschule in Jerusalem eingeschult worden, wo sie mit anderen blinden Kindern lernten.

Mir gefiel die Idee der Inklusion und ich wurde mit aufgenommen, wobei der allgemeine Unterricht für die meisten Kinder von 8 Uhr morgens bis Mittag ging und meiner dann noch einmal bis 14 Uhr in einem speziellen Raum, der sogenannten Braille-Klasse, fortgesetzt wurde. Statt also nur mit blinden Kindern zusammen zu lernen, war ich zuerst bei anderen integriert und ging danach zum Unterricht mit den Braille-Lehrern. Manche der Braille-Lehrer waren ungeduldig und zum Teil mehr als das. Dennoch war es ein fantastisches Konzept, insbesondere in meinem Fall, da ich mich nicht nur integrieren wollte, sondern ein Kind wie alle anderen sein wollte. Das war wahrscheinlich der Beginn meiner Motivation, weiterzukommen und mein eingeschränktes Sehvermögen zu überwinden. Auch wenn die Fortschritte sich nur langsam einstellten, hatte ich doch das Gefühl, als würde meine Welt sich komplett verändern.

Mein Vater, der sich sehr für das aktuelle Zeitgeschehen interessierte, wollte oft, dass ich Radio hörte und ihm erklärte, was draußen in der Welt passierte. Er wollte, dass ich Nachrichten hörte und sie für ihn wiederholte, was mich zunächst irritierte. Ich verstand nicht, warum er immer meinen Kopf hob, wenn ich ihm zu erzählen versuchte, was ich gehört hatte. Später wusste ich, dass er das tat, weil er mir von den Lippen ablesen wollte. Aber wie sollte ich wissen, dass Lippenlesen so wichtig war, wenn ich gar nicht sehen konnte, wie sich die Lippen bewegten?! Diese tragikomische Situation charakterisiert treffend die frühen Jahre meiner Kindheit. Ich war von Verwirrung und Frustration umgeben und davon, dass meine Eltern immer zu kämpfen hatten, um im Alltag zurecht- und über die Runden zu kommen. Ich lernte aber auch, dass es viele Wege gab, um die Herausforderungen zu überwinden, mit denen Menschen durch ihre Lebensumstände konfrontiert werden.

Mir war klar, dass meine Eltern mich liebten. Dennoch war unser Leben von Angst und Unsicherheit geprägt, nachdem wir den Repressionen in der Sowjetunion entflohen waren, um in den jungen Staat Israel zu ziehen, der vom Krieg verwüstet war. Wegen ihrer Taubheit konnten meine Eltern kein Hebräisch lernen, das so ganz anders als das Russisch war, das sie vorher gesprochen hatten. Darüber hinaus verloren meine Großeltern mütterlicherseits das Geld, das sie aus der Sowjetunion mitgebracht hatten, durch schlechte Investitionen in Israel. Bei alledem glaubte meine Großmutter dennoch unerschütterlich an mich und fand Wege und Möglichkeiten, mir zu helfen. Sie blieb nach den Operationen bei mir am Krankenbett, als ich traumatisiert und verunsichert war, weil ich viele andere Kinder um mich herum weinen hörte.

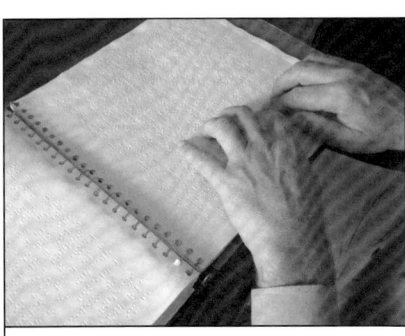

Ab der siebten Klasse war ich der schnellste Braille-Leser in Israel.

Andere Mitglieder meiner Familie waren der Meinung, dass ich die finanzielle staatliche Hilfe in Anspruch nehmen solle. Ich hatte zwar kein Problem damit, meine Familie um

Geld zu bitten, aber irgendwie wollte ich es nicht vom Staat annehmen. Diese Einstellung entsprang einem tiefen Instinkt, dessen Ursprung ich erst später verstand, als ich reifer wurde. Ein Mensch, der staatliche Unterstützung erhält (was bei vielen Behinderungen der Fall ist), läuft leicht Gefahr, ein schlechtes Selbstbild zu entwickeln und sich als bedürftig oder bemitleidenswert zu sehen; das kommt automatisch, ob es einem gefällt oder nicht. Greift man aber *nicht* auf diese Unterstützung zurück, bekommt man ein stärkeres Selbstbild und ist gezwungen, eigenständig zu werden.

Ich war fest entschlossen, dass ich nicht als Blinder stigmatisiert werden wollte. Dieser Entschluss war der Beginn meines Wandels und einer Veränderung, ohne die ich nicht dahin gekommen wäre, wo ich heute bin. Als Reaktion auf den Mangel an Sicherheit und die Ungewissheit, die die frühen Jahre in meinem Leben prägten, wuchs in mir ein Gefühl der Entschlossenheit und Selbstverpflichtung. Andere Kinder wollten oft nicht mit mir spielen. Auf Partys wollten die Mädchen nicht mit mir tanzen. Manchmal fühlte ich mich einsam. Ich begriff aber, dass die Wahl bei mir lag, ob ich depressiv oder glücklich war.

So flüchtete ich mich in meine Braille-Bücher. Mit meinen Büchern war ich in einer anderen Welt und las stundenlang. Selbst wenn meine Mutter sagte: „Zeit zu schlafen, Licht aus", versteckte ich die Bücher einfach unter meinem Bett. Da meine Mutter taub war, konnte sie mich nicht hören. Unsere Wände waren zwar dünn, aber sobald das Licht aus war und ich wusste, dass sie mich nicht mehr sehen konnte, zog ich meine Bücher wieder hervor und las weiter. So gelang es mir meistens, mir einige Stunden zu erschleichen, in denen ich heimlich las, ohne dass es jemand merkte.

Jedes Mal, wenn wieder neue Braille-Bücher auf dem Postamt eintrafen, eilte ich dorthin, um sie abzuholen. Die Bücher waren riesig. Es muss schon ein wundersames Bild gewesen sein, das ich abgab – ein kleines Kind, das einen sehr großen Schulranzen auf dem Rücken trug, der an den Schultern festgeschnallt war, dazu eine Braille-Schreibmaschine unter den einen Arm geklemmt und eine Tasche voller Braille-Bücher unter den anderen. Mehr als einmal fiel die Schreibmaschine zu Boden und war beschädigt und wir mussten dann die Reparaturkosten bezahlen. Mein Vater ärgerte sich immer über den hohen Preis und ich fühlte mich schuldig, weil ich die Schreibmaschine fallen gelassen hatte.

Langsam, aber sicher, bauten sich meine Muskeln auf. Viele, die mir in jener Zeit begegneten, meinten, es sei zu viel, was ich zu heben und zu schleppen hatte. Aber genau dieses viele Heben und Schleppen formte in vieler Hinsicht meinen Charakter. Ich stellte mir vor, dass irgendetwas mich eines Tages von meiner Blindheit befreien würde, und ich handelte danach: Ich ging aus eigenem Antrieb von einem Arzt zum anderen.

Ich kämpfte gegen den Unmut oder die Ressentiments der anderen Kinder in der Schule, die der Meinung waren, ich bekäme zu viel Sonderbehandlung. Es ärgerte sie, dass sie mir erklären mussten, was an der Tafel stand. Und mir ging es genauso! Ich wollte die Tafel mit *eigenen* Augen sehen können. Ich wollte allein, ohne fremde Hilfe arbeiten. Ich hatte sogar Lehrer, die gemein zu mir waren, weil ihnen mein Verhalten nicht passte. Sie glaubten, ein blindes Kind habe unterwürfig und passiv zu sein – was ich nie war und wahrscheinlich nie sein würde.

Ich wünschte mir verzweifelt, von meinem Zustand befreit zu werden. Aber alle Ärzte erklärten mir, daran könne man nichts ändern, die Blindheit werde mich mein Leben lang begleiten und mein Sehvermögen werde nie mehr als ein halbes Prozent ohne Brille und nicht mehr als vier oder fünf Prozent mit Brille betragen. Sie sagten, ich solle das Augenlicht annehmen, das ich hatte, und damit zufrieden sein. Das waren schöne Worte, aber mir halfen sie nicht.

Wie ich die Bates-Methode für mich entdeckte

Mein Vater war offensichtlich verärgert darüber, dass seine Taubheit einer erfolgreichen Laufbahn in seinem Leben im Weg stand, und er machte daraus keinen Hehl. Meine Mutter fühlte sich ebenfalls von der hörenden Umwelt herabgesetzt. Die Vorurteile und Benachteiligungen, die sie erlebt hatten, waren mir bewusst und doch glaubte ich, dass eine glänzende Zukunft vor mir lag, auch wenn ich nicht wusste, wie sie aussehen würde.

Dann lernte ich eines Tages einen anderen kleinen Jungen namens Jacob kennen, der die *Highschool* abgebrochen hatte. Er zeigte mir Augenübungen, die auf der sogenannten Bates-Methode beruhten [ein Augentraining, entwickelt von dem amerikanischen Augenarzt William H. Bates, 1860–1931; Anmerkung d. Verlags]. Ich lernte die Augenübungen und begann gewissenhaft, damit zu arbeiten.

Zu meinem Erstaunen kamen von den Autoritätsfiguren, die es in meinem Leben gab, mehr Beschwerden denn je, als ich die Bates-Methode praktizierte und Verbesserungen erzielte. Dazu müssen Sie wissen, dass ein Teil meiner Übungen darin bestand, von einem Detail zum anderen zu schauen; der Zweck dieser Übung war, mein Gehirn daran zu hindern, dass es bequem und „faul" wurde. Aber meine Erdkundelehrerin regte sich darüber auf, wenn ich meine Augen von einem Läuten der Pausenglocke bis zum nächsten im Klassenraum hin und her wandern ließ und mir so während des Unterrichts Details anschaute. Sie ging deswegen sogar zum stellvertretenden Direktor. Der hörte mich zum Glück jedoch an und erklärte ihr dann, dass die Übungen mir helfen könnten und nicht meine Fähigkeit beeinträchtigten, ihr im Unterricht zuzuhören.

Mein Religionslehrer regte sich auf, wenn wir mit der Klasse auf dem Schulhof saßen und Bibelverse lasen, dass ich die Augen schloss und mein Gesicht der Sonne entgegenhielt, während ich den Kopf von einer Seite zur anderen neigte. Wenn ich in die Sonne schaute, *verengten* sich meine Pupillen; bewegte ich den Kopf zur Seite, *erweiterten* sie sich. Der Lehrer sagte, es störe ihn, wenn ich ständig den

Kopf von einer Seite zur anderen neige, obwohl er einräumen musste, dass ich aufmerksam zuhörte und alles mitbekam, was er sagte.
Dennoch meinte er, ich solle aufhören, meine Augen zu „sonnen",
weil es ihn störe – auch wenn ich der beste Schüler in der Klasse sei.

Trotz dieser Reaktionen machte ich meine Übungen beharrlich
weiter. Meine Netzhaut begann, auf Licht zu reagieren, und das gab
mir den Anstoß, die dicke, schwere, dunkle Brille abzusetzen, die die
Welt für mich trüber gemacht hatte.

Meine Mutter regte sich darüber auf, dass ich zehn Mal am Tag
aufs Hausdach hinaufstieg, um meine Augen zu sonnen. Sie sagte:
„Du verdrückst dich ständig von deinen Hausaufgaben." Dann regte
sie sich darüber auf, dass ich 3 Stunden am Tag da saß, um zu *palmieren* – eine Übung, die meine Augen ausruhen ließ und verhinderte,
dass sie sich ständig willkürlich bewegten.

Kurz, ich traf auf so viel Widerstand bei dem, was ich tat, dass ich
nicht einmal wusste, dass es möglich war, zu versuchen, eine Veränderung herbeizuführen, *ohne* Widerständen zu begegnen. Wenn du
bei allen auf Widerstand stößt, ist es nicht nur schwierig, die Übungen zu machen, sondern auch mit der Tatsache umzugehen, dass deine Familie, Freunde, Lehrer und sogar Nachbarn etwas gegen deine
Bemühungen haben. Dennoch hielt ich beharrlich daran fest.

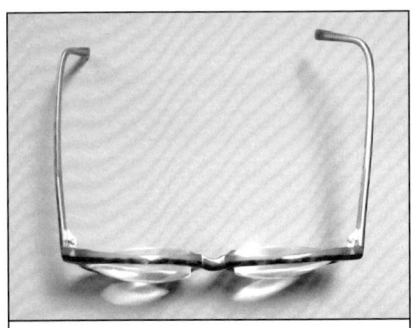

Mit dieser Brille konnte ich die
größten Buchstaben auf der Sehprobentafel aus einer Entfernung
von 1,50 m (20/800) lesen.

Innerhalb von drei Monaten
war ich in der Lage, Druck-
buchstaben zu sehen. Und zwar
nicht mit einer Brille mit 38
Dioptrien, was der Linse bei einem Mikroskop entspricht,
sondern mit einer Brille mit
20 Dioptrien – nur ein sehr di-
ckes Brillenglas. Innerhalb von
sechs Monaten waren die Kopfschmerzen verschwunden, die
mich bis dahin mein ganzes Leben lang geplagt hatten.

Innerhalb eines Jahres, nachdem ich angefangen hatte, die Bates-Methode zu praktizieren, konnte ich normale Buchstaben sehen. Ich werde nie den Tag vergessen, an dem ich die Übung des „Sonnenbadens" für die Augen auf dem Hausdach machte und scharf konturierte schwarze Buchstaben sah, die auf weißem Papier gedruckt waren. Ich hielt mir das Papier an die Nasenspitze. Zum allerersten Mal in meinem Leben konnte ich im Alter von 17,5 Jahren ein gedrucktes Wort ohne Vergrößerung sehen. Dieser Erfolg kostete mich eine so gewaltige Anstrengung, dass ich mich übergeben musste. Danach „sonnte" ich mich wieder und palmierte und übergab mich erneut, bis ich einen weiteren Buchstaben sah, dann noch einen weiteren.

Bald hörte ich laute Stimmen, die miteinander stritten. Es waren die Nachbarn unter uns, die sich gegenseitig beschuldigten, die „Schweinerei" an den Fenstern verursacht zu haben. Ich hatte nicht gemerkt, dass ich jedes Mal, wenn ich mich übergab, dies über ihren Fenstern gemacht hatte. Also ging ich zu ihnen hinunter und erklärte ihnen, was passiert war. Statt wütend auf mich zu sein, waren sie über meine Ehrlichkeit erstaunt. Ich hätte das, was ich geschafft hatte, ignorieren können, tat es aber nicht. Ich war stolz darauf, dass ich endlich *einen* Buchstaben sehen konnte. Ich verfeinerte und verbesserte das Verfahren und konnte nach drei Monaten mehrere Buchstaben sehen, wenn ich sie mir direkt vor die Nase hielt.

Von da an arbeitete ich kontinuierlich weiter. Die Menschen, die mich kannten und mich sahen, waren überrascht, dass ich die Straße tatsächlich sehen konnte, statt den Weg nur zu ertasten. Während ich sie bisher nie erkannt hatte, begann ich jetzt, ihre Gesichter zu erkennen. Eine Nachbarin war tatsächlich ganz durcheinander, dass ich sie erkennen konnte! „Stimmt hier etwas nicht?" fragte sie. „Du bist doch der Blinde aus der Nachbarschaft. Wieso kannst du uns sehen? Was hast du gemacht? Was ist los?" Es war erstaunlich. Ich hatte ihr das Gefühl der Sicherheit genommen, dass sie immer wusste, was in der Nachbarschaft los war. Es war fast, als ob sie das Gefühl hätte, die Welt, die sie bisher kannte, sei ihr weggenommen worden: Da war das blinde Kind, das plötzlich jeden anschaute und tatsächlich sah!

Ich war Widerstände gewöhnt, aber jetzt angenehm überrascht von den ersten Bewunderungsbekundungen, die ich erhielt.

Mein Eifer hielt an. Ich schaute von Detail zu Detail. Mein Umfeld akzeptierte schließlich, dass ich sehen und andere Personen erkennen konnte, sodass sich mein Status bald veränderte: von jemandem, der fast blind war, zu jemandem, der fast sehen konnte. Ich arbeitete weiter, trotz der Tatsache, dass ich nur langsam Fortschritte machte.

Ein Meilenstein war, als Jacob, mein Lehrer auf dem Weg zur Verbesserung meines Sehvermögens, mir erklärte, dass ich keine Hornhautverkrümmung (Astigmatismus) mehr habe. Fragen Sie mich nicht, wie er das erkannte, aber als ich zur Augenärztin in der städtischen Klinik ging, war sie regelrecht schockiert. Sie sagte zu mir: „Ich weiß nicht, wie das gekommen ist, aber Sie brauchen die Zylinder bei Ihren Brillengläsern nicht mehr, um die Hornhautverkrümmung zu korrigieren, weil Sie keine Hornhautverkrümmung mehr haben!" Mich überraschte es nicht, dies zu hören.

Es war in dieser Zeit, als ich auch etwas über die Verbindung zwischen der Gesundheit meiner Augen und der Gesundheit meines übrigen Körpers lernte, und zwar durch meine Arbeit mit Miriam, der Bibliothekarin meiner Großmutter, die mir eine Reihe von Übungen zur Verbesserung meiner körperlichen Verfassung beibrachte. Ich begann, Bewegungstechniken zu üben, und lernte, dass Bewegung Leben bedeutet.

Ich kannte Miriam aus Bibliothek durch meine Großmutter und auch, weil sie mich Jacob vorgestellt hatte. Er war auch derjenige, der zwei Bücher über die Bates-Methode gelesen hatte: *Die Kunst des Sehens* von Aldous Huxley und *Sehen ohne Brille* von Harold Peppard, die auch ins Hebräische übersetzt wurden, aber ziemlich schnell vergriffen waren. Jacob verbesserte sein Sehvermögen und überwand seine Kurzsichtigkeit von 5,5 Dioptrien, sodass er keine Brille mehr brauchte. Er hatte die Highschool abgebrochen. Meine Großmutter überredete mich dazu, ihn zu treffen, und sie stand immer hinter mir, auch wenn sie etwas dagegen hatte, dass ich so viel Zeit in die Ar-

beit mit meinen Augen inves-
tierte. Später hat sie anderen
geholfen, mit ihren Augen zu
arbeiten. Ihre Liebe wie auch
die meiner Mutter war der
Grund, dass ich mir selbst helfen konnte, und dies machte einen großen Unterschied für
meine Motivation aus.

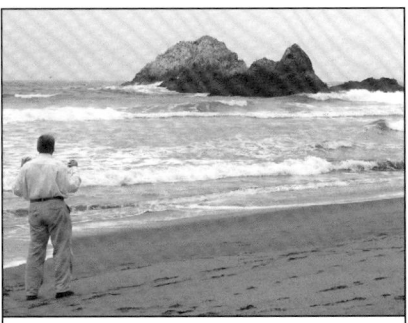

Wir vergessen leicht, dass wir
das Potenzial haben, unser
Sehvermögen zu verbessern.

Wann immer Möglichkei-
ten durch irgendwelche Umstände versperrt sind, gibt es
immer andere Möglichkeiten,
die einem helfen, weiter zu kommen. Aus eigener Erfahrung habe ich
gelernt, dass der menschliche Körper in der Lage ist, sich zu verbessern und sich selbst zu heilen. Wir vergessen, dass wir das Potenzial
haben, unser Sehvermögen zu verbessern. Die Welt ist so sehr von
dem Märchen überzeugt, dass schlechtes Augenlicht sich nicht bessern könne – schon gar nicht in einem Fall wie meinem –, dass es
schwer ist, sich vorzustellen, dass eine Geschichte wie die meine wahr
ist. Ich habe die konventionelle Auffassung widerlegt und die Kraft
heilsamer Übungen aufgezeigt.

Ich bin Miriam und Jacob dankbar, dass sie mir Augenübungen
und Formen der Körperbewegung beigebracht und mich ermutigt
haben, diese Übungen mit anderen Menschen zu teilen. Ich habe
Menschen kennengelernt, die körperliche Besserungen selbst bei
schweren Leiden wie Kinderlähmung, Muskeldystrophie, Rück-
marksverletzungen, Arthritis und Schlaganfällen erlebt haben.

Ich wusste, ich hatte meine Berufung gefunden, nämlich: anderen
zu diesem Bewusstsein zu verhelfen. Die meisten Menschen glauben
kaum an ihre eigenen heilenden Fähigkeiten. Ich hingegen glaube
sehr an diese ihre Fähigkeiten, weil ich an meine eigenen Fähigkeiten
glaube und wegen meines Erfolgs.

Es gibt zwei Möglichkeiten, zu beschreiben, wie Sie Verbesserungen erzielen können. Die eine ist, zu *erklären*, dass der Körper ein größeres funktionelles Potenzial hat, als die meisten Menschen in ihrem Leben je erfahren. Die andere ist, zu *demonstrieren*, wie dieses Potenzial mit Übungen erschlossen werden kann. Wann immer ich mit Menschen arbeite, demonstriere ich ihnen, dass sie mehr tun können, als sie denken. Wenn sie Schmerzen haben, bedeutet dies, ihnen zu helfen, sich durch den Schmerz nicht zu sehr einschränken zu lassen. Wenn sie verspannt sind, bedeutet dies, ihnen zunächst zu helfen, das ganze Ausmaß der Verspannung zu erkennen, und sie dann abzubauen.

Bei mir verlief der Prozess keineswegs reibungslos. Meine Augen pflegten sich 300 Mal in der Minute unwillkürlich zu bewegen, bis ich „palmieren" lernte, das heißt: meine Hände gegeneinander zu reiben, sie dann sehr sanft über die Augenhöhlen zu legen und Dunkelheit zu visualisieren. Dadurch beruhigten und entspannten sich meine Augen. Irgendwie *half* es mir sogar in meiner Jugend, dass ich Eltern hatte, die taub waren. Ich konnte Rock-'n'-Roll-Musik laut aufdrehen und dabei entspannen. Trotz unserer dünnen Wände konnten meine Eltern es nicht hören! Wann immer ich diese Musik auflegte, legte ich mir sehr sanft die Hände über die Augenhöhlen, um sie zu entspannen. Innerhalb von drei Monaten ging die unwillkürliche Bewegung meiner Augen auf 60 Bewegungen pro Minute zurück. Dies war der Punkt, an dem meine Linse an-

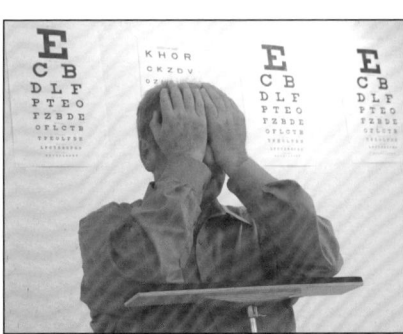

Meine Augen bewegten sich 300 Mal pro Minute unwillkürlich, bis ich palmieren lernte.

fing, etwas aufzuklaren. Die zusätzliche Übung des Sonnenbadens wärmte meine Augen und begann, meine unregelmäßigen Pupillen zu aktivieren.

Man hätte zwar noch nicht sagen können, dass ich sehen konnte, aber ich lernte doch allmählich, hinzusehen, auch wenn es manchmal schmerzhaft war. Mein Braille-Lehrer hatte mir beigebracht, die Braille-Schrift zu *fühlen* und nicht auf die Seite zu schauen: „Um Gottes willen, nicht hinsehen, denn wenn du hinsiehst, verwirrst du nur deine Sinne. Du musst *fühlen* und *nicht hinsehen*." Diese Anweisung hatte ich so verinnerlicht, dass ich gelernt hatte, mein Leben zu leben, ohne irgendetwas anzusehen. Hinzusehen war nun ein *neuer* Befehl an mein Gehirn. Das Ergebnis war, dass ich zwar anfing, mehr zu sehen, aber meine Augen schmerzten. Palmieren und mich lange hinlegen, um mich auszuruhen, das half mir. Manchmal *wollte* ich auch gar nichts sehen, es war einfach zu viel. Dennoch übte ich auch weiterhin, hinzusehen.

Als ich in die Vereinigten Staaten kam, lernte ich einige Menschen kennen, die sich sehr für meine Arbeit interessierten. Sie boten mir an, mir dabei behilflich zu sein, anderen meine Methoden beizubringen und sie zu trainieren. Es war etwas Neues für mich, dass es Menschen gab, die sich für meine Erfahrungen begeisterten. Ich lernte, wie man Einzelne unterrichtete – Miriam riet mir immer, dass ich nur mit Einzelpersonen arbeiten sollte – und wie man eine ganze Klasse so unterrichtete, dass jeder Einzelne dabei lernte, wie er an sich selbst arbeiten konnte. Und ich lernte dabei, dass die größte Schwierigkeit für die meisten darin besteht, dass sie *nicht glauben*, sie könnten die Zeit finden, die notwendig ist, um an sich zu arbeiten. Die meisten denken, sie hätten viel zu viel zu tun. Andere sind ungeduldig und nicht bereit, die Zeit und Mühe zu investieren, die notwendig sind, um ihren Geist und ihren Körper zur Ruhe kommen zu lassen und zu entspannen.

Ich bringe ihnen bei, wie sie diese Übungen in ihre übliche alltägliche Routine integrieren können. Ich bringe ihnen bei, dass Details anzusehen etwas ist, wozu sie sich seit Langem nicht mehr motiviert fühlen, dass die *Makula* jedoch stimuliert wird, wenn man es tut, und dass die Makuladegeneration verhindert werden kann. Ich bringe ihnen bei, dass ein entspannter Nacken beim Sitzen wichtig ist und dass sich die „Investition" lohnt, mit dem Kopf kreisende Bewegungen zu machen, bevor man sich in einen Sessel setzt. Ich bringe ihnen bei, dass sie, wenn sie an ihrem Computer sitzen, von Zeit zu Zeit in die Ferne blicken sollten, damit ihre Augen sich erholen können. Das sind einfache Gewohnheiten, die leicht in das alltägliche Leben zu integrieren sind.

Meine eigenen Kinder wurden beide mit Grauem Star geboren. Das war traumatisch für mich und ihre Mutter, da wir aus Erfahrung wussten, welchen Kampf sie vor sich haben würden. Im Alter von zwei Wochen wurden sie am Grauen Star operiert, sodass sich der fürs Sehen zuständige Bereich des Gehirns, der visuelle Kortex (Sehrinde), normal entwickeln konnte. Das war in meiner Jugendzeit noch unbekannt. Da ihre Operationen erfolgreich verlaufen waren, hatten sie nicht unter den Vernarbungen zu leiden, die mir zu schaffen gemacht hatten, als ich klein war. Mithilfe der Techniken, die Sie in diesem Buch finden, hat sich ihr Sehvermögen enorm verbessert. In ihrer ganzen Kindheit und Jugend haben meine Kinder immer wieder bei mir im Auto gesessen und ihr stärkeres Auge abgedeckt und mit dem schwächeren Auge Objekte angeschaut, um die Belastung zu reduzieren, die entsteht, wenn ansonsten allein das stärkere Auge für das Sehen zuständig ist.

Mein Sohn Gull, der in seinem Herzen und in seiner Seele ein Künstler ist, lebt in vieler Hinsicht oft in seiner eigenen Welt. Während er in seiner Welt ist, betrachtet er aber mit großem Interesse Details. Dank seiner starken Beobachtungsgabe und seiner Liebe zum Detail sieht er vieles, was andere nicht sehen. Es ist eine erstaunliche innere Welt, die sowohl mit seiner künstlerischen Seele als auch mit seinem Autismus zusammenhängt. Auch wenn ich das Gefühl habe, dass seine Operation sehr erfolgreich war, kann es sein, dass die Kombination von Behandlungen – einige Elektrotherapien und auch die Anästhesie – zum Teil Auswirkungen auf sein Gehirn hatten.

Aber seine innere Welt ist einfach erstaunlich. Leider können viele Menschen sie nicht sehen, da er von einer sehr leichten Form von Autismus betroffen ist. Aber jeder, der diese Welt zu sehen bekommt, sieht einen erstaunlichen Menschen mit einem großen Herzen und einer scharfsinnigen Wahrnehmung. Er hat in der Tat die Fähigkeit, Details zu sehen, die die meisten Menschen in der Regel in ihrem Leben weitgehend ignorieren.

Gull hat das beste Sehvermögen eines Kindes entwickelt, das je mit Grauem Star geboren wurde. Er hat jetzt eine Sehschärfe von 20/40 *ohne* Brille. Das sind 80 Prozent einer Sehkraft von 20/20 ohne seine natürlichen Linsen. Jeder andere hätte ohne die natürliche Linse des Auges eine Sehkraft von 20/400 (5 Prozent des normalen Sehvermögens). *Mit* Brille hat er eine Sehschärfe von 20/15. Die meisten anderen Kinder, die mit Grauem Star geboren und erfolgreich operiert wurden, haben mit wesentlich dickeren Brillengläsern eine Sehkraft von 20/80 oder 20/100; eine Sehkraft von 20/40 ist einmalig für jemanden, der keine natürliche Linse besitzt.

Meine Tochter hat auch viele Phasen der Veränderung durchgemacht. Wir haben in unserem Wohnzimmer viel miteinander gespielt, wobei sie ihr stärkeres Auge abdeckte, wenn sie mit mir Ball spielte, und ihr schwächeres Auge nutzte. Zu verfolgen, wie der Ball auf sie zurollte und wegrollte, machte bei ihr einen gewaltigen Unterschied, sodass sich ihr Sehvermögen stark verbesserte.

Im Alter von zwölf Jahren entwickelte sie erhöhten Augendruck. Die Ärzte wollten ihr sofort Augentropfen geben, um den Druck zu reduzieren. Wir lehnten diesen ärztlichen Rat jedoch ab, da wir überzeugt waren, dass die Tropfen schaden könnten. Stattdessen arbeitete *ich* mit ihr und trotz ihres unglaublich vollen Stundenplans auf der Mittelschule und der Highschool mit vielen außerschulischen Aktivitäten fand sie Zeit, um an ihrem peripheren Sehen zu arbeiten; dadurch reduzierte sich ihr Augendruck. Sie fand auch Zeit, um an ihrem Nacken zu arbeiten. Sie ging zur Akupunktur, nahm gewissenhaft homöopathische Mittel, machte Vitamintherapien und ging zur Massage, um ihre Verspannungen in Rücken und Nacken abzubauen. Ich brachte ihr bei, wie sie auf unterschiedlichste Weise ihren ganzen Körper entspannen konnte, um für bessere Durchblutung des Kopfes zu sorgen. Ihr Druck reduzierte sich enorm. Und sie hat bis heute keine Augentropfen genommen.

Es war ein langer, harter und mühseliger Prozess, mit Höhen und Tiefen, aber er funktionierte. Bei hohem Augendruck neigen manche Menschen dazu, Grünen Star (Glaukom) zu entwickeln, wodurch der Sehnerv geschädigt und das Gesichtsfeld verkleinert wird. Somit war der Erfolg, den wir bei ihr erzielten, ein Teilerfolg, aber gut; sie hat eine Sehkraft von 20/20. Sie neigt zwar zu hohem Augendruck, ihr Sehnerv ist aber sehr gesund und ihr Gesichtsfeld ausgezeichnet.

*

Durch diese Erfahrungen, die ich an mir selbst, mit meinen Kindern und mit Tausenden von Patienten und Schülern gemacht habe, mit denen ich arbeitete, bin ich wirklich zu der Überzeugung gelangt, dass Menschen ihr Sehvermögen verbessern und die Zeit dafür finden können, egal, ob sie in der Schule oder am Arbeitsplatz sind.

> Ein Computertechniker, der einmal an einem Kurs von mir teilnahm, konnte während des Kurses seine Sehkraft von 20/200 auf 20/80 verbessern. Er konnte innerhalb von acht Monaten seine verordnete Gläserstärke um die Hälfte reduzieren, von 7 Dioptrien auf 3,5 Dioptrien. Zum ersten Mal in seinem Erwachsenenleben hatte er keine Probleme, bei Tageslicht ohne Brille Auto zu fahren, und das war Jahre später, als er in den Vierzigern war, immer noch so.

Wir alle können uns die Zeit dafür nehmen. Wir brauchen nur zu beschließen, dass wir die Zeit wert sind und der Aufwand dafür sich lohnt. Wir sollten uns bemühen, Augenübungen mit unserem alltäglichen Leben zu kombinieren. Dann können wir Erfolg haben und einen großen Gewinn daraus ziehen. Dann können wir hervorragende Ergebnisse erzielen. Stellen Sie sich vor, Sie bräuchten sich nie mehr größeren Behandlungen beim Augenarzt zu unterziehen. Stellen Sie sich Ihr Leben ohne Grauen Star, ohne Makuladegeneration, Grünen Star oder Netzhautablösung vor. Stellen Sie sich vor, dass Sie Ihr Leben einfach dadurch verbessern könnten, dass Sie Ihre Augen mehr aktivierten.

Der älteste Mensch, mit dem ich bisher gearbeitet habe, war 101 Jahre alt. Dieser Patient erlebte große Veränderungen und schaffte es, besser zu sehen und auch seine Gehirn- und Augenfunktionen um einiges zu verbessern, sogar nach nur einer Sitzung. Er war einer von nur zwei Patienten im Alter von mehr als 100 Jahren, mit denen ich gearbeitet habe, daher kann ich nur diese Beispiele anführen. Erfolg hatte ich bei beiden. Ich habe auch mit mehreren Patienten von über 80 und 90 Jahren gearbeitet und durch die Arbeit mit diesen Übungen enorm positive Veränderungen in ihrem visuellen System erlebt.

Ich habe keinen Zweifel, dass Sie die Funktion Ihrer Augen verändern können, egal, ob Sie 20, 30, 40, 50, 60 oder 70 Jahre alt sind. Ihr Gehirn verfügt über genügend Elastizität, um dies zu unterstützen. Das Problem ist nicht das Alter als solches, sondern ob die betreffende Person die richtigen Übungen für ihr Alter macht oder nicht. Für ein fünfjähriges Kind ist es vielleicht einfacher, sich daran zu gewöhnen, mit dem schwächeren Auge zu arbeiten, indem es 4 bis 8 Stunden am Tag beim Spielen eine Augenklappe trägt. Und die Plastizität des Gehirns ist mit fünf Jahren natürlich größer als mit 75. Es gibt jedoch gute, altersgerechte Übungen, die Sie zu jedem Zeitpunkt in Ihrem Leben machen können und die Ihr visuelles System völlig verändern können.

Kapitel 2

Zehn Schritte zu besserem Sehen

Wenn Sie Ihr Sehvermögen hegen und pflegen, werden Sie nicht nur besser sehen können, sondern sich auch besser *fühlen* und die Gesundheit Ihres ganzen Körpers positiv beeinflussen. Zusätzlich zu denjenigen Übungen, die darauf abzielen, bestimmte schwerere Störungen und Erkrankungen zu bekämpfen (vgl. Kapitel 4 ff.), habe ich zehn grundlegende und wirkungsvolle Übungen entwickelt, die Sie perfekt in Ihr alltägliches Leben integrieren können. Diese Übungen beruhen auf meinen zehn Regeln für gesundes Sehen.

1. Tiefe Entspannung

2. Anpassung an die Lichtfrequenzen

3. Details ansehen

4. In die Ferne blicken

5. Das periphere Sehvermögen erweitern

6. Ausgewogene Beanspruchung beider Augen

7. Ausgewogene Beanspruchung innerhalb jedes Auges

8. Augen-Körper-Koordination

9. Ausreichende Durchblutung, um die Augen zu „nähren"

10. Sehvermögen und Körper als Ganzes betrachten

Das sind die wesentlichen Prinzipien für gesundes Sehen. Mit beharrlichem Praktizieren der zehn grundlegenden Augenübungen dieses Kapitels können Sie sie realisieren.

Schritt 1: Der „Große Schwung"

Meine Begegnungen mit Alan werde ich nie vergessen. Alan war ein junger Frankokanadier und Banker; er war nach einem langen und ermüdenden Meeting bei seiner Bank auf dem Nachhauseweg am Lenkrad seines Wagens eingeschlafen und hatte sich drei Tage später auf einer Intensivstation wiedergefunden. Als er aufwachte, hatte man seine Stirn durch Platin ersetzt. Er hatte sein gesamtes Sehvermögen verloren. Der Sehnerv seines linken Auges war zerstört, zudem auch der größte Teil des Sehnervs seines rechten Auges. Aber von dem Nervengewebe war etwas übrig geblieben, sodass Alan feststellte, dass er nach wie vor über eine gewisse visuelle Wahrnehmung verfügte.

Die Ärzte waren allerdings der Meinung, dass die 4 Prozent, die ihm von seinem potenziell funktionsfähigen Sehnerv geblieben waren, nicht genug seien, um ein gewisses Sehvermögen wiederzuerlangen. Alan hörte von meinem Buch *The Handbook of Self Healing*. Darin schlug ich vor, dass Menschen, die blind sind, anfangen, mit Blinklichtern in einem dunklen Raum zu arbeiten. Alan experimentierte mit den Techniken in diesem Buch und natürlich wurde das Wenige, das von dem Sehnerv geblieben war, wieder reaktiviert. Er rief mich in San Francisco an und kam bald für eine Reihe von Therapiesitzungen zu mir. Als er hereinkam, hielt seine Freundin ihn an der Hand, um ihn in das Behandlungszimmer zu führen, da er die meisten Gegenstände nicht sehen konnte. Sein Gehirn wusste nicht, wie es das wenige übrig gebliebene gesunde Nervengewebe in seinem rechten Auge nutzen sollte.

In unseren ersten Sitzungen machten wir eine Übung, die als der *Große Schwung* bezeichnet wird [nach William H. Bates]. Als er diese Übung ausführte, sagte er: „Ich nehme zwölf Gegenstände wahr, die ich vorher in dem Raum noch nicht bemerkt habe." Innerhalb von Minuten verbesserte sich sein Orientierungssinn noch mehr. Als die Sitzungsreihe abgeschlossen war, musste er nicht mehr herumgeführt werden. Der Große Schwung ist eine sogenannte integrative

Übung. Sie ermöglichte Alan, ein gewisses Raumgefühl zu entwickeln.

Die Übung des Großen Schwungs entwickelt ein Gefühl der Fluidität, fließender Übergänge in der Sinneswahrnehmung, und der Flexibilität, das es Ihnen ermöglicht, Details leichter anzusehen, sich den Lichtverhältnissen leichter anzupassen und sich neue, lebendigere Sehgewohnheiten anzugewöhnen.

Wie Sie den Großen Schwung ausführen sollten

- Stellen Sie sich mit leicht gegrätschten Beinen und leicht gebeugten Knien hin. Halten Sie einen Zeigefinger im Abstand von etwa 30 cm vor Ihrem Gesicht hoch, sodass die Fingerspitze zur Decke zeigt. Schauen Sie mit weichem, entspanntem Blick auf Ihren Finger. Wenn Sie blind sind oder selbst mit einer Sehhilfe sehr schlecht sehen können, können Sie Zeige- und Mittelfinger zusammennehmen und anschauen.

- Während Sie auf Ihre(n) Finger schauen, schwingen Sie Ihren Körper um seine senkrechte Achse von einer Seite zur anderen. Wenn Sie nach rechts schwingen, drehen Sie den Körper so weit, dass Ihre linke Ferse sich leicht vom Boden abhebt. Drehen Sie den Körper nach links, so hebt sich Ihre rechte Ferse leicht vom Boden ab.

- Wenn Ihre Hand müde wird, können Sie die gleiche Übung mit der anderen Hand beziehungsweise mit dem anderen Zeigefinger machen. Führen Sie die Schwünge nach rechts und links 20 Mal hintereinander aus.

Sie werden feststellen, dass Sie dabei das Gefühl haben, dass sich im Hintergrund alles in die entgegengesetzte Richtung zu Ihrem Finger zu bewegen scheint – ähnlich wie die Landschaft, die an Ihnen vorüberzieht, wenn Sie in einem fahrenden Zug aus dem Fenster schauen. Lassen Sie sich von dem Gefühl der Entspannung ergreifen, das sich einstellt, wenn Sie den Fokus nicht konzentriert auf einen bestimmten Gegenstand richten müssen. Sie bewegen sich nach rechts und die Welt bewegt sich nach links ... Sie bewegen sich nach links und Welt bewegt sich nach rechts ...

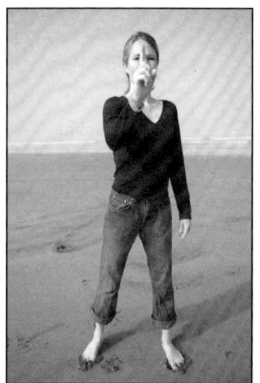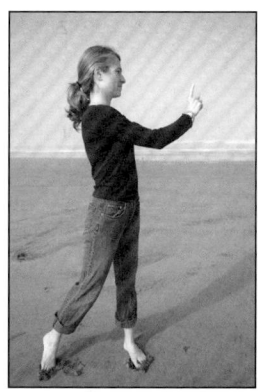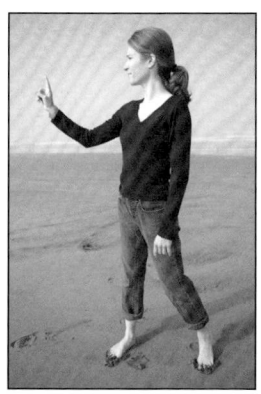

(a) Der Große Schwung, Vorderansicht; das Auge auf den Finger gerichtet halten! (b) Der Große Schwung, Profilansicht von rechts. (c) Der Große Schwung, Profilansicht von links.

- Als Nächstes halten Sie Ihren Finger *waagerecht* vor Ihr Gesicht. Dann bewegen Sie den Finger nach oben und unten, wobei Sie den Kopf vertikal zusammen mit dem Finger bewegen. Achten Sie darauf, dass Sie weiterhin einen weichen Blick beibehalten. Wenn Sie sich nach oben bewegen, scheint sich im Hintergrund alles nach unten zu bewegen. Neigen Sie sich nach unten, scheint sich alles andere nach oben zu bewegen ...

- Sodann halten Sie den Finger wieder vor sich hoch wie bei der ersten Beschreibung der Übung (– der Finger zeigt zur Decke). Aber dieses Mal beugen Sie sich, wenn Sie nach einer Seite schwingen, in der Hüfte vor und „fegen" mit dem Arm in einem Halbkreis nach unten, bis auf Kniehöhe. Den Kopf senken Sie nicht tiefer als bis zu den Knien, setzen den Schwung aber so weit fort, bis Ihr Arm voll ausgestreckt ist und Sie zu Ihrem Finger hochblicken. Diese Übung dürfte Ihre Augen weiter entspannen.

- Der nächste Schritt ist sehr wichtig: Nun *visualisieren* wir den Großen Schwung. Wir schließen unsere Augen und machen die Bewegung mit unserem Körper und *stellen uns vor unserem geistigen Auge vor*, dass die Welt vor unseren Augen rückwärts und vorwärts schwingt. Alles, was Sie visualisieren, bewegt sich in die entgegengesetzte Richtung. Bewegen Sie sich nach rechts, so bewegt sich die Umgebung nach links ... Bewegen Sie sich nach links, dann bewegt sich das Umfeld nach rechts ... Erinnern Sie sich daran, wie Sie das vorher bei Objekten gesehen haben. Jetzt stellen Sie sich vor Ihrem geistigen Auge vor, wie sich die ganze Welt in die zu Ihrem Schwung entgegengesetzte Richtung bewegt. Dann öffnen Sie die Augen und setzen die Übung fort.

Wenn Sie auf diese Weise schauen, verhindern Sie damit, dass Sie „erstarren". Es wird einfacher, Details anzusehen, und wesentlich leichter, zu blinzeln [das heißt: den natürlichen Lidschlussreflex des Auges zu nutzen]. Vergessen Sie nicht, zu blinzeln. Blinzeln hilft Ihnen, sich zu entspannen.

Als ich anfing, an meinem eigenen Sehvermögen zu arbeiten, litten meine Augen an einem ständigen Augenzittern (Nystagmus), einer ständigen unwillkürlichen schnellen Bewegung der Augen, verursacht durch die ständige Überanstrengung des Auges, da es ständig versuchte, die Welt zu sehen, aber ohne jeden Erfolg. Ich machte die Übung des Großen Schwungs etwa 40 Minuten pro Tag, mit dem Ergebnis, dass das unwillkürliche Flattern der Augen unverzüglich nachließ. Ich hatte das Gefühl, dass mehr Licht in meine Augen gelangte. Im Hintergrund begannen Details aufzutauchen und als ich anfing, Details anzusehen, wie Fenster oder Bücher in Regalen, wurden sie nach und nach immer klarer. Der Große Schwung bewirkte, dass mein Gehirn auf neue Übungen vorbereitet wurde.

Wenn Sie die anderen Übungen in diesem Buch machen und danach anschließend jeweils den Großen Schwung, werden Sie die Übungen besser aufnehmen. Denn der Große Schwung verringert Anspannungen und Steifheiten im Gehirn, zusätzlich zu dem Effekt, dass er uns darauf vorbereitet, neue Sehtechniken zu lernen und davon zu profitieren.

Ich werde nie die Zeit vergessen, als ich mit meinem Sehlehrer Jacob, der damals erst 16 Jahre alt war, durch die Straßen von Tel Aviv ging. Jacob hielt mich dazu an, eine Gebäudefassade voller Fenster anzuschauen. In den Ecken der Fenster konnte ich winzige, verschwommene schwarze Quadrate sehen, bei denen es sich, wie ich später erkannte, um Fensterventilatoren handelte. Auf Jacobs Anweisung ließ ich den Blick vom Fenster zum Ventilator und dann wieder zurück wandern, immer wieder hin und zurück, einen ganzen Sommer lang, ohne zu verstehen, warum ich das tat. Langsam entwickelte sich dadurch, dass ich Fenster und Ventilatoren anschaute, also die Muster von Quadraten anschaute, eine neue Gewohnheit bei mir, die Gewohnheit, zu schauen und nicht zu erstarren. Der Große Schwung half mir, mich auf diese Übung vorzubereiten, und reduzierte die Starrheit, die *verhinderte*, dass ich Details anschaute. Dadurch konnte das Übungsprogramm seine Wirkung entfalten.

Der Grund dafür, dass der Große Schwung als integrative Übung bezeichnet wird, ist, dass man damit den sonst gewohnten Stress hinter sich lässt. Bei Menschen, die dicke Brillengläser mit einem sehr spezifischen Brennpunkt tragen, werden die Augen oft so strapaziert, dass es sehr schwierig für sie ist, die Welt vital zu sehen. Sie schauen, ohne Details zu sehen, zum Teil aus Erschöpfung und zum Teil aus Gewohnheit, die sie durch die Überanstrengung beim Sehen entwickelt haben. Der Große Schwung löst diese Anspannung auf. Bei dieser Übung können Sie nicht starren; durch die Bewegung gelangt mehr Licht in Ihr Auge und deshalb müssen Sie sich nicht anstrengen, um Ihr Gehirn neu zu programmieren.

Die Übung des Großen Schwungs wird Ihnen auch helfen, Ihr peripheres Sehen und einen besseren Orientierungssinn zu entwickeln. Sie brauchen nicht 40 Minuten am Stück zu schwingen. Schon 2 Minuten mit 20 Schwüngen können helfen, lockerer zu werden. Betrachten Sie diese Übung sozusagen als Aufwärmen vor dem Training.

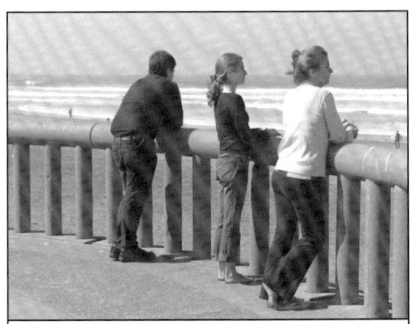

Der Standort unserer Schule ist so ideal, weil wir täglich die Wellen anschauen und ihre glitzernde Schönheit bei unserer Arbeit nutzen können.

Schritt 2: In die Ferne schauen

Es ist kein Zufall, dass unsere Sehschule am Strand liegt. Wir brauchten allerdings fünf Jahre, um die Behörden und verschiedene Anwohnergruppen davon zu überzeugen, sodass wir uns in diesem Wohngebiet niederlassen konnten. Der Grund, warum dieser Standort für uns so ideal ist: Dort können wir täglich die Wellen anschauen und ihre glitzernde Schönheit bei unserer Arbeit nutzen. Sie glänzen in der Sonne und haben unterschiedliche Farben, selbst im Nebel. Man kann hier fast immer Wellen sehen, auch wenn es draußen grau ist. Deshalb meine Empfehlung:

- Schauen auch Sie sich nach Möglichkeit Wellen an. Oder schauen Sie den Himmel an. Schauen Sie sich Wolken an. Schauen Sie sich Hügel und Täler an!

- Wenn Sie nicht am Strand wohnen, schauen Sie aus Ihrem Fenster auf die vielen anderen Gebäude.

Beim Nahsehen (wenn Sie beispielsweise auf den Bildschirm starren), strengen Sie unwissentlich Ihre Augen an. Die Ziliarmuskeln ziehen sich zusammen und dadurch verändert sich die Form Ihrer Linse, sie ist dann nicht mehr flach, sondern rund. Schauen Sie hingegen in die Ferne, entspannen sich die Ziliarmuskeln und der Aufhängeapparat hält die Linse flach und flexibler.

Die Überanstrengung der Augen ist in unserem Kulturkreis für viele Menschen zur Normalität geworden, da sie viel am Computer, vor dem Fernseher oder vor Büchern sitzen. Sie achten auf die *Inhalte* vor ihren Augen und nicht auf ihre Augen selbst; das führt dazu,

dass diese überanstrengt werden. Nahsehen bewirkt, dass Sie sich anstrengen. Mit Langeweile etwas anzusehen bewirkt, dass Sie sich anstrengen. Wenn Sie weiter am Computer arbeiten oder sich die Fern-
sehsendung weiter anschauen oder das Buch weiter lesen,
überanstrengen Sie Ihre Augen – selbst wenn Sie sich der Anstrengung bewusst sind. Also:

- Achten Sie darauf, dass Ihr Gesicht entspannt ist und Ihr Kiefer nicht verkrampft und angespannt ist. Lassen Sie den Augen zwischendurch freien Lauf, damit sie sich ausruhen und
  erholen können. Wenn es möglich ist, reservieren Sie sich ein
  paar Stunden, in denen Sie keiner Arbeit nachgehen, die mit
  Nahsehen verbunden ist. Selbst wenn Sie unter Termindruck
  stehen und mit der Zeit kämpfen, um einen Termin einzuhal-
  ten, tun Sie sich einen Gefallen und nehmen Sie sich zehn
  Minuten, um Ihre Augen ausruhen zu lassen: indem Sie *die
  Augen in die Ferne schweifen lassen*. Sehen Sie sich beispielsweise die Bewegungen der Wellen oder die dahinziehenden
  Wolken an. *Schauen Sie in die Ferne!*

- Wenn Sie in die Ferne blicken, sollte die Entfernung nie weniger als 35 m betragen; sie müssen weit genug in die Ferne blicken, damit Ihre Augen sich vom Nahsehen erholen können.
  Denn wenn Sie in die Ferne schauen, müssen Ihre Augen sich
  nicht auf *einen* Punkt fokussieren; Sie können auf sanfte Weise das, was Sie in der Ferne oder am Horizont sehen, mit den
  Augen scannen oder die verschiedenen Details dessen, was
  Sie dort sehen, von Punkt zu Punkt anschauen. Vergessen Sie
  nicht, zu blinzeln, und vermeiden Sie es, sich beim Sehen anzustrengen. Sollte der Punkt in der Ferne verschwommen
  sein, so lassen Sie ihn verschwommen sein. Winken Sie von
  Zeit zu Zeit schnell seitlich von Ihrem Gesicht mit den Händen, ohne auf die Hände zu schauen; registrieren Sie einfach
  nur die Hände oder ihre Bewegung. Aber tun Sie das nicht
  die ganze Zeit. Massieren Sie gelegentlich Ihr Gesicht, vom
  Nasenrücken über die Augenbrauen bis zu den Schläfen.
  Massieren Sie *unter* den Augen, von der Nase über die Wangenknochen bis zu den Ohren, während Sie dabei in die

Ferne schauen. Mit den Händen seitlich schnell zu winken hilft Ihnen, sich dem Licht leichter anzupassen (da diejenigen Bereiche der Netzhaut erweitert werden, die das Licht aufnehmen) und ein Gleichgewicht zu schaffen.

Schauen Sie jeden Tag mindestens 20 Minuten in die Ferne. Falls Sie eine Sehhilfe tragen, seien Sie mutig: Nehmen Sie Ihre Kontaktlinsen heraus, oder legen Sie die Brille ab und lassen Sie Ihre Augen den frischen Wind genießen.

> In San Francisco kam eine Studentin zu mir und meinte nach zweieinhalb Wochen, in denen Sie ihre Kontaktlinsen nicht getragen hatte, sie fühle sich gut dabei, weil es guttue, wenn der Wind über die Augen streiche. Wenn Sie sich dies zur Gewohnheit machen, verringern Sie Ihre Abhängigkeit von Brillen und Kontaktlinsen und stärken nach und nach Ihr visuelles System.

Wenngleich es mir am liebsten wäre, wenn Sie drei Mal am Tag 8 bis 10 Minuten in die Ferne schauten, lässt die Realität dies bei Ihnen aber möglicherweise nicht zu. Jeder sollte diese Übung jedoch mindestens in Intervallen von 4 bis 6 Minuten machen. Wenn Sie diese Übung vier Mal am Tag für je 20 Minuten in Intervallen von 4 bis 6 Minuten ausgeführt haben, dann haben Sie nicht nur Ihre Augen entspannt, sondern damit möglicherweise auch dem Grauen Star vorgebeugt.

Wie Sie feststellen, welches Ihr stärkeres Auge ist

Bei etwa 20 Prozent der Menschen, die ich getroffen habe, war zwischen ihren beiden Augen kein Unterschied in der Sehstärke feststellbar. Bei den meisten Menschen aber ist die Sehstärke beider Augen sehr unterschiedlich. Bei einigen ist *ein* Auge das stärkere beim Weitsehen und das *andere* ist stärker beim Nahsehen.

Sofern bei Ihnen ein extremer Unterschied zwischen beiden Augen besteht, ist Ihnen das wahrscheinlich bereits bekannt. Sie wissen vielleicht, welches Auge durch eine Brille oder durch Kontaktlinsen *stärker* korrigiert werden muss. Vielleicht haben Sie sich an *einem* Auge verletzt; oder vielleicht wissen Sie einfach, welches Auge Sie in der Regel zum Sehen benutzen. Sollten Sie nicht sicher sein, welches Auge das dominante Auge ist, können Sie es selbst testen.

Um herauszufinden, welches Auge beim *Weitsehen* das dominante ist, machen Sie eine lockere Faust und lassen in der Mitte der Faust ein bleistiftgroßes Loch, wie bei einem Teleskop. Halten Sie die Faust in einem Abstand von etwa 30 cm vor Ihr Gesicht. (Bei Menschen, die schlecht sehen, kann der Abstand kleiner sein, und bei denen, die scharf sehen, kann er größer sein.) Blicken Sie dann mit beiden Augen gleichzeitig durch das Loch in Ihrer Faust auf irgendeinen entfernten Punkt. Nun schließen Sie ein Auge, um zu sehen, ob dieser Punkt verschwindet. Ist beispielsweise Ihr linkes Auge das stärkere, dann sehen Sie das Objekt noch durch Ihre Faust, wenn Sie das rechte Auge schließen. Schließen Sie das linke Auge, dann sehen Sie das Objekt hinge-

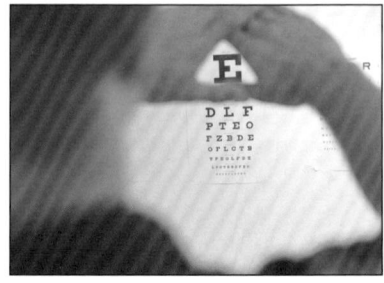

Auch so können Sie herausfinden, welches Ihr dominantes Auge ist.

gen *nicht* (und umgekehrt). So erkennen Sie, welches Auge stärker ist. Manchmal ist dieses stärkere Auge das *einzige* Auge, das „arbeitet". Dies kann anstrengend und ermüdend für das Auge sein und es kann das schwächere Auge durch mangelnde Beanspruchung weiter schwächen, ohne dass Sie dies überhaupt wissen.

Um festzustellen, welches Auge beim *Nahsehen* das dominante ist, schauen Sie sich diejenigen Seiten in diesem Buch mit der sehr großen und der ganz kleinen Schrift an. (Seite 82–83) Schauen Sie auf die kleinsten Buchstaben, die Sie sehen können, und dann schließen Sie abwechselnd jeweils ein Auge. Das Auge, das die kleinen Buchstaben *besser* sehen kann, ist beim Nahsehen Ihr stärkeres Auge.

Falls Sie selbst nicht feststellen können, welches Auge stärker ist, können Sie auch zu einem Optiker gehen und ihn um Hilfe bitten.

Vorbeugung gegen den Grauen Star

Wenn Sie dieses einfache Konzept an andere weitergeben können, tragen Sie dazu bei, dass es zu einer „Revolution" in der Welt kommt, da Sie damit dazu beitragen, dem ansonsten vorhersehbaren Grauen Star vorzubeugen. Die meisten Ärzte sind inzwischen der Meinung, dass die meisten Menschen früher oder später Grauen Star entwickeln. In die Ferne schauen hilft, dem Grauen Star vorzubeugen, weil die Linse dadurch ihre volle Beweglichkeit behält und aktiviert wird, lebendiger wird.

Mir ist klar, dass Sie, selbst wenn Sie diese Übung jeden Tag machen, wahrscheinlich nicht so viel in die Ferne schauen können, wie Sie durch die Erfordernisse des Lebens nah sehen müssen. Dennoch, wenn Sie drei Mal am Tag 8 bis 10 Minuten lang in die Ferne sehen, können Ihre Augen wenigstens ausruhen und die Belastung ausgleichen, die durch das Nahsehen entsteht.

Schritt 3: Die Peripherie erkunden

Beim zentralen Sehen ist es unmöglich, Ihre Augen zu belasten, wenn Sie daran denken, sich gleichzeitig auf das *periphere* Sehen zu konzentrieren. In unserer Kultur ist es gang und gäbe, Teile des Auges zu vernachlässigen, die uns ansonsten helfen würden, auf natürliche Weise gut zu sehen. Unbewusst blenden wir bestimmte Bereiche aus. Wir blenden die Peripherie aus, weil wir sie als irrelevant für unser Leben betrachten. Während wir uns auf Objekte direkt vor uns konzentrieren, schenken wir dem, was uns um herum ist, einfach keine Beachtung. Demgegenüber *mussten* unsere Vorfahren ihrer Umwelt sehr wohl Beachtung schenken: Im Dschungel würde man nicht länger als eine Woche überleben, ohne die Peripherie zu beachten. Man würde gefressen oder verhungern, wenn man nicht darauf achten würde, was um einen herum geschieht.

Heutzutage ignorieren wir das periphere Sehen jedoch, damit wir uns den ganzen Tag auf unsere Computer oder Papiere konzentrieren können, ohne durch unsere Umgebung abgelenkt zu werden. Wir sind bemüht, uns auf die jeweils anstehende Aufgabe zu konzentrieren, und dürfen uns von eventueller Unruhe um uns herum nicht ablenken lassen. Wenn wir die Peripherie jedoch nicht wahrnehmen, erhöht sich dadurch die Belastung für unser zentrales Sehen erheblich, was mit der Zeit dazu führt, dass wir es schlecht nutzen. Das Ergebnis ist, dass wir uns beim zentralen Sehen anstrengen; damit nimmt die Klarheit des Sehens ab und geht schließlich verloren. Hier bewahrheitet sich das alte Sprichwort, das besagt: „Wer rastet, der rostet." Mit der Zeit geht die Verbindung zwischen unserem Gehirn, unserem Sehnerv und den Stäbchenzellen des peripheren Sehvermögens verloren. Zusammen mit einer eventuellen genetischen Prädisposition kann dies zur Ursache für Grünen Star (Glaukom) werden.

Wir sollten also gleich damit beginnen, unser peripheres Sehen zu trainieren. Sie werden dabei das Gefühl haben, dass das periphere und das zentrale Sehen integriert werden und dass infolgedessen in Ihren Augen mehr Helligkeit und mehr Licht ist.

Übung 1 für peripheres Sehen: In die Ferne schauen

- Setzen Sie sich irgendwo bequem hin, wo Sie in der Ferne etwas sehen können, was Sie sich gerne anschauen. Während Sie in die Ferne blicken, beginnen Sie, beidseitig von Ihrem Kopf schnell mit den Händen zu winken, um Ihre Augen darauf aufmerksam zu machen, dass es eine Peripherie gibt. Schauen Sie nicht auf Ihre winkenden Hände, sondern nur in die Ferne. Las-

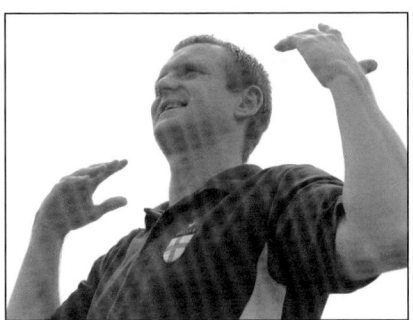

William aktiviert durch das Winken mit seinen Händen das periphere Sehen, während er in die Ferne blickt.

sen Sie Ihre Augen dabei aber die Bewegung der Hände erkennen.

- Winken Sie mit den Händen schnell so, dass Ihre Finger *auf Sie* gerichtet und Ihre Handgelenke locker sind. Machen Sie dies 1 oder 2 Minuten lang. Während Sie das tun, werden Sie merken, wie Ihre Augen ihre Anspannung verlieren; diese Entspannung der Augen ist für gesundes Sehen äußerst wichtig.

Übung 2 für peripheres Sehen: Zettel auf die Nase kleben

- Schneiden Sie ein kleines Stück undurchsichtiges Papier aus (etwa 3,5 x 5 cm groß), das Sie sich dann quer auf den Nasenrücken kleben, sodass Ihre Augen jeweils halb verdeckt sind. Dadurch wird Ihr Blickfeld zum Teil eingeschränkt.

- Gehen Sie 1 oder 2 Minuten lang mit diesem Papier auf der Nase in einer vertrauten Umgebung umher. Dann setzen Sie sich hin und winken, wie vorher, beidseitig von Ihrem Kopf schnell mit den Händen. Dann schwingen Sie sich nach vorn zu Ihren Oberschenkeln hin und wieder zurück, wobei Sie die Hüften beugen und dabei seitlich schnell mit den Händen winken. Stehen Sie auf und setzen Sie sich wieder hin, wobei Sie den ganzen Körper aufwärts und abwärts bewegen, während Sie gleichzeitig seitlich mit den Händen winken; wiederholen Sie das mehrmals. Indem Sie das tun, zeigen Sie Ihrem Gehirn,

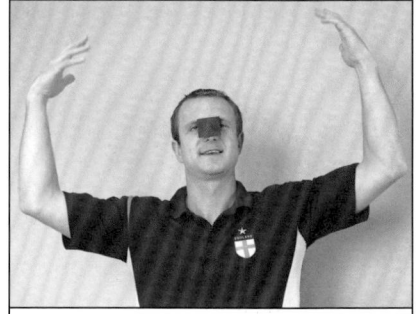

William benutzt das kleine Stück Papier, um sein *zentrales* Sehen zu blockieren, während er sein *peripheres* Sehen aktiviert.

dass eine Peripherie existiert, die sich bewegt, zu der es aber normalerweise keine Verbindung hat.

In der Vergangenheit war es üblich, dass Menschen nachts zu Fuß unterwegs waren, manchmal in völliger Dunkelheit und manchmal im Licht der Sterne und des Mondes. Stellen Sie sich vor, wie wichtig es für sie war, Dinge zu bemerken, die sich nachts in ihrer Peripherie bewegten! Über Millionen von Jahren hin pflegten unsere Vorfahren so unterwegs zu sein. Heute sind unsere Städte nachts hell erleuchtet und unsere Zellen für peripheres Sehen werden kaum noch in Anspruch genommen; sie sind ja hauptsächlich zum Nachtsehen bestimmt.

Wenn wir seitlich mit den Händen winken, werden die für unser peripheres Sehen zuständigen Zellen aktiviert, weil die *Stäbchen* der Netzhaut eher auf Bewegung als auf reglose Bilder reagieren; umgekehrt reagieren die *Zäpfchen* besser auf ein regloses Bild. Diese Zäpfchen befinden sich hauptsächlich im *zentralen* Teil der Netzhaut (der sogenannten Makula) und werden genutzt, um Details anzusehen. Die Netzhaut verfügt über unermesslich viele Stäbchen, die hauptsächlich auf Bewegungseindrücke reagieren. Wenn wir diese Stäb-

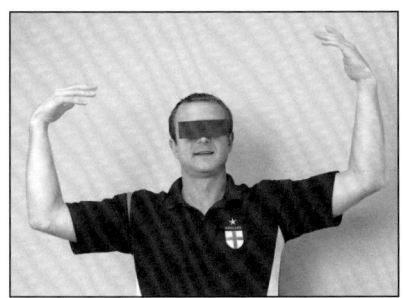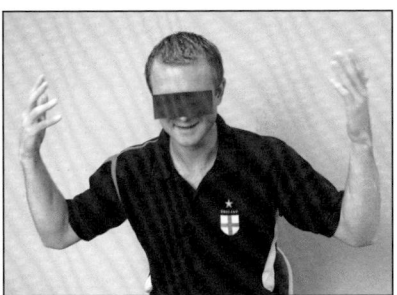

(a) William blockiert sein zentrales Sehen noch mehr.
(b) Während er winkt, beugt er sich vorwärts und rückwärts, um an
der Peripherie noch mehr Bewegung entstehen zu lassen.

chen trainieren, nehmen wir den „überarbeiteten" Zäpfchen viel
Stress und machen es ihnen leichter, korrekt zu funktionieren. Statt
dass das Gehirn das Auge zwingt, zu erstarren und angestrengt auf
einen Bildausschnitt zu blicken, befiehlt das Gehirn dem Auge, un-
angestrengt und ungezwungen zu schauen, um die ganze Landschaft
besser zu sehen.

- Als Nächstes nehmen Sie ein *größeres* Stück Papier (2,5 x
  13 cm), das Sie auf dem Nasenrücken befestigen, und wiederholen diese Übung. Danach nehmen Sie ein Stück Papier, das
  2,5 x 18 cm groß ist. Indem Sie so viel von Ihrem zentralen
  Sehfeld blockieren (und sogar noch etwas von Ihrem peripheren Sehfeld), werden Sie eine Peripherie entdecken, die Sie
  kaum jemals bewusst nutzen. Dann greifen Sie wieder auf
  das mittelgroße Papier zurück und wiederholen die Übung.

- Schließlich nehmen Sie das *kleine* Stück Papier und wiederholen die Übung ein letztes Mal. Dabei stellen Sie möglicherweise fest, dass das kleine Stück in Ihrer Wahrnehmung jetzt
  noch kleiner zu sein scheint. Das ist so, weil Teile des Auges
  und des Gehirns, die vorher ausgeblendet waren, jetzt für das
  periphere Sehen aktiviert worden sind.

- Abschließend nehmen Sie das kleine Stück Papier weg, stellen sich hin und machen den Großen Schwung, damit Ihr Gehirn die Übung verinnerlicht, die Sie gerade gemacht haben.

Schritt 4:
Sonnenbaden und in den Himmel schauen

Das Sonnenbaden

Für unser Wohlbefinden insgesamt kann es eine große Wirkung haben, wenn wir uns jeden Tag kurz in die Sonne begeben.

Seit den 1980er-Jahren warnen Ärzte uns vor den Gefahren des Sonnenbadens. Inzwischen haben auch sie begriffen, welche nutzbringenden Effekte Sonnenlicht hat, und empfehlen, dass wir täglich ein wenig in die Sonne gehen sollten. Wichtig ist jedoch, Ihre Augen allmählich an das starke Licht der Sonne zu gewöhnen. Sonnenbaden ist eine großartige Übung für diesen Zweck, da es für die Augen entspannend ist und Ihnen auch bei Ihrem Schlaf helfen kann.

> Ich hatte einmal eine Patientin, die über fürchterliche Schlaflosigkeit klagte. Sie hatte seit vielen Nächten nicht geschlafen und war enorm verspannt. Ich brachte ihr die Übung des Sonnenbadens bei und massierte sie in der Sonne. Nach der ersten Sitzung ging sie nach Hause und schlief die ganze Nacht durch; nachdem sie in unserer Sehschule nur drei weitere Sitzungen gehabt hatte, berichtete sie, dass sie inzwischen viel besser schlafe. Das war vor einigen Jahren. Sie praktiziert weiterhin die Technik des Sonnenbadens und hat keinen Schlafentzug mehr erlebt.

Ärzte raten heute, dass wir uns der Sonne am besten vor 10 Uhr morgens und nach 17 Uhr am Nachmittag aussetzen sollten. Meiner Meinung nach sollten wir uns aber manchmal auch mittags der Sonne aussetzen. Sofern Sie empfindlich gegenüber Sonnenlicht sind, sollten Sie damit beginnen, dass Sie die Übung des Sonnenbadens früh am Morgen oder kurz vor der Abenddämmerung machen – oder mitten am Tag nur für 5 Minuten:

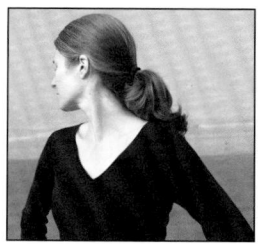 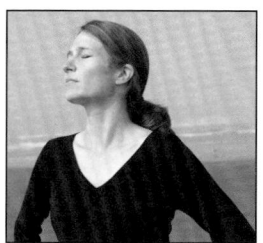 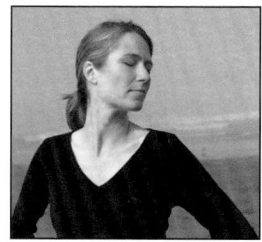

(a) Bewegen Sie den Kopf von einer Schulter zur anderen im Kreis.
(b) Wenn Sie das Gesicht in die Sonne halten, zieht der *Musculus sphincter pupillae* die Pupillen zusammen.
(c) Beugen Sie die andere Schulter leicht nach vorn, wenn Ihr Nacken nicht so beweglich ist wie bei dieser Yogaschülerin.

- Um mit dem Sonnenbaden zu beginnen, schließen Sie einfach die Augen und wenden das Gesicht der Sonne zu. Nun bewegen Sie den Kopf von einer Seite zur anderen, indem sie ihn von einer Schulter zur anderen im Kreis bewegen. Wenn Sie Ihr Gesicht in die Sonne halten, zieht der *Musculus sphincter pupillae* die Pupillen zusammen. Wenn Sie den Kopf zu einer Schulter hin bewegen, *erweitern* die radialen Muskelfasern des *Musculus dilator pupillae* die Pupillen, obwohl Ihre Augen geschlossen sind.

- Manchen fällt es leicht, den Kopf um 180 Grad von Schulter zu Schulter zu bewegen. Sollte der volle Bewegungsablauf Ihnen schwerfallen, so beugen Sie die andere Schulter leicht nach vorne; dies wird Ihnen helfen, den Kopf ganz bis zur Seite zu bewegen und den begrenzten Bewegungsradius zu kompensieren, bis Sie lockerer geworden sind. Je öfter Sie diese Übung machen, desto größer werden Ihr Bewegungsradius und Ihre Beweglichkeit.

- Die Bewegungen sollten nicht schnell, aber auch nicht langsam sein: einfach entspannen, langsam tief ein- und ausatmen und visualisieren, dass die Sonne mit ihrer Energie und ihrem Licht in Ihr Gesicht eindringt und Ihren Augen wie auch Ihrem Geist guttut. Ihre Augenlider sollten sanft geschlossen sein – nicht zugekniffen. Sie sollten die Augenlider so sanft schließen, als wären Sie dabei, einzuschlafen. Je weniger Sie

Ihre Augenlider zusammenkneifen, desto entspannter werden Ihre Augen.

Als ich auf der Highschool war, habe ich diese Übung des Sonnens auf einem Campingausflug gemacht. Als ein Mädchen sah, wie ich den Kopf nach hinten und nach vorne im Kreis bewegte, fragte es: „Warum sagst du immer nein? Kannst du nicht ja sagen?" Also bewegte ich meinen Kopf auf und nieder, so, als ob ich nicken würde, um ja zu sagen, und machte eine Entdeckung: Ich bemerkte, dass diese Bewegung zu einer noch größeren Abwechslung in den Winkelstellungen führte, in denen Licht meine Augen erreichte, sodass noch mehr Teile der Augen aufgeweckt und aktiviert wurden. Diese zusätzliche Übung ermöglichte eine stärkere Stimulation und eine erhöhte Sinneswahrnehmung von Helligkeit und Dunkelheit. Ich empfehle, diese zusätzliche Übung beim Sonnenbaden mit aufzunehmen.

Wann immer Sie diesen Unterschied zwischen den Extremen von dunkel und hell wahrnehmen, werden Ihre Pupillen stärker. Die Pupillen der meisten modernen Menschen sind sehr schwach, weil sie Sonnenbrillen tragen, wenn sie draußen sind; das schwächt die Pupillen. Automatische Aktivitäten wie die der Irismuskulatur des Auges, die die Pupillenweite reguliert, werden durch ihre Funktion und Inanspruchnahme beeinflusst. Je öfter Sie Ihre Pupillen verengen und erweitern, desto stärker werden die Irismuskeln. Darüber hinaus profitiert auch Ihre Netzhaut von mehr konzentriertem Licht und durch das Zusammenziehen und Erweitern der Pupillen verbessert sich die Durchblutung des Auges erheblich.

Dies hat auch noch weitere nutzbringende Wirkungen. Erstens wird Ihre Makula geweckt und deren Funktion verstärkt – dies ist der wichtigste Teil der Netzhaut für klares zentrales Sehen. Zweitens fördert es Ihren Optimismus, wenn durch die Aufnahme von Sonnenlicht die roten Blutkörperchen angeregt werden: Es stimuliert deren Aktivität, insbesondere die des Hämoglobins, das sich darin befindet, und dies führt zur Ausschüttung von Serotonin im Gehirn, das wirksamer als eine Droge für gute Stimmung sorgt. Drittens stärkt es

Ihr Immunsystem. Und es fördert auch die Bildung von Vitamin D – was hilfreich für Ihre Knochen und die Muskelkontraktion ist und die Durchblutung verbessert.

Die Übung des Sonnenbadens ist ein Muss für Menschen, die ihr Sehvermögen verbessern möchten. Wie bei jeder Übung führt auch diese nicht bei jedem zu einer drastischen Veränderung. Aber etliche meiner Klienten haben eine enorme Verbesserung ihres Sehvermögens erlebt und konnten die Gläserstärken ihrer Brillen reduzieren, nachdem sie diese Übung des Sonnenbadens gewissenhaft gemacht hatten. Wenn Sie bei der Arbeit oder in der Schule eine Pause haben, empfehle ich Ihnen, sich lieber zu sonnen als eine Zigarette zu rauchen oder Kaffee zu trinken.

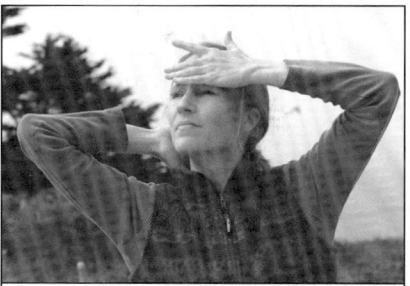

Üben Sie Druck auf den Kopf aus und behalten Sie dabei die Arme in der Ausgangsstellung, während Sie mit den Augenlidern in den Himmel blinzeln und *nur den Kopf* von einer Seite zur anderen drehen.

In den Himmel schauen

- *In den Himmel schauen* ist eine einfache Übung. Sie ist vergleichbar mit dem Sonnenbaden, aber Sie machen dies als Alternative, wenn keine Sonne scheint. Sie legen dazu einfach eine Hand an den Hinterkopf und die andere auf Ihre Stirn, wobei Sie Druck ausüben, sodass Ihr Kopf massiert wird, wenn Sie ihn von einer Seite zur anderen drehen. Sie bewegen also Ihren Kopf von einer Seite zur anderen, als ob Sie sich sonnen würden, und blinzeln schnell mit den Augenlidern, während Sie in den Himmel schauen.

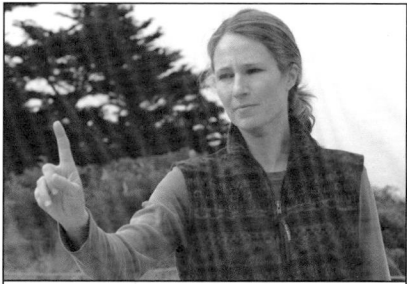

Der Große Schwung und die Übung, in den Himmel zu schauen, gehen Hand in Hand.

- Nachdem Sie so 2 Minuten lang in den Himmel geschaut haben, machen Sie 1 Minute lang den Großen Schwung. Stellen Sie sich dabei mit leicht gebeugten Knien hin, die Beine etwas mehr als hüftbreit auseinander. Halten Sie den Zeigefinger etwa 30 cm vor Ihr Gesicht, sodass er in den Himmel zeigt. Schauen Sie mit sanftem Blick auf Ihren Finger. Während Sie auf den Finger blicken, schwingen Sie den Körper von einer Seite zur anderen. Wenn Sie nach rechts schwingen, drehen Sie Ihren Körper so, dass Ihre linke Ferse leicht vom Boden abgehoben wird. Wenn Sie den Körper nach links drehen, wird Ihre rechte Ferse leicht vom Boden abgehoben. Dann schauen Sie wieder 3 Minuten in den Himmel und anschließend machen Sie 2 Minuten den Großen Schwung. Dann 3 weitere Minuten in den Himmel schauen und 2 weitere Minuten den Großen Schwung ausführen. Dies ist eine „Anti-Blinzel-Übung", denn wenn Sie auf diese Weise in den Himmel schauen und dann den Großen Schwung machen, lassen Sie mehr Licht in Ihre Augen und verringern die Neigung zu blinzeln. Sie werden möglicherweise feststellen, dass das Licht Ihnen nach dem Großen Schwung weniger zu schaffen macht.

Schritt 5: Nachtspaziergang

Der Nachtspaziergang und das Sonnenbaden sind einander ergänzende Übungen. Die Idee bei dieser Nachtübung ist, einfach nachts, also in der Dunkelheit, spazieren zu gehen und sich den Weg dabei nur vom Licht des Mondes und der Sterne zeigen zu lassen.

Die meisten von uns sind, selbst wenn wir außerhalb des Stadtzentrums leben, noch vom Schein der Lichter der Stadt umgeben. Diejenigen von uns, die in abgelegenen Gegenden wohnen, benutzen oft Taschenlampen oder Ähnliches. Wir alle haben gelernt, mit künstlichem Licht zu leben, aber sobald man der ständigen Beleuchtung einmal eine Zeit lang völlig entkommt, merkt man, wie sehr die Lichter der Stadt die Augen belasten. Ja, wir sind froh, sie zu haben, weil sie die Straßen erleuchten, uns sicher machen und auch noch nach Sonnenuntergang Aktivitäten ermöglichen. Aber wie wertvoll diese Lichter für unsere Sicherheit und für die Industrie auch sein mögen – wir dürfen nicht vergessen, dass dieses ständige Licht für unsere Augen nicht vorteilhaft ist. Aus diesem Grund müssen wir Übungen wie den Nachtspaziergang machen, die unsere Augen stärken und die Belastung durch die Beleuchtung der Stadt kompensieren.

Bei jedem längeren Augenkurs, den ich durchführe, nutzen wir einen Abend, um zusammen im Dunkeln spazieren zu gehen. Es ist sehr angenehm für uns alle, an Orten wie Parks spazieren zu gehen, wo es keine künstliche Beleuchtung gibt. Natürlich kann es gefährlich sein, im Dunkeln spazieren zu gehen, egal, ob Sie in der Stadt oder auf dem Land leben, deshalb empfehle ich, bei solchen Nachtspaziergängen eine Gruppe von Freunden dazu zu bewegen, zusammen spazieren zu gehen.

In der Dunkelheit der Nacht dauert es nur 3 bis 4 Minuten, bis sich die Pupillen auf das Neunfache der normalen Größe erweitern, die sie bei Tageslicht haben. Es dauert etwa 40 Minuten, um die Stäbchen der Netzhaut zu aktivieren, die Bewegungen und die Peripherie wahrnehmen. Und nachdem Sie nachts etwa 50 Minuten spazieren gegangen sind, nutzen Sie schließlich das volle Potenzial Ihrer Augen.

Nachtspaziergänge sind eine gute Gelegenheit, auch alle anderen Übungen zu versuchen, die Sie lernen. Nachdem Sie einen schönen, sicheren Ort gefunden haben, wo Sie nachts spazieren gehen können, machen Sie sich auf den Weg und erkunden Sie die vielen nutzbringenden Effekte dieser Übung. Bei dem Spaziergang halten Sie gelegentlich an und machen die Übung des Großen Schwungs. Nehmen Sie sich die Zeit, um sich an die Dunkelheit zu gewöhnen, und lassen Sie Ihr Gehirn die Änderung begreifen, die es erlebt.

Kurzes Palmieren (für 15 bis 45 Sekunden; diese Übung wird im nächsten Abschnitt besprochen) ist eine weitere Übung, die als Ergänzung bei Nachtspaziergängen wunderbar funktioniert, weil sie es Ihren Augen ermöglicht, sich besser an die Dunkelheit zu gewöhnen. Nachdem Sie sich richtig daran gewöhnt haben, können Sie Übungen zu peripherem Sehen versuchen, wenn Sie sich in der Umgebung sicher fühlen. Kleben Sie sich ein kleines Stückchen Papier zwischen die Augen und winken Sie beidseitig des Kopfes schnell mit den Händen, um das periphere Sehvermögen zu aktivieren, während Sie gehen.

Bis Sie Ihren Nachtspaziergang beendet haben, werden Sie Ihre Augen aufgeweckt und aktiviert und Ihr Gehirn daran erinnert haben, wie es einst in primitiveren Zeiten funktionierte, bevor „Lichtverschmutzung" ein Thema war. Deshalb sind Nachtspaziergänge, wenn es Ihnen ernst damit ist, Ihre Augen zu verbessern, eine effektive und vergnügliche Übung, die ich mindestens zwei Mal im Monat empfehlen würde, wenn das Wetter es erlaubt.

Schritt 6: Palmieren

Zunächst ein wichtiger Hinweis: Menschen mit Grünem Star sollten vor dem Palmieren zuerst die „Speziellen Anweisungen zum Palmieren bei Grünem Star" in Kapitel 6 lesen – wegen der notwendigen Modifikationen bei dieser Übung.

Tibetische Yogis praktizieren das Palmieren seit mehr als 1500 Jahren. Diese Übung ist *eine gute Ergänzung zu allen anderen Übungen*, die Sie in diesem Buch erlernen.

Die meisten Menschen glauben, ihre Augen könnten sich zur Genüge ausruhen und erholen, während sie schlafen. Schlaf ist zwar sehr wichtig, aber viele Menschen leiden selbst bei ausreichendem Schlaf unter Augenermüdung. Es gibt einige Gründe, warum es dazu kommt. *Ein* Grund ist, dass wir in unserer modernen Zeit oft Geräusche oder Lärm um uns herum hören, während wir schlafen; selbst wenn wir uns dadurch nicht gestört fühlen, stört der Lärm unsere Ruhe auf einer unterbewussten Ebene. Der andere Grund, warum unsere Augen durch den Schlaf oft nicht ausreichend zur Ruhe kommen, ist der, dass viele Menschen in Räumen schlafen, die nicht völlig dunkel sind. Ich empfehle, Ihr Schlafzimmer so gut wie möglich abzudunkeln. Je dunkler der Raum, desto mehr werden Ihre Augen ausruhen. Wenn wir in völliger Dunkelheit schlafen, werden Hormone wie Melatonin produziert, die unseren Körper entspannen und uns zu einem tieferen und erfrischenderen Schlaf verhelfen.

Um einen wirklich zufrieden stellenden Schlaf zu haben, träumen wir sehr oft. Träume fördern unser Wohlbefinden – es ist, als würden sie den Tag wegwaschen. Träume ermöglichen zwar körperliche und mentale Entspannung, die schnellen Augenbewegungen (Sakkaden) während des Träumens lassen jedoch keine vollständige Entspannung der Augen zu.

Die größte Erholung ist eine *bewusste* Erholung, nicht eine passive Erholung. William Bates, der erste Begründer eines Augentrainings (in den 20er-Jahren des 20. Jahrhunderts), verstand dieses Prinzip. Und die tibetischen Yogis, die die Kunst der Meditation beherrschen, verstehen dieses Konzept vielleicht noch besser als jeder andere. Wenn man meditiert, gelangt man in einen Zustand der transzendentalen Entspannung. Wie bei der Meditation hilft Palmieren uns, den Geist zu beruhigen und uns auf die Entspannung der Augen zu konzentrieren. Dies hat einen sehr starken Effekt.

Es gibt ein großartiges jüdisches Sprichwort, das besagt, die *Wahrheit* sei immer einfach, der *Weg* zur Wahrheit könne jedoch kompliziert oder schwierig sein.

Um *korrekt* zu palmieren und die nutzbringenden Wirkungen dieser Übung zu erzielen, sollten Sie sich als Erstes richtig darauf vorbereiten. Sie sollten entspannte Hände haben, weil dies eine Übung ist, bei der Ihre Hände Ihre Augen „nähren". „Gesunde" Hände, die ruhig und entspannt sind, können den Augen Wärme und Energie zuführen und für bessere Durchblutung sorgen; Sie können Ihren Augen jedoch unmöglich Energie zuführen, wenn Ihre Hände irgendwie fahrig, gereizt, taub oder gefühllos sind. Die Zellen der Hände übermitteln den Zellen der Augen den Zustand der Entspannung. Im menschlichen Körper findet bekanntlich eine Zellkommunikation statt. Die Wirkung dieser Übung hängt von einer guten Kommunikation zwischen Ihren liebevollen Händen und den Augen ab, die „genährt" werden müssen und Entspannung brauchen. Für entspannte Hände zu sorgen ist also notwendig, um den Nutzen aus dieser Übung ziehen zu können.

Die Vorbereitung auf das Palmieren

- Das Wichtigste beim Palmieren ist, dass Sie sich nicht gestresst fühlen. Ich empfehle daher, die Schläfen, das Gesicht, die Schultern und die Kopfhaut zu massieren, damit die Augen gut durchblutet werden und so entspannt wie möglich sind.

● Lockern Sie dazu Ihre Schultern. Bewegen Sie beide Schultern gleichzeitig in einer kreisenden Bewegung, vorwärts und rückwärts. Dann bewegen Sie abwechselnd jede Schulter einzeln in einer kreisenden Bewegung, vorwärts und rückwärts. Stellen Sie sich vor, dass die Schulterkuppe die Schulter bewegt. Tippen Sie mit der gegenüberliegenden Hand auf die Schulterkuppe und sagen Sie laut: „Schulterkuppe." Die kreisförmige Bewegung der Schultern fördert die Durchblutung; wenn Sie diese Übung mehrmals wiederholen, werden Ihre Schultern sich leichter anfühlen.

● Als Nächstes heben Sie einen Arm hoch und bewegen den ganzen Arm in einer kreisenden Bewegung, wobei Sie sich vorstellen, dass Ihre Fingerspitzen den Arm bewegen. Indem Sie sich auf Ihre Fingerspitzen konzentrieren, wird Ihr Körper auf natürliche Weise lockerer. Tippen Sie mit den Fingerspit-

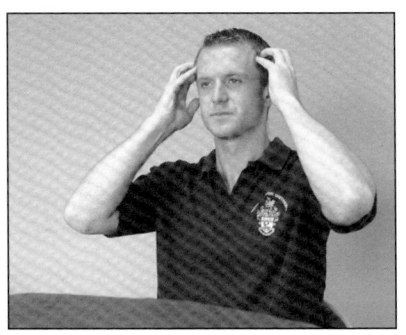 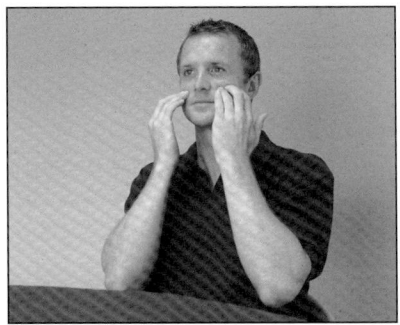

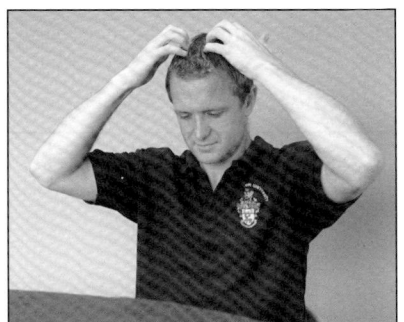 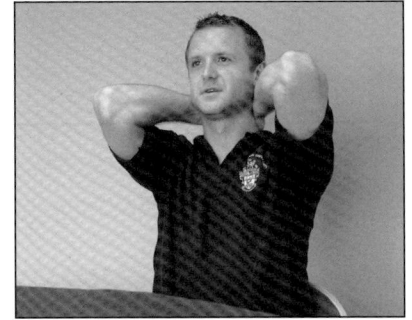

Zum Entspannen: (a) Die Schläfen massieren. (b) Die Wangenknochen massieren. (c) Die Kopfhaut massieren. (d) Den Nacken massieren.

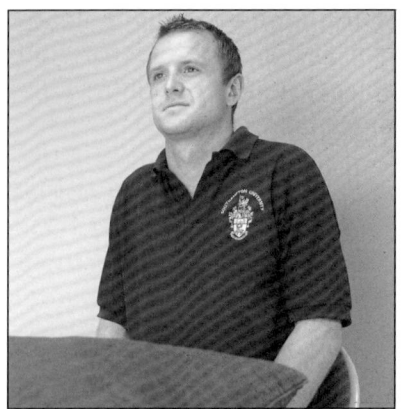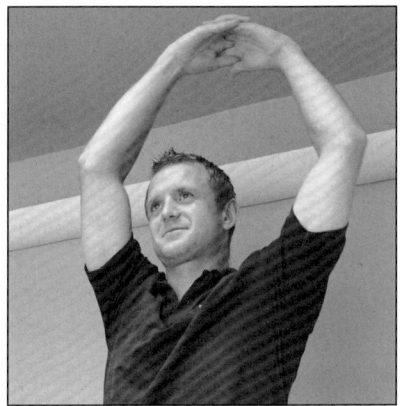

(a) Mit beiden Schultern gleichzeitig kreisende Bewegungen machen, vorwärts und rückwärts. (b) Die Finger verschränken, die Arme strecken und die Arme kreisförmig bewegen.

zen gegen eine Wand oder gegen Ihre Oberschenkel und sagen Sie: „Fingerspitzen." Dann legen Sie die gegenüberliegende Hand auf Ihre Schulter und bewegen sie kreisförmig. Nachdem Sie mit den Fingerspitzen auf die Schulterkuppe und dann gegen die Wand getippt haben, tippen Sie *gleichzeitig* auf die Schulter und gegen die Wand und bewegen Ihren Arm dann kreisförmig, wobei Sie sich vorstellen, dass die Fingerspitzen den Arm bewegen; und dann bewegen Sie die Schulter kreisförmig, wobei Sie sich vorstellen, dass die Schulterkuppe die Schulter bewegt. Auch wenn es anatomisch nicht stimmt, dass die Schulter oder die Fingerspitzen die Bewegung ausführen, so hilft uns diese Vorstellung doch, dabei die richtigen Muskeln in Anspruch zu nehmen; das hat einen größeren Lockerungseffekt und verspannt nicht die Muskeln, die in diese Bewegung *nicht* einbezogen sind. Wiederholen Sie diese Abfolge von Bewegungen mit der anderen Schulter und Hand.

Der Bereich zwischen den Schultern wird oft zusammengezogen und die Energie wird dort „eingeklemmt" und blockiert, weil dieser Teil des Körpers nicht genügend bewegt wird. Die Folge ist ungenügende Durchblutung, dadurch werden die Hände nahezu eingefroren, zum Erstarren gebracht.

- Der nächste Schritt zur Vorbereitung auf das Palmieren besteht daher darin, die Finger 100 Mal zu öffnen und zu schließen und sich dabei vorzustellen, dass die Fingerspitzen diese Bewegung auslösen. Von Zeit zu Zeit tippen Sie mit den Fingerspitzen auf den gegenüberliegenden Unterarm. Dann massieren Sie Ihre Hände, vorwärts und rückwärts, wobei Sie so tun, als würden Sie sie mit Seife und Wasser waschen. Danach reiben Sie beide Handflächen aneinander, wobei Sie Ihre Fingerspitzen in einer kreisenden Bewegung rückwärts und vorwärts gegeneinander reiben.

Das Ergebnis dieser Übung ist, dass Ihre Finger warm und Ihre Hände locker werden. Die Wärme und die Entspannung Ihrer Hände ermöglichen es Ihnen jetzt, richtig und nutzbringend zu palmieren. Wenngleich es sehr wichtig ist, beim Palmieren entspannt zu sein, müssen diese Schulterübungen *nicht jedes Mal* gemacht werden. Was Sie indes als Minimum tun sollten, das ist, Ihre Handflächen aneinander zu reiben, um sie wärmen, dann die Finger zu verschränken, die Arme zu strecken und sie kreisförmig zu bewegen. Machen Sie mehrmals den vollen Bewegungsablauf in beide Richtungen, zuerst mit den Händen, indem Sie beide Handflächen gegeneinanderlegen, und dann mit den Handflächen nach außen. Je nachdem, wie viel Zeit zur Verfügung steht, können diese Entspannungsübungen 2 bis 8 Minuten dauern.

So palmieren Sie richtig

- Nachdem Sie Ihren Körper so auf das Palmieren vorbereitet haben, setzen Sie sich irgendwo bequem hin. Dabei stützen Sie die Ellbogen am besten auf einem Kissen oder auf einem Tisch ab, sodass Ihr Kopf weder nach vorn noch nach hinten geneigt ist. Mit anderen Worten: Sie sitzen bequem und mit einer guten Körperhaltung. Es ist sehr wichtig, dass Sie Ihre Arme nicht hochhalten, Ihren Nacken nicht anstrengen, indem Sie den Kopf nach hinten neigen, und das Wichtigste ist, *dass Sie nie irgendwelchen Druck auf Ihr Gesicht ausüben*. Wenn Sie Ihr Gewicht auf etwas verlagern, dann auf Ihre Ellbogen.

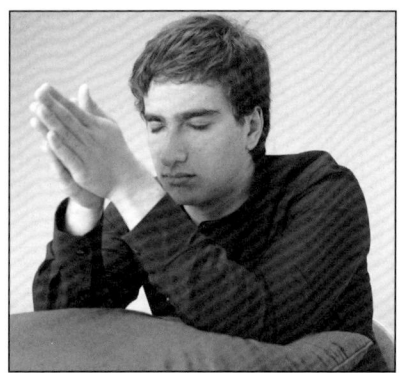 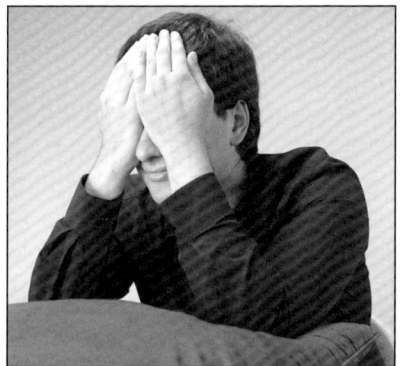

(a) Die Innenflächen der Hände aneinander reiben, um sie aufzuwärmen. (b) Die Innenflächen der Hände sehr behutsam über die Augenhöhlen legen, ohne Druck auf das Gesicht auszuüben.

- Reiben Sie die Handflächen aneinander, um sie zu wärmen, und dann legen Sie sie sehr sanft über die Augenhöhlen. Die Handflächen berühren nie die Augenlider, aber achten Sie darauf, wie Ihre Handflächen sich *über* den Augenlidern, über der ganzen Augenhöhle anfühlen. Können Sie die Wärme spüren? Ist es wohltuend und fühlt es sich gut an, wenn Ihre Hände so sanft über den Augenhöhlen liegen? Das ist wichtig. Wenn Sie gestresst oder ungehalten sind, werden Sie sich beim Palmieren nicht wohlfühlen. Wiederholen Sie in diesem Fall die Übungen zur Vorbereitung auf das Palmieren oder tun Sie etwas, was Ihnen hilft, den Stress oder den Ärger loszuwerden, den Sie mit sich herumtragen.

Visualisieren beim Palmieren

Es gibt zwei Visualisierungsübungen, die Ihnen helfen können, den vollen Nutzen aus dieser Übung zu ziehen. Die erste ist, dass Sie sich vor Ihrem geistigen Auge eine Acht oder ein Unendlichkeitszeichen vorstellen. Sie können sich etwa ein Boot auf dem Meer vorstellen, das sich unablässig in Form einer Acht bewegt und seine Bahnen zieht, oder einen Zug in den Bergen, der eine Strecke in Form eines Unendlichkeitszeichens abfährt. Dies ist eine fließende Bewegung, die Ihrem Geist hilft, sich problemlos und fließend von Detail zu Detail zu bewegen.

Bei der zweiten Visualisierungsübung geht es um zunehmende Schwärze: Schließen Sie die Augen und beginnen Sie zu palmieren. Dann stellen Sie sich vor Ihrem geistigen Auge vor, dass der Raum, in dem Sie sich befinden, schwarz gestrichen wird. Stellen Sie sich vor, dass Ihr Körper schwarz gestrichen wird. Stellen Sie sich vor, dass Ihre unmittelbare Umgebung schwarz gestrichen wird. Stellen Sie sich vor, dass die ganze Stadt schwarz gestrichen wird. Stellen Sie sich vor, wie die ganze Welt von schwarzer Farbe bedeckt wird. Stellen Sie sich schließlich vor, dass alle Sterne und die Sonne schwarz gestrichen werden. Was Sie also letztlich visualisieren sollten, ist vollständige Dunkelheit oder Schwärze. Schwarz ist die Farbe, die es dem Sehnerv ermöglicht, zu entspannen.

Die Atmung beim Palmieren

Achten Sie darauf, beim Palmieren *langsam* ein- und auszuatmen. Stellen Sie sich vor Ihrem geistigen Auge vor, wie Ihr Bauch sich langsam hebt und senkt. Zählen Sie bis 8, während Sie langsam einatmen, dann zählen Sie bis 11, während Sie langsam ausatmen. Sie atmen langsam ein und noch langsamer aus. Verspannen Sie sich nicht – einfach einatmen und durch die Nase ausatmen.

Dann spüren Sie, wie Ihr Oberkörper sich ausdehnt, während Sie einatmen, und sich zusammenzieht, während Sie ausatmen. Gleichzeitig werden Sie vielleicht spüren, wie Ihr Kopf sich ausdehnt, während Sie einatmen, und sich zusammenzieht, während Sie ausatmen. Sie stellen sich vor Ihrem geistigen Auge vor, wie Ihr Becken sich dehnt, während Sie einatmen, und zusammenzieht, wenn Sie ausatmen, oder wie Ihre Beine sich dehnen, wenn Sie einatmen, und zusammenziehen, wenn Sie ausatmen. Sie visualisieren, wie Ihr ganzer Körper sich ausdehnt, wenn Sie einatmen, und sich zusammenzieht, wenn Sie ausatmen ...

Beim Palmieren entwickeln Sie oft ein schärferes Gehör. Nachdem Sie mit dem Palmieren fertig sind, ist es gut, die Daumen in die Ohren zu stecken, tief ein- und auszuatmen und auf den Atem zu horchen. Er klingt wie Meereswellen oder Wind. Sie sollten die Daumen tief in die Ohren stecken, aber ohne Druck auszuüben.

Die Ohren entspannen

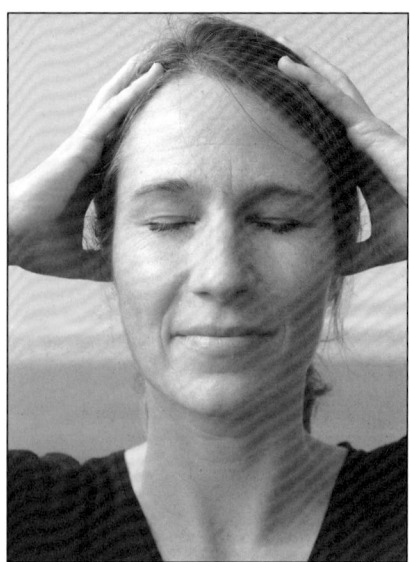

Ohrenentspannung: Die Daumen tief in die Ohren stecken und auf den Atem horchen.

Eine gute Ergänzung zum Palmieren der Augen ist es, den Ohren die Möglichkeit zu geben, sich von Außenlärm zu erholen und auszuruhen. Durch die Lärmkulisse, in der wir leben, sind unsere Sinne ständigem Druck ausgesetzt. Druck führt zu Verspannung, und wenn wir verspannt sind, können wir nie den Punkt erreichen, an dem unsere Augen entspannt sind.

Wenn Sie mit Palmieren fertig sind, reiben Sie nochmals Ihre Hände aneinander, um den Blutfluss zu den Fingern zu erhöhen; dann stecken Sie Ihre Daumen tief in die Ohren hinein. Horchen Sie auf Ihren Atem. Wie klingt er? Vielleicht hört er sich an wie Meereswellen oder wie Wind. Atmen Sie tief und langsam ein und aus, bis Sie bis zehn gezählt haben; dann noch einmal palmieren. Sie werden spüren, wie Ihre Nackenmuskeln lockerer werden und Ihr ganzer Kopf sich entspannt.

Wie lange palmieren?

Die Dauer des Palmierens kann unterschiedlich sein, das ist natürlich abhängig von Ihren zeitlichen Möglichkeiten und Ihrer geistigen oder psychischen Verfassung. Wenn Sie viel zu tun haben, könnten Sie Ihre Arbeit vielleicht von Zeit zu Zeit unterbrechen und sich für einige Minuten hinsetzen, um zu palmieren. Sie können 1 Minute palmieren, nur um Ihre Augen ausruhen zu lassen; es dauert jedoch mindestens 6 Minuten, wenn Sie die Netzhaut von neurologischen „Abfallprodukten" befreien möchten. Sehr viel besser ist es natürlich noch, wenn Sie 15 oder 20 Minuten palmieren können!

Nutzbringende Effekte des Palmierens

Menschen mit Multipler Sklerose, deren Sehkraft angegriffen ist, werden von ihren Ärzten oft mit Cortison oder anderen Steroiden behandelt. Würden diese Patienten sich einfach – die Augen mit einem schönen Tuch verbunden – einen ganzen Tag hinsetzen, könnten sie in vielen Fällen das Problem ihrer angegriffenen Sehkraft einfach dadurch überwinden, dass sie sich ausruhen. Es ist eine einfache Wahrheit, dass Entspannung sehr wirksam ist. Wenn Sie sich völlig entspannen, kehrt Ihr Körper wieder an den Punkt zurück, an dem er am besten funktioniert und Höchstleistungen bringt.

Ich bin voller Ehrfurcht vor der Natur, dass sie uns einen so wundervollen „Sehapparat" geschenkt hat, mit dem wir sehen können. Die Natur hat unser Sehvermögen in seiner ganzen Komplexität fein abgestimmt. Unser Sehvermögen ist in unsere Entwicklung als Menschen voll integriert und schreitet parallel dazu fort. Der größte Teil des Sehprozesses erfolgt unbewusst und ist uns nicht bekannt. Die Wissenschaft erkennt jedoch allmählich die fantastische Energie, die hinter unserem Sehvermögen steckt!

Wir haben 126 Millionen Fotorezeptorenzellen in jeder Netzhaut; in jeder Minute treffen eine Milliarde Lichtstrahlen auf einige von ihnen und sie wandeln das Licht in Nervenimpulse um. Damit dieser Prozess optimal funktionieren kann, müssen wir lernen, nicht die

Augen zusammenzukneifen. Ihnen ist vielleicht nicht bewusst, dass Sie Ihre Augen sogar zusammenkneifen, wenn Sie schlafen oder träumen.

Palmieren kann unserem Hang, die Augen zusammenzukneifen, entgegenwirken. Wenn Sie mit sanften, entspannten Händen palmieren und wenn Sie „Schwarz sehen", dann ist das eine wundervolle Entspannung für Augenlider, Schläfen, Stirn und für den ganzen Kopf. Das Zusammenkneifen der Augen wird eliminiert und Sie bemerken ein Gefühl der Entspannung, das sich breitmacht, wenn Sie die Augen öffnen. Sie nehmen auch viel mehr von der *Peripherie* wahr, da bei *ganz* geöffneten Augenlidern viel mehr Licht in Ihre Augen eindringen kann.

Ärzte sagen oft, es habe keine negativen Auswirkungen, die Augen zusammenzukneifen; dem ist aber doch so. Die Weisheit der tibetischen Yogis war hier definitiv größer als die der modernen Medizin. Die moderne Medizin muss sich die Erkenntnis, dass Ruhe und Entspannung eine so kraftvolle Wirkung haben, erst noch aneignen.

Das Palmieren mit anderen Übungen kombinieren

Nachdem Sie das Palmieren erlernt haben, halten Sie das nächste Mal, wenn Sie sich sonnen, den Großen Schwung praktizieren oder nachts spazieren gehen, einige Augenblicke inne, legen Ihre Hände über die Augenhöhlen und palmieren. Man muss mindestens 6 Minuten palmieren, um den Augen zu helfen; zusammen mit einer Übung hilft allerdings auch schon eine Mindestdauer von 15 Sekunden Palmieren. Wir empfehlen 30 bis 45 Sekunden, aber auch 15 Sekunden sind schon hilfreich, sowohl bei Nachtspaziergängen als auch bei anderen Übungen. Dabei atmen Sie langsam und tief ein und aus. Ihre Pupillen haben dabei Zeit, sich etwas zu vergrößern. Dann nehmen Sie die Hände herunter und kehren zu Ihrer anderen Übung zurück.

Halten Sie auch von Zeit zu Zeit inne, um Ihre *Augenbrauen* zu massieren: Massieren Sie die rechte Augenbraue vom Nasenrücken bis zur Schläfe; dann massieren Sie die linke Seite genauso. Massieren Sie Ihre Wangenknochen und dehnen Sie die Jochbeinmuskeln von der Nase bis zum Ohr. Jedes Mal, wenn Sie Ihre Wangenknochen massieren, werden Sie möglicherweise feststellen, dass mehr Licht in Ihre Augen dringt und Sie das Gefühl haben, weniger blinzeln zu müssen.

Schritt 7: Den Fokus verlagern

Die Fokusverlagerung ist eine Übung, die Ihre Makula aktivieren und die Entwicklung der Netzhaut unterstützen soll. In der Netzhaut haben wir – wie bereits erwähnt – 126 Millionen Fotorezeptoren. 6 Millionen davon sehen sich Details an und 120 Millionen sehen das gesamte Bild. Wenn wir versuchen, feine Details anzusehen, können wir sie nur dann gut sehen, wenn wir sie zentral fixieren. Wir sehen sie jedoch schlecht, wenn wir versuchen, sie mit unserem peripheren Sehvermögen zu sehen.

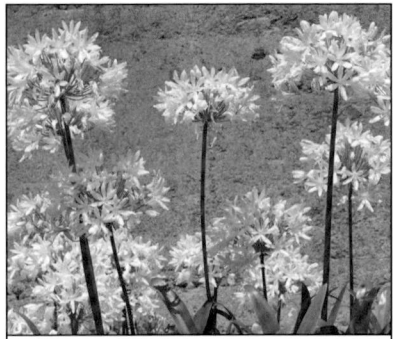

Betrachten Sie die Schönheit der Welt, indem Sie sich ein Detail nach dem anderen ansehen.

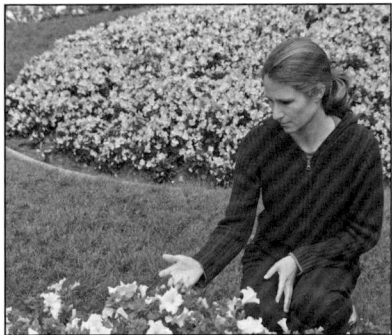

Lassen Sie Ihre Augen betrachten, was auch immer sie sehen wollen. Entspannen Sie sich.

Bei der Fokusverlagerung geht es darum, den Blick von einem Detail zum nächsten wandern zu lassen. Das Auge hat eine natürliche Neigung, von einem Punkt zum nächsten zu wandern. Wenn Sie zu den Menschen gehören, die sich die Zeit nehmen, die Schönheit der Welt wahrzunehmen und sich ein Detail nach dem anderen anzuschauen, dann praktizieren Sie diese Übung bereits.

Ich habe kürzlich ein einfaches Hilfsmittel herausgebracht, den sogenannten „Shifter". (Vgl. die entsprechende Tafel, die dem Buch beigelegt ist.) Er hat schwarze und weiße Streifen. Winken Sie von Zeit zu Zeit schnell seitlich mit der Hand und schauen Sie dabei mit Ihrem schwächeren Auge auf die schwarzen und weißen Streifen.

Diejenigen von Ihnen, die gut sehen, sollten auf die kleinen Streifen schauen; und diejenigen, die schlecht sehen, sollten auf die großen Streifen schauen, weil diese Streifen ihnen helfen, mit der Fokusverlagerung zu beginnen. Decken Sie Ihr Auge mit einem kleinen Stück Papier ab. Winken Sie mit der Hand schnell seitlich von Ihrem stärkeren Auge. Lassen Sie auf jeder Linie den Blick von unten nach oben und wieder nach unten wandern, vom Anfang bis zum Ende und dann wieder vom Ende bis zum Anfang. Schließen Sie die Augen, visualisieren Sie die Streifen und dann schauen Sie sie wieder an. Sie schauen nicht einen nach dem anderen an, sondern schauen einfach jeden Streifen an und lassen den Blick von unten nach oben und dann wieder von oben nach unten, von unten nach oben und wieder von oben nach unten wandern.

Sie werden später etwas Kostbares entdecken: Praktisch alles, was Sie anschauen und was Muster hat, wird Ihre Augen dazu bringen, von Punkt zu Punkt zu sehen, nach oben, nach unten und zur Seite. Wenn Sie auf diese Weise sehen, wird sich Ihre Fähigkeit, diese Streifen zu sehen, verbessern und dann können Sie sie auch besser und schneller zählen. Dann wird Ihr Auge beginnen, mit sehr schönen minutiösen Bewegungen an alle Details heranzugehen, die es sieht. Sie möchten sich dessen aber bewusst sein und von Detail zu Detail sehen: den Rahmen eines Fensters sehen und dann die Details des Fensters; den Rand eines Vorhangs sehen und dann die Details des Vorhangs; sehen, wo eine Wand oder ein Schrank beginnt und endet. Genauso, wie wenn Sie auf den Shifter schauen. Dies ist keine psychologische, sondern eher eine mentale Übung, bei der Sie Ihr Gehirn im Grunde darauf vorbereiten, von Detail zu Detail zu sehen. Dadurch wird Ihre Makula geweckt.

Wie Sie die Fokusverlagerung üben

- Sie brauchen nichts weiter zu tun, als die Augen zu öffnen und sich Details anzusehen, ohne Kontaktlinsen oder Brille. Das Schöne an dieser Übung (und der Grund, warum Sie sich wohl dabei fühlen können, sie ohne Brille zu machen) ist, dass Sie sich nicht anstrengen müssen bei dem Bemühen, Einzelheiten klar oder perfekt zu sehen. Sie *betrachten* sie einfach nur. Lassen Sie Ihre Augen betrachten, was auch immer sie sehen (wollen). Entspannen Sie sich. Wenn Sie das, was Sie sehen, *klar* sehen können – wunderbar! Wenn das, was Sie sehen, *verschwommen* ist, dann ist das auch wunderbar! Genießen Sie die Klarheit – oder entspannen Sie sich und beginnen dann vielleicht auch, die Verschwommenheit zu genießen.

- Nachdem Sie die Details dessen, was Sie sich anschauen, wahrgenommen haben, schließen Sie die Augen und stellen sich vor Ihrem geistigen Auge die Ränder oder Begrenzungen der Details und die Entfernungen zwischen den Details vor. Denken Sie über den Kontrast zwischen diesen Details nach. Ist Ihnen je der Gedanke gekommen, dass es *Spaß* macht, Kontraste zu sehen? Selbst wenn Sie nur verschwommen sehen, beginnen Sie, indem Sie den *Kontrast* zwischen Details registrieren, den Mechanismus der Wahrnehmung zu aktivieren, der so wichtig ist, um die Umwelt visuell wahrzunehmen.

- Sie können sich Details aus der Nähe oder aus der Ferne ansehen. Machen Sie einen Spaziergang und sehen Sie sich ein Haus an. Dann blicken Sie nach unten auf den Gehweg. Blicken Sie auf die Straße … und dann sehen Sie sich ein anderes Haus an. Von Zeit zu Zeit lassen Sie den Blick für einen kurzen Moment in die Ferne schweifen; dann wenden Sie ihn wieder der Straße zu, um sich die Details der Straße und die Details der Häuser anzuschauen. Genießen Sie die Kontraste!

Manche Menschen glauben, die normale Geschwindigkeit der Makula liege bei sage und schreibe 72 Augenbewegungen pro Sekunde. Die Makula bewegt sich mit großer Geschwindigkeit und wir möchten unseren Augen helfen, schnell von Detail zu Detail zu sehen, indem wir richtig hinsehen. Durch die Fokusverlagerung, bei der wir uns ein Detail ansehen und dann ein anderes, und den Kontrast zwischen diesen Details untersuchen, können wir der Gewohnheit entgegenwirken, den Blick einfach von Detail zu Detail wandern zu lassen, ohne die Dinge *wirklich* wahrzunehmen, und wir können uns angewöhnen, wirklich *hinzusehen*.

Noch mehr Details anschauen

Nachdem Sie jetzt begonnen haben, Ihr Leben zu entschleunigen, um die Details Ihrer Umwelt wahrzunehmen, können Sie Ihre Augen noch weiter beleben, indem Sie sich noch kleinere und noch kleinere Details anschauen.

Es gab eine Zeit, da habe ich mir 13 Stunden am Tag Details angeschaut, und das jeden Tag. Ich habe mir Fenster und Fensterventilatoren angeschaut. Ich habe mir Jalousien und die Steine in Mauerwerken angeschaut. Manchmal habe ich einen Freund, der besser sehen konnte, gebeten, sich die Details, die ich mir anschaute, genau anzusehen und sie mir zu beschreiben. Mein Freund beschrieb mir immer *andere* Details, als *ich* sah, und dies weckte in mir den Wunsch, mich noch mehr mit den Details zu beschäftigen.

Es ist auch hilfreich, sich mit einer Gruppe von Menschen irgendwo hinzustellen und sich zusammen Details anzuschauen. Während die Gruppe sich die Umgebung ansieht – etwa die Wellen auf dem Meer –, beschreibt einer nach dem anderen, was er sieht. Einer beschreibt vielleicht ein Boot oder ein Schiff in der Ferne. Ein anderer beschreibt die Form oder Farbe des Bootes vielleicht noch konkreter. Vielleicht könnte der Horizont auch in ein besonderes Licht getaucht und unterschiedlich gefärbt sein. Je größer die Gruppe der Personen ist, die diese Details beschreiben, desto mehr *neue* Dinge kann jeder finden, um sie zu betrachten, und neue Wege entdecken, sie zu sehen.

Kleine Kinder machen dies instinktiv, weil sie ganz aufgeregt auf etwas reagieren, was sie sehen. Das Gleiche gilt für uns Erwachsene: Je mehr wir uns Details anschauen, desto mehr werden wir stimuliert. Die Begeisterung ist unseren Augen abzulesen, und wenn jemand sich unsere Augen ansieht, dann sieht er *lebhafte* Augen. Nichts ist so erstarrt wie Augen, die nicht sehen, und nichts ist so lebendig wie Augen, die wirklich sehen. Wenn Sie von einem Punkt zum anderen schauen, vermitteln Sie ein Gefühl von Präsenz und Aufmerksamkeit.

Die Freude daran, sich Details anzusehen, ist Ausdruck einer Form der Verbundenheit mit der Welt, die die Natur uns gegeben hat. Je mehr wir regelmäßig *bewusst* sehen, desto weniger belanglos ist das Leben für uns. Alles im Leben wird interessant, wenn wir es in seiner ganzen Differenziertheit betrachten.

Ich erinnere mich an einen Motorradfahrer, der in den 1980er-Jahren in eine meiner Lerngruppen kam. Er legte mit seinem Motorrad eine Strecke von 45 Minuten zurück, um von der Halbinsel zu unserer Schule zu kommen. Nach zweieinhalb Stunden Sehunterricht fuhr er direkt zum *Golden Gate Park*, um sich die schönen Blumen im Arboretum anzusehen, eine Blüte nach der anderen. Er sah sich ihre Blütenblätter an und ihre Blattadern. Er sah sich ihre Stiele und ihre Blätter an. Er fand immer kleinere und noch kleinere Details. Der Sehunterricht hatte in ihm den Wunsch geweckt, diese Schönheit zu betrachten.

Meine Tochter Adar habe ich immer wieder gebeten, mit mir an den Strand zu gehen. Ich nahm dann für gewöhnlich eine Sehprobentafel, einige Tennisbälle und ihre Brille mit, bei der das linke Auge abgedeckt war – das war ihr stärkeres Auge –, um ihrem rechten Auge die Chance zu geben, mehr zu arbeiten. Da sie sich fast immer sträubte, musste ich sie damit locken, dass ich ihr jedes Mal vorschlug, sie auf meine Schultern zu setzen. Da sie, seit sie ein Baby war, immer gerne auf meinen Schultern gesessen hatte, willigte sie dann immer ein. Wenn wir am Strand ankamen, machte sie Augenübungen, indem sie die Wellen anschaute und in die Ferne sah. Adar merkte schließlich, dass sich ihre Fähigkeit, Zeilen auf der Sehprobentafel zu lesen, sehr verbessert hatte, und sagte später immer: „Warum wollte ich eigentlich nicht mit zum Strand gehen? Es ist einfach so schön, hier zu sein."

Auf unserem Weg zum Strand hielten wir von Zeit zu Zeit an und ich bat sie, sich Zeichen oder Schilder anzusehen. Mitunter hielten wir auch an einem Blumenbeet direkt am Strand und ich bat sie dann, mit ihrem schwachen Auge 200 Blütenblätter zu zählen. Während sie zählte, sah ich auf meine Uhr und stellte fest, dass sie dafür jeweils 55 bis 59 Sekunden brauchte. Dies überraschte mich immer, weil es mir zu schnell erschien. Ich erinnere mich auch, dass ich sie in ihrer Jugend einmal fragte, während ich sie in einem dunklen Raum massierte und sie sich entspannte: „Adar, wie viele Blütenblätter kannst du in *einer* Minute zählen?"

Sie antwortete, dass sie zwischen 35 und 40 zählen könne.

„Adar, ich habe die Zeit gestoppt", sagte ich dann, „und festgestellt, dass du in weniger als einer Minute 200 zählen kannst!"

„Aber, Daddy, ich komme bei meinem Zählen gar nicht mit", erwiderte sie daraufhin.

„Das ist genau der Punkt", entgegnete ich. „Was da passiert, ist, dass du automatisch zählst, und indem du die normale Geschwindigkeit bei deinem Zählen überschritten hast, hast du eine Funktion der Makula aktiviert und in Anspruch genommen, bei der sie bereits wusste, wie sie auszuführen ist. Du hast deine Makula angewiesen, zu sehen."

Das heißt, dass meine Tochter, die ihre Kontaktlinsen herausgenommen hatte und deren Augenhornhaut *(Kornea)* klein war, in der Lage war, alle Erwartungen an ihr Sehvermögen zu übertreffen, indem sie die Verbindung zwischen ihrem Gehirn und ihrer Makula herstellte. Jeder kann das tun, entweder mit einem gesunden Auge oder mit einem wie auch immer geschwächten Auge. Genau wie meine Tochter können Sie die Verbindung zwischen Ihrem Gehirn und Ihrer Makula herstellen. Sie können den Blick schnell von einem Detail zum anderen wandern lassen und dadurch können Sie eine ebenso gute Sehschärfe entwickeln wie meine Tochter.

⋆

Suchen Sie sich einen schönen Ort, wo Sie sich hinsetzen und die Schönheit um sich herum betrachten können, und dann sehen Sie sich ein Detail nach dem anderen von etwas Schönem an. Sobald Sie Lust daran gefunden haben, wird Ihnen die Welt schön erscheinen und das wird Sie mobilisieren. Es ist so wichtig, dass Sie neugierig auf Details bleiben. Als Kinder haben wir diese Neugier ganz natürlich;

als Erwachsene müssen wir uns hingegen bewusst bemühen, ihnen unsere Aufmerksamkeit zu schenken und mit dem Herzen bei der Sache zu sein. Es wäre falsch, kindisch zu sein, weil das unreif wäre und Sie und die Menschen um Sie herum anstrengen würde. Es ist jedoch sehr schön, der Welt mit kindlicher Neugier, aufgeschlossen und in einem Zustand ständigen ehrfurchtsvollen Staunens zu begegnen.

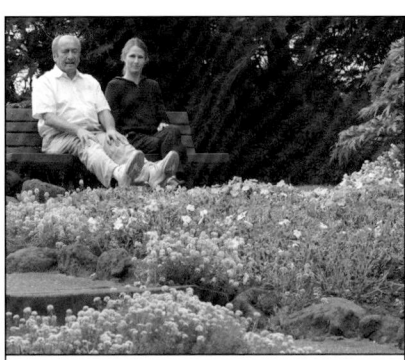

Suchen Sie sich einen schönen Ort, wo Sie sich hinsetzen und die Schönheit ringsum betrachten können.

Falls Sie seit Ihrer Geburt an einer Makuladegeneration leiden oder dazu neigen, wird die Degeneration verlangsamt oder sogar umgekehrt, wenn Sie sich Details anschauen. Von einem Detail zu nächsten zu sehen bedeutet, dass die Makula arbeiten muss. Dadurch wird die Makula aktiviert, da viele Millionen Zellen geweckt werden; ihre Aktivität löst Aktivität im Gehirn aus. Durch diese Aktivität entstehen wiederum mehr Synapsen zwischen der Makula und dem Gehirn bzw. zwischen dem Gehirn und der Makula. Es ist erstaunlich, wie ein so kleiner Teil unseres Körpers, die Makula des Auges, den ganzen Körper aktivieren kann. Es ist wichtig, dass *wir alle* unsere Makula stärken, damit wir bis an unser Lebensende gut sehen können. Die Fokusverlagerung ist eine der besten Gewohnheiten, die man sich zu eigen machen kann.

Das Kleingedruckte lesen

Früher pflegten die Menschen die Regentropfen auf Blättern zu betrachten. Sie pflegten sich Früchte anzusehen, die in Baumgipfeln reiften. Heutzutage neigen wir dazu, nur noch das „große Bild" zu sehen: Wir versuchen zu lernen, Textseiten so zu überfliegen oder querzulesen, dass wir ihren Inhalt erfassen, *ohne* sie Zeile für Zeile wirklich zu lesen.

In der Vergangenheit verehrten wir das gedruckte Wort. Wir lasen Gedichte. Wir sahen uns jedes Wort an und fanden immer wieder etwas Beachtenswertes. Wir lasen dasselbe Gedicht immer wieder und fanden jedes Mal, wenn wir es lasen, einen neuen Sinn. Diese Zeiten sind vorbei. Heutzutage könnte jeder Dichter, der versuchen möchte, von Lyrik zu leben, genauso gut Sozialhilfe beantragen, weil es ausgeschlossen ist, dass er vom Verkauf seiner Gedichte leben könnte. Krimis und Romane von schlichtem Niveau verkaufen sich hingegen gut, und weil sie nicht so interessant sind, dass man sie Zeile für Zeile lesen müsste, genügt es den meisten, einen ganzen Roman zu überfliegen, nur um das Wesentliche mitzubekommen. Dies führt allerdings dazu, dass die Aktivität der Makula geschwächt wird. Es ist eine Tragik der modernen Welt, dass wir nicht wirklich bei der Sache und wirklich präsent sind bei dem, was wir uns gerade ansehen.

Die nächste Übung ist somit ein guter Anstoß in die entgegengesetzte Richtung. Schauen Sie sich auf den nachfolgenden Seiten die Absätze mit den unterschiedlichen Schriftgrößen an.

- Sehen Sie sich jeden Buchstaben langsam und genau an, als würden Sie ihn im Geiste selbst schreiben. Folgen Sie jedem Teil von jedem Buchstaben mit den Augen, Punkt für Punkt, Linie für Linie. Wenn Sie zum Beispiel ein Z sehen, schauen Sie sich zunächst die untere Linie des Buchstabens an, dann richten Sie Ihr Augenmerk auf die mittlere Linie und lassen den Blick dann allmählich zur oberen Linie wandern.

- Sehen Sie noch genauer hin, um viele verschiedene Punkte der unteren Linie zu sehen, viele Punkte der mittleren Linie und viele Punkte der oberen Linie. Versuchen Sie, Teile des Z voneinander zu unterscheiden.

- Dann sehen Sie sich genauso die anderen Buchstaben an. Sehen Sie sich jeden Teil von jedem Buchstaben an, als würden Sie ihn selbst langsam mit dunkler Tinte schreiben.

Niemand sieht jederzeit perfekt, unsere Seh-kraft ändert sich.

Bates testete Hunderttausende von Augen,

bei Mensch und Tier,
bei Jung und Alt.

Ob seine Versuchspersonen
oder -tiere nun schliefen,
aßen, krank oder narkotisiert
waren,

für Fotos posierten, rechneten,
die Sterne am Himmel betrachteten,
Ball spielten oder Knöpfe annähten –

Bates war dabei und maß ihr Sehvermögen.

Die Ergebnisse überraschten ihn.

Schlechtes Sehvermögen verschlechterte sich,
wurde dann wieder etwas besser, im Wechsel mit aufflackernden
Phasen von blitzartigem perfektem Sehen.

Schlaf führte oft zu schlechterem Sehvermögen.

Normale Augen wurden jedes Mal kurzsichtig,
wenn die beobachtete Person log.

Bei dieser Art des Sehens wird die Makula in Anspruch genommen, die sich in der Mitte der Netzhaut befindet, und zwar genauso wie in Ihrer Kindheit, als Sie sich die Details in der Welt angesehen haben. Zuerst haben Sie sie möglicherweise nicht gut gesehen. Aber sobald Sie sich die Details, die Sie sehen konnten, angeschaut haben, haben Sie damit die Verbindung zwischen dem Gehirn und der Makula aktiviert.

- Sehen Sie sich jetzt die erste Schriftgröße an: den Großdruck. Sehen Sie sich Punkt für Punkt bei jedem Buchstaben an. Dann gehen Sie zurück zu der kleineren Schriftgröße, um festzustellen, ob Sie sie besser sehen können als vorher. Sie können diese Übung aus zwei Perspektiven machen: Sie können mit der kleineren Druckschrift beginnen und sich dann die größere Schriftgröße ansehen oder umgekehrt. Sie dürften in beiden Fällen zu den gleichen Ergebnissen gelangen. Sie trainieren damit Ihr Gehirn, sich kleinere Dinge anzusehen, als Sie es normalerweise tun.
- Nachdem Sie das Gedruckte auf diese Weise gelesen haben, heben Sie 1 Minute lang den Blick von der Seite, um zu sehen, ob Sie sich an das erinnern, was Sie gelesen haben. Es ist erstaunlich, wie viele Menschen absolut keine Erinnerung oder nur eine sehr begrenzte Erinnerung an den Text haben.

Sofern Sie ein schwächeres und ein stärkeres Auge haben und der Unterschied nicht so groß ist wie bei dem Kursteilnehmer, von dem ich auf der nächsten Seite erzähle, ist es wichtig, dass Sie das zentrale Sehen Ihres stärkeren Auges mit einem kleinen Stück Papier blockieren, das Sie quer über den Nasenrücken kleben, und dann mit Hand seitlich schnell winken, um das periphere Sehen des stärkeren Auges zu aktivieren, und mit dem schwächeren Auge lesen, dann die Augen schließen und versuchen, sich an das zu erinnern, was Sie gelesen haben. Fehlendes Erinnerungsvermögen beim schwächeren Auge ist nur allzu weit verbreitet. Das heißt, sich daran zu erinnern, was Sie gelesen haben, kann einen großen Unterschied machen.

Ich erzähle gerne die folgende Geschichte von einem Teilnehmer in einem Kurs, den ich gab. Er hatte auf einem Auge sein Sehvermögen fast ganz verloren. Am ersten Tag gab ich ihm eine Augenklappe zum Abdecken seines stärkeren Auges oder – wie er es nannte – seines „sehenden Auges". Und er musste dann von einer anderen Person herumgeführt werden. Ich ließ ihn in einem Abstand von etwa 60 cm auf eine Sehprobentafel blicken; da konnte er nur die acht größten Buchstaben lesen. Als ich die Tafel dann schnell wegdrehte und ihn fragte, was er gerade gelesen habe, konnte er sich nicht einmal an *einen* dieser acht Buchstaben erinnern. Ich wiederholte diese Übung drei Mal und er konnte sich jedes Mal nicht an die Buchstaben erinnern, die er gerade gelesen hatte.

Dazu müssen Sie wissen, dass das *Auge* sieht, aber dass das *Gehirn interpretiert*, was es sieht. Die Bilder, die wir sehen, stehen auf dem Kopf, und das Gehirn dreht sie richtig herum. Das Gehirn schenkt unserem schwächeren Auge wenig Beachtung und wir müssen daran arbeiten, die Kommunikation zwischen dem schwächeren Auge und dem Gehirn wiederherzustellen.

Der Kursteilnehmer machte schließlich kleine Fortschritte und konnte sich wenigstens an *einen* Buchstaben erinnern. Folglich hatte das *eine* Auge, das sowohl er als auch seine Ärzte als blind abgeschrieben hatten, angefangen, zumindest ein wenig Sehvermögen zu entwickeln. Am zweiten Tag musste er auch noch geführt werden, fühlte sich aber schon sicherer. Nachdem er sich erfolgreich erinnern konnte, was er auf der Sehprobentafel gelesen hatte, ging er problemlos mit der Augenklappe umher und *sah* mit dem Auge, das auch er als blind abgeschrieben hatte. Er sah zwar noch nicht gut, aber er war nicht mehr blind auf diesem Auge.

Auf einer einfacheren, weniger gravierenden Ebene gilt: Es ist schon erstaunlich, dass Sie – wenn Sie anfangen, sich an einen Teil dessen, was Sie lesen, zu erinnern (selbst wenn Sie sich nicht erinnern, sondern nur versuchen, sich zu erinnern) – feststellen werden, dass Ihr Sehvermögen auf beiden Augen viel stärker wird.

Diese Arbeit mit der Makula kann Sie physisch und geistig verändern. Wir haben sehr oft eine feste Vorstellung von der Realität des Lebens, wenn die Realität des Lebens in Wirklichkeit vielschichtig und vielfältig ist. Viele Details anzuschauen hilft Ihnen, die vielfältigen Varianten zu erleben und wahrzunehmen, die die physische und die psychische Welt zu bieten haben.

„Die Buchstaben sind schwarz und die Seite ist weiß …"

- Kleben Sie sich für diese Übung ein kleines Stück Papier so auf den Nasenrücken, dass das zentrale Sehen bei Ihrem starken Auge blockiert wird, und schauen Sie in hellem Sonnenschein oder bei heller Innenbeleuchtung auf eine Sehprobentafel. Sehen Sie sich die Seite an und stellen Sie sich vor, dass die schwarze Farbe der Buchstaben das *Weiße* der Seite „unterbricht". Verlagern Sie Ihre Aufmerksamkeit langsam von einem Buchstaben zum nächsten. Beginnen Sie mit dem Großdruck in der ersten Zeile. Währenddessen winken Sie mit der Hand schnell seitlich von Ihrem starken Auge. Auf diese Weise arbeiten Sie *gleichzeitig daran*, das periphere Sehvermögen des stärkeren Auges zu erweitern und das zentrale Sehen des schwächeren Auges zu verbessern.

Sie beziehen Ihr schwächeres Auge bei dieser Übung jetzt mit ein und nutzen es in einer Form, an die es nicht gewöhnt ist. Normalerweise dominiert das starke Auge. Wenn das visuelle System visuellem Stress ausgesetzt ist – und ich meine, dass die meisten von uns, selbst jene, die gut sehen können, einen gewissen visuellen Stress haben –, neigt das System dazu, die stärkeren Teile zu nutzen und die Schwächeren außen vor zu lassen. Das ist aber ungesund für uns. Es bewirkt, dass wir uns sehr anstrengen müssen, um zu sehen. Wenn Sie seitlich vom stärkeren Auge winken und mit dem schwächeren Auge sehen, aktivieren Sie Zellen in dem Auge und im Gehirn, die normalerweise *nicht* arbeiten. Wenn Sie sie aktivieren, ist dies eine große Erleichterung, weil das System mehr im Gleichgewicht ist und keine Gruppe von Zellen härter arbeitet als die anderen.

- Jetzt schließen Sie die Augen und stellen sich vor, dass die Fläche weiß ist und die Farbe der Buchstaben schwarz, und erinnern sich an einen einzigen der Buchstaben, die Sie gerade gesehen haben. Dadurch haben Sie das Gefühl, dass Sie sich diesen Buchstaben wirklich anschauen. Sagen Sie laut: „Die Buchstaben sind schwarz und die Seite ist weiß." Während Ihre Augen geschlossen sind, brauchen Sie nicht mit der Hand zu winken, Sie können sich aber vorstellen, dass Sie seitlich vom stärkeren Auge mit der Hand winken, während Sie mit dem schwächeren Auge lesen.

- Dann öffnen Sie die Augen, winken seitlich vom stärkeren Auge und lesen die nächste Zeile mit dem schwächeren Auge. Dann schließen Sie die Augen und sagen drei Mal laut: „Die Buchstaben sind schwarz und die Seite ist weiß." Dann öffnen Sie die Augen, winken seitlich schnell mit der Hand und lesen die nächste Zeile.

- Als Nächstes blicken Sie in die *Ferne* und winken mit der Hand schnell seitlich von Ihrem Kopf. Dann wenden Sie den Blick wieder der Seite zu und richten ihn auf die vierte Zeile, ohne die Entfernung zu verändern, in der Sie begonnen haben.

- Dann schließen Sie die Augen und stellen sich die Buchstaben wiederum vor Ihrem geistigen Auge vor. Wiederholen Sie diese Vorgehensweise auch bei den letzten Zeilen des Textes. Jedes Mal, wenn Sie die Augen schließen, sagen Sie laut: „Die Buchstaben sind schwarz und die Seite ist weiß." Oder Sie sagen es umgekehrt: „Die Seite ist weiß und die Buchstaben sind schwarz."

Wenn Sie fertig sind und alle Zeilen auf diese Weise durchgegangen sind, kehren Sie noch einmal zur dritten Zeile zurück, um zu sehen, wie klar sie geworden ist. Dann sehen Sie sich noch einmal die erste Zeile an. Was Sie gemacht haben, ist, Ihr Gehirn dafür zu trainieren, sich mit *dem* Auge, das normalerweise nicht so viel arbeitet wie das andere, kleinere Details anzusehen. Dadurch haben Sie eine Gleichwertigkeit oder Gleichstellung im Gehirn geschaffen, die den Stress eliminiert, der durch die Unterbeanspruchung des schwächeren Auges und die Überbeanspruchung des stärkeren Auges entsteht.

Sie werden diese Ergebnisse relativ schnell sehen. Die meisten Menschen sind erstaunt, wie viel besser sie sehen können, wenn sie das Papier von ihren Augen wegnehmen. Eine Zeit lang (möglicherweise von 2 Sekunden bis zu mehreren Minuten) können sie die Seite mit viel größerer Klarheit sehen, weil sie ihr schwächeres Auge beansprucht haben.

Wenn Sie diese Übung in den ersten zwei Monaten zwei oder drei Mal am Tag wiederholen und in den nächsten drei Monaten einmal am Tag, werden Sie in Ihrem Gehirn eine ganze neue Nervenbahn erschließen und das Gehirn wird sich daran gewöhnen, beide Augen gleichermaßen in Anspruch zu nehmen.

Zusammen mit anderen Übungen, die wir noch machen werden, wird dadurch die kostbare Makula in beiden Augen aktiviert. Dies ist wichtig, weil die Makula das widerspiegelt, was im Universum ist. Ein Teilnehmer eines meiner Workshops, ein Arzt, drückte das sehr poetisch aus, auf eine Weise, die mich und andere Teilnehmer des Workshops tief berührte. Er sagte: „Die Makula ist wie die Sonne und die Peripherie ist wie die Sterne um die Sonne herum und je weiter man sich von der Sonne entfernt, desto weniger hell ist sie. Je weiter man sich von der Makula entfernt, desto trüber wird das Sehen. Aber Sie können auch bei trübem Licht sehen."

Er hatte recht. Je weiter man sich von der Makula entfernt, desto weniger sieht man helles Licht und klare Details und umso mehr sieht man trübes Licht und unklare Details. Sowohl die Makula als auch das periphere Sehen haben ihren Platz. Wir müssen *beide* in

Anspruch nehmen. Die Makula kann bei starkem Sonnenlicht mit der Übung des Sonnenbadens stimuliert werden. Sie wird durch Ihre Gedanken und Ihr Handeln stimuliert. Je mehr Details Sie sich ansehen – kleinere Details aus der Nähe und kleinere, weiter entfernte Details –, desto besser können Sie sehen.

- Schauen Sie jetzt weit in die Ferne. Betrachten Sie eine Wolke. Blicken Sie in die Ferne, so, wie Sie es vorher gelernt haben. Wenn Sie weit in die Ferne blicken, sehen Sie Wolken und Berge, Gebäude und Himmel. Während Sie den dahinziehenden Wolken am Himmel zusehen oder Berge am Horizont betrachten, winken Sie seitlich von Ihrem Kopf mit der Hand und blicken in die Ferne. Achten Sie auch auf kleinere Details als die, die Sie normalerweise sehen würden. Sagen wir, Sie sehen die Fenster eines Gebäudes in der Ferne.

- Jetzt schließen Sie die Augen und stellen sich vor Ihrem geistigen Auge die Fenster und ihre Rahmen vor. Versuchen Sie, sich an Details eines einzelnen Fensters zu erinnern. Dann öffnen Sie die Augen und lassen den Blick von Fenster zu Fenster wandern. Strengen Sie sich beim Sehen nicht an. Richten Sie den Blick auf die absolut kleinsten Details, die Sie in einem Fenster vielleicht noch sehen können, ohne sich anzustrengen.

- Jetzt schließen Sie die Augen und stellen sich vor Ihrem geistigen Auge einen Kontrast vor. Wenn Sie einen weißen Vorhang mit einem schwarzen Fensterrahmen gesehen haben, stellen Sie sich vor Ihrem geistigen Auge den Unterschied zwischen diesen Farben vor. Wenn Sie die Falten von Vorhängen gesehen haben, schließen Sie die Augen und stellen sich vor Ihrem geistigen Auge den Unterschied zwischen den Falten und den vorstehenden Teilen vor; dann lassen Sie Ihren Blick an diesem Fenster hinauf- und hinuntergleiten.

- Anschließend beginnen Sie, sich alle restlichen Fenster anzusehen. Dadurch, dass Sie Ihren Blick von einem zum anderen wandern lassen, wird Ihre Makula aktiviert. Darüber hinaus verlieren Sie nicht die Peripherie aus dem Auge und achten

auf das, was Sie mit dem schwächeren Auge sehen, während
Sie mit der Hand seitlich vom stärkeren Auge winken.

In den meisten Fällen ist das schwächere Auge beim Nahsehen auch
das schwächere Auge beim Weitsehen. In einigen Fällen – die immer
noch einen hohen Prozentsatz ausmachen – kann es aber auch so
sein, dass *ein* Auge stärker beim Nahsehen ist und das andere stärker
beim Weitsehen. Falls dies bei Ihnen zutrifft, machen Sie diese
Übung zuerst mit dem Auge, mit dem Sie gut nah sehen, und dann
erst mit dem Auge, mit Sie gut weit sehen können. Diese Übung kann
eine sehr große Wirkung haben, da sie hilft, beide Augen *gleichermaßen* einzubeziehen bei allem, was Sie sich anschauen. Wenn Sie in die
Ferne schauen, werden Sie sehen, dass Ihre Augen schärfer werden,
genau wie beim Nahsehen. Sofern Sie sich kleinere Details ansehen,
werden die größeren klarer, da Ihre Makula ihre Funktion verbessert
hat und in großer Geschwindigkeit von Detail zu Detail sehen kann.
Die Geschwindigkeit ist in Wirklichkeit so groß, dass Sie es nicht
wahrnehmen können.

Sie können auch testen, wie gut Sie aus *mittlerer* Entfernung sehen können. Eine mittlere Entfernung liegt irgendwo zwischen 1,20
m und 4,50 m. Sie können dabei die an früherer Stelle beschriebene
Technik des „Faust-Teleskops" anwenden, um zu sehen, ob ein Auge
aus mittlerer Entfernung stärker ist.

Probleme mit dem schwächeren Auge

Ein Drittel derjenigen, die mit ihren Augen unterschiedlich gut sehen
können, haben beim Lesen mit ihrem schwächeren Auge Probleme,
Sachverhalte zu erfassen, das heißt, dass sie nicht unbedingt *behalten*,
was sie mit dem schwächeren Auge lesen. Diese Übung hilft, diesen
Unterschied zu korrigieren.

Ich empfehle, Ihr stärkeres Auge mit einem kleinen Stück Papier
zu blockieren, dass Sie sich auf den Nasenrücken kleben. Dann winken Sie seitlich von Ihrem stärkeren Auge schnell mit der Hand. Lesen Sie drei Sätze mit Ihrem schwächeren Auge; dann legen Sie die

Seite weg und zeichnen mit einem Tonbandgerät oder mit einem MP3-Player, mit einem Mobiltelefon oder einem anderen Aufnahmegerät auf, wenn Sie aus dem Gedächtnis wiederholen, was Sie gelesen haben. Dann spielen Sie die Aufnahme ab, während Sie parallel mit dem schwächeren Auge lesen; 80 Prozent derjenigen, die dies tun, stellen fest, dass sie die Informationen, die sie mit dem schwächeren Auge lesen, schlecht behalten.

Wenn Sie einen Partner oder eine Partnerin haben, mit dem oder der Sie zusammenarbeiten können, lesen Sie ihm oder ihr die Sätze vor, bis Sie sie richtig wiedergeben, wenn Sie sie aus dem Gedächtnis zu wiederholen versuchen. Dies hilft, die Dinge, die Sie mit dem schwächeren Auge aufnehmen, besser zu behalten. Bevor Sie diese Übung machen, sollten Sie unbedingt 6 Minuten palmieren und zusätzlich sonnenbaden und mit *beiden* Augen arbeiten; dann erst sollten Sie das schwächere Auge isolieren.

Schritt 8: Das stärkere Auge blockieren

Die nächste Übung kann Ihnen – auch wenn sie auf der physischen
Ebene angesiedelt ist – zu einer ganz neuen Einstellung zur Welt ver-
helfen. Die besten Lichtverhältnisse für diese Übung haben Sie im
Freien und optimal ist es, wenn die Sonne scheint. Ansonsten geht es
auch bei einer sehr starken Innenbeleuchtung, wenn Sie damit die
Buchstaben leichter sehen können.

- Blicken Sie auf die Seite vor Ihnen aus einer Entfernung, die
  angenehm ist und aus der Sie problemlos lesen können. Winken Sie seitlich vom Kopf schnell mit der Hand, und zwar von
  oberhalb Ihrer Stirn bis seitlich von den Augen und darunter.
  Sie können auch mit einem farbigen Stück Papier winken, mit
  einem Spielzeug aus verschiedenen Farben, einem Stock mit
  flatterndem Band oder etwas anderem, das Ihre Aufmerksamkeit auf sich zieht. Sehen Sie *zentral* auf die Buchstaben
  auf der Seite, während Sie *peripher* das Objekt wahrnehmen,
  mit dem Sie winken. Das Ergebnis ist, dass Sie mit dem peripheren und dem zentralen Sehen gleichzeitig arbeiten. Dadurch wird Ihr Auge entlastet. Wie bereits erwähnt werden
  Ihre Augen nicht belastet, wenn beide Augen zusammen beansprucht werden.

Eine Belastung entsteht immer dann, wenn *ein* Auge mehr als das andere genutzt wird. Diese Übung kann eine große Wirkung haben,
weil Sie Ihnen hilft, das zentrale und das periphere Sehen zu integrieren. Jedes Mal, wenn Sie etwas anschauen, was Sie nicht problemlos
sehen können, etwa die Schrift auf einer Speisekarte oder in einer
Zeitung, winken Sie seitlich schnell mit den Händen – und langsam,
aber sicher werden die Buchstaben klarer werden.

- Nehmen Sie ein kleines Stück Papier, etwa 1,5 x 5 cm, und kleben Sie es so auf Ihren Nasenrücken, dass Ihr stärkeres Auge
  verdeckt ist. Um sicherzugehen, dass Sie es richtig gemacht
  haben, schließen Sie Ihr schwächeres Auge und stellen Sie

sicher, dass Sie die Seite, die Sie vor sich haben, mit Ihrem stärkeren Auge, das verdeckt ist, *nicht* sehen können. Dann winken Sie seitlich von Ihrem verdeckten Auge und lesen die Seite mit dem schwächeren Auge.

Strengen Sie sich nicht an, wenn Sie mit Ihrem schwächeren Auge lesen. Mit jeder Anstrengung verlangsamen sich Ihre Fortschritte in verschiedener Hinsicht. Jede Anstrengung wird Sie davon abhalten, es sich zur Gewohnheit zu machen, kleinere Dinge mit Ihrem schwächeren Auge anzuschauen. Wenn es anstrengend für Sie ist, mit dem schwächeren Auge zu sehen, werden Ihre Instinkte automatisch versuchen, zu verhindern, dass Sie Fortschritte machen. Sie müssen nur *eine* große Anstrengung unternehmen: die Anstrengung, sich *nicht* anzustrengen! Dies wird durch Entspannung leichter.

- Sie winken dann mit der Hand seitlich vom stärkeren Auge. Winken Sie schnell! Das Handgelenk schnellt Richtung Ohr und Sie achten darauf, dass Ihre Hand sich nicht weiter wegbewegt, als Sie mit dem peripheren Sehen wahrnehmen können. Ihr stärkeres Auge ist direkt auf das Papier gerichtet, aber das zentrale Sehvermögen Ihres stärkeren Auges wird für einen Augenblick in Wartestellung gebracht. Denn das stärkere Auge wird durch das periphere Sehen voll in Anspruch genommen und der periphere Teil des Gesichtsfelds kann sich in der Tat erweitern. Sie schenken einem peripheren Sichtfeld Aufmerksamkeit, das viele blockieren, wenn sie zentral sehen.

- Achten Sie darauf, Ihr Gesicht zu entspannen. Ihr Gesicht entspannt sich, wenn die Kinnlade herunterfällt und Sie das Gefühl haben, die Wange sei etwas länger. Entspannen Sie Ihren Nacken, sodass Sie das Gefühl haben, der Nacken werde etwas länger. Sie können sich sogar von Zeit zu Zeit vorstellen, dass Ihr Kopf von einer Schnur hochgezogen wird und Ihr Nacken sich verlängert.

- Winken Sie mit der Hand weiter, während Sie mit Ihrem schwächeren Auge lesen. Legen Sie die Seite in einer Entfernung hin, in der Sie die Schrift mit etwas Mühe lesen können. Ihre Aufgabe besteht darin, die erforderliche Mühe auf ein Minimum zu *verringern*. Dies erreichen Sie, indem Sie jedem Buchstaben folgen, als würden Sie dunkle Tinte darüberlaufen lassen oder ihn mit einem Filzstift nachmalen, als würden Sie ihn Linie für Linie, Punkt für Punkt schreiben. Richten Sie Ihr Augenmerk auf das Weiß der Seite (um den Buchstaben herum und manchmal auch innerhalb des Buchstabens) sowie auf das Schwarz des Buchstabens. Wenn Sie das Stück Papier wegnehmen, arbeiten beide Makulae zusammen, ohne sich gegenseitig auszublenden.

Mit dieser Art von Übung könnte die Weitsichtigkeit zu einem großen Teil reduziert und vielleicht eliminiert werden.

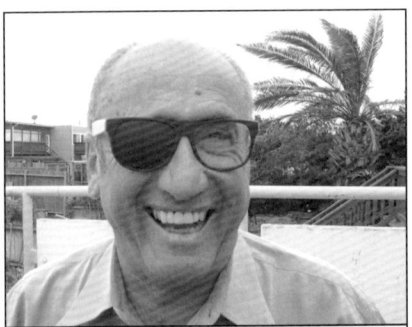

Diese Brille blockiert das zentrale Sehen Ihres stärkeren Auges und unterstützt gleichzeitig die Erweiterung des peripheren Sehens.

Mit einer Sonnenbrille experimentieren

Kaufen Sie sich eine billige Sonnenbrille und nehmen Sie auf der Seite des schwächeren Auges das Glas heraus. Dann kleben Sie das andere Glas mit einem undurchsichtigen Klebeband ab, zum Beispiel mit schwarzem Isolierband. Setzen Sie die Brille auf und schauen Sie mit dem schwächeren Auge in die Ferne.

- Nachdem Sie eine Zeit lang in die Ferne gesehen haben, nehmen Sie einen Gummiball oder einen Tennisball und spielen mit dem Ball, indem Sie ihn so in die Ferne werfen, dass er zu Ihnen zurückschnellt. (Bei Übungen, bei denen ein Ball erforderlich ist, sollten immer *drei* Bälle griffbereit sein, damit Sie einen anderen zur Hand haben, wenn einer nicht zurück-

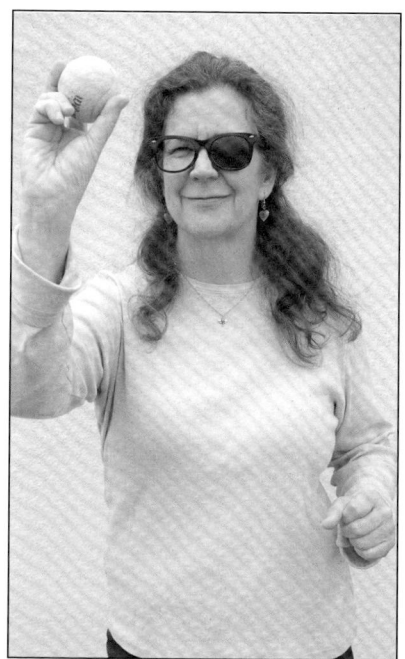 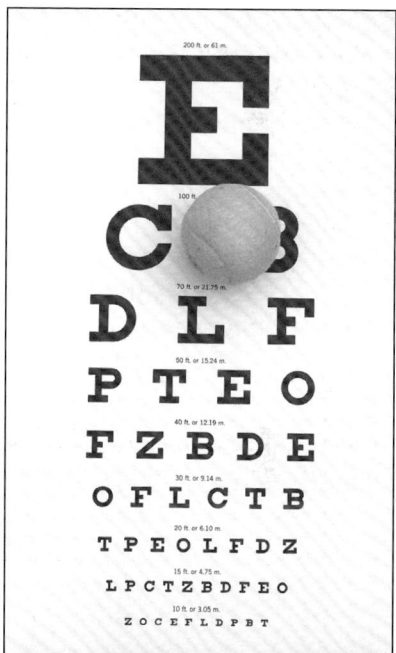

(a) Zielen Sie mit einem Ball auf die großen Buchstaben und werfen Sie ihn … (b) So etwa sollte der Ball auf der Sehprobentafel auftreffen.

kommt.) Sie können zum Beispiel auf eine 6 m entfernte Wand schauen; dann nehmen Sie den Ball, werfen ihn zehn Mal gegen die Wand und fangen ihn immer wieder auf. Der Ball kommt vielleicht nicht geradewegs zu Ihnen zurück, sodass Sie ihn fangen können; verlieren Sie aber nicht die Geduld – spielen Sie einfach weiter damit. Diese Übung hilft, die Linse zu entwickeln, und sie fördert auch das zentrale Sehen.

- Nachdem Sie dies eine Weile gemacht haben, benutzen Sie die Sehprobentafel, die diesem Buch beigelegt ist. Noch besser ist es, wenn Ihnen *zwei* Sehprobentafeln zur Verfügung stehen: eine, die im Abstand von 3 m zu lesen ist, und eine, die im Abstand von 6 m zu lesen ist. Die für einen Abstand von 6 m gedachte Tafel ist besonders gut für diejenigen, die schlecht sehen können. Die für einen Abstand von 3 m vorgesehene Tafel ist für jene, deren Augen stärker sind.

● Stellen Sie sich in einem Abstand von 1,50 m bis 3 m vor die Sehprobentafeln hin, um zunächst auf die ersten zwei oder drei Zeilen zu blicken. Stellen Sie sich dann in einem Abstand von 3 m bis 6 m hin und blicken Sie auf die obersten sechs Zeilen; die untersten vier Zeilen dürften Sie nicht allzu gut sehen. Dann nehmen Sie einen Ball und werfen ihn so, dass er die großen Buchstaben der für einen Abstand von 6 m vorgesehenen Tafel trifft und *einen* der großen Buchstaben der für einen Abstand von 3 m gedachten Tafel. Werfen Sie den Ball und fangen Sie ihn wieder auf, wenn er zurückkommt!

● Machen Sie das 15 Mal hintereinander. Vielleicht stellen Sie fest, dass Sie eine weitere Zeile auf der Sehprobentafel sehen können, vielleicht sogar *zwei* zusätzliche Zeilen. Dann nehmen Sie die Brille ab und benutzen beide Augen. Mit beiden Augen werden Sie höchstwahrscheinlich ein bis drei Zeilen besser sehen können, und durch tiefe Entspannung stellt sich das schöne Gefühl ein, klar sehen zu können. Sie haben das stärkere Auge ausruhen und die Linse des schwächeren Auges voll arbeiten lassen. Die Linse wurde flach, als der Ball die Tafel traf, und rund, wenn der Ball zu Ihnen zurückkam. Und Sie haben Ihre Makula mit Weitsehen gut arbeiten lassen, da das zentrale Sehen gut funktioniert, wenn der Blick sich auf kleine Details richtet.

● Als Nächstes können Sie mit der Sehprobentafel genauso arbeiten, wie Sie mit der Textseite vor sich gearbeitet haben. Kleben Sie das Stück Papier auf Ihren Nasenrücken, um das zentrale Sehen Ihres stärkeren Auges zu blockieren. Winken Sie seitlich von Ihrem stärkeren Auge, während Sie mit Ihrem schwächeren Auge auf die Buchstaben schauen, die Sie klar sehen können. Wenn Sie den ersten Buchstaben oder die erste Zeile zum Beispiel leicht sehen können, es aber zunehmend schwerer für Sie wird, die zweite oder dritte Zeile zu sehen, dann schauen Sie sich die erste Zeile an, Punkt für Punkt und Linie für Linie. Tun Sie dies so, als würden Sie schwarze Tinte über jeden Buchstaben laufen lassen, und machen Sie ihn schärfer, indem Sie den verschiedenen Teilen jedes Buchstabens folgen.

- Winken Sie seitlich, über und unter Ihrem stärkeren Auge. Stellen Sie sicher, dass das stärkere Auge keinen Buchstaben auf der Sehprobentafel sehen kann. (Wenn Sie das schwächere Auge schließen, sollte das zentrale Sehen Ihres stärkeren Auges durch das Papier blockiert werden, sodass dieses Auge die Tafel nicht sehen kann.) Wenn Sie seitlich von Ihrem stärkeren Auge

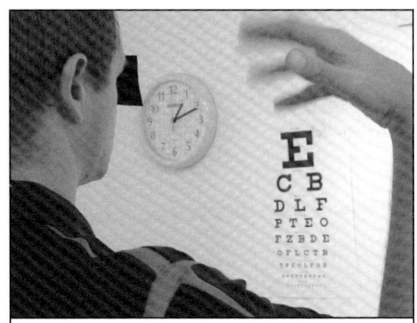

Kleben Sie das Stück Papier so auf Ihren Nasenrücken, dass es das zentrale Sehen Ihres stärkeren Auges blockiert.

schnell mit der Hand winken und mit dem schwächeren Auge schauen, aktivieren und stärken Sie die Makula. Dies wiederum verstärkt die Nervenimpulse und stärkt die Muskeln des schwächeren Auges – und es fühlt sich gut an!

Genauso, wie Sie sich die größeren Buchstaben angesehen haben, schauen Sie sich die kleineren Buchstaben an; dabei stellen Sie sich vor, dass Sie die Konturen der Buchstaben nachzeichnen. Viele Menschen können dann die kleinen Buchstaben besser sehen. Schauen Sie sich die unterste Zeile an, die Sie sehen können (das kann die dritte, vierte oder fünfte Zeile auf der Tafel sein), während Sie seitlich mit der Hand winken. Dann lassen Sie den Blick drei Zeilen tiefer wandern und sehen sich die Abstände zwischen den Buchstaben an. Sofern Sie die Abstände zwischen den Buchstaben drei Zeilen tiefer nicht sehen können, sehen Sie sich die Buchstaben *zwei* Zeilen tiefer an. Sollten Sie die Abstände zwischen den Buchstaben auch hier nicht sehen können, sehen Sie sich die Reihe *eine* Zeile tiefer an.

Schauen Sie sich die Abstände zwischen den Buchstaben immer unterhalb der Grenze Ihrer Komfortzone an. Schließen Sie die Augen und sagen Sie zu sich selbst: „Die Buchstaben sind schwarz und die Seite ist weiß", während Sie sich vorstellen, dass Ihre Hand auf der anderen Seite winkt. Indem Sie dies sagen, stellt Ihr Gehirn sich aus der Entfernung auf viel kleinere Details ein, die Sie bequem auf der Sehprobentafel sehen können; ob diese nun 1,50 m, 3 m oder 6 m weit weg ist, das hängt von Ihrem Sehvermögen ab. Sie stellen sich dann auf die jeweilige Distanz ein und dieses Einstellen bewirkt, dass Sie aus dieser Distanz gut sehen können.

Während Sie auf die Buchstaben blicken, die Sie *nicht* mehr richtig sehen, winken Sie weiter mit der Hand seitlich von Ihrem stärkeren Auge. Nachdem Sie bei dieser Schriftgröße von Punkt zu Punkt geblickt haben, lassen Sie den Blick wieder zu der Zeile zurückkehren, die Sie *gut* sehen konnten. Gut die Hälfte der Teilnehmer in meinen Workshops und der Privatpatienten kann diese Zeile jetzt klarer sehen und einige von ihnen konnten sogar noch eine weitere Zeile oder einige Buchstaben in einer zusätzlichen Zeile klarer sehen.

Ein Augenoptiker, der an einem Workshop teilnahm, sagte zu mir, dies habe ihm die „Augen geöffnet". Hier ist nicht etwa ein Wortspiel gemeint – es war wirklich so. Wenn Sie das Papier wegnehmen, erleben Sie, dass Sie mit beiden Augen einige Zeilen *unterhalb* derer sehen können, die sie vorher gesehen haben, da die beiden Makulae zusammenarbeiten, ohne sich gegenseitig auszuschalten. Die Anstrengung des Sehens schwindet und der Wunsch zu sehen steigt und die anderen Übungen, die Sie machen, funktionieren noch besser. Wenn Sie aus einer gewissen Distanz schauen, geben Sie sich keine Mühe, Details anzusehen. Sie kommen und gehen; allmählich werden Sie immer mehr Details sehen, so weit in der Ferne wie am Horizont und so nah wie im Abstand von nur 4 m.

Noch einmal: Details anschauen

Wie bereits weiter oben erwähnt, ist die Motivation, sich Details anzusehen, sehr wichtig. Es ist schön, Erwachsene zu sehen, die sich etwas Banales anschauen möchten, was für ihr Leben nicht notwendig ist, etwa, wie ein Tier sich bewegt, einen schönen Garten, einen Sonnenuntergang oder Wolkenformationen. Mit den Eindrücken von einem traumhaft schönen Himmel kann man keine Rechnungen bezahlen, aber wenn Sie ihn bewusst und aufmerksam anschauen, lassen Sie sich damit auf etwas Wichtiges ein. Als Kinder haben wir die Dinge nicht nach ihrer Nützlichkeit beurteilt, da wir uns damals noch nicht unseren Lebensunterhalt verdienen konnten und mussten. Wir haben uns alles aus Neugier oder Wissbegierde angesehen – und dieser kindliche Blick ist in der Tat kostbar und großartig.

Wenn wir unsere Neugier oder Wissbegierde verlieren, so verlieren wir viel von unserem Sehvermögen. Durch selbst auferlegte Hemmungen oder Beschränkungen und durch die Anforderungen des Lebens lernen wir, Buchstaben anzusehen, um ihre Aussage zu erfassen, und manchmal mit einem Blick eine ganze Seite zu erfassen, ohne einen einzigen Punkt auf dieser Seite wirklich zu sehen. Wir beobachten andere Personen nur, um zu verstehen, was ihr Ausdruck für uns, für einen bestimmten Zweck oder eine bestimmte Sache bedeutet. Indem wir im Supermarkt den Blick auf ein Regal mit Lebensmitteln werfen, ohne *allen* Dingen, die in dem Regal sind, Aufmerksamkeit zu schenken, sondern nur das jeweilige Produkt sehen, das wir *brauchen*, klammern wir 90 bis 95 Prozent der Details aus, die die Welt uns zu bieten hat. Der Grund ist, dass wir nur allzu gut wissen, was wir möchten.

Das Problem dabei ist, dass wir die Funktion des zentralen Sehvermögens und des ganzen Sehapparates einschränken. Der visuelle Mechanismus des Gehirns schenkt den meisten Details keine Beachtung. Das Auge macht es genauso. Viele Muskeln werden unbeweglich: Die Ziliarmuskeln der Linse erstarren, die Irismuskeln der Pupille erstarren und die äußeren Muskeln erstarren auch, weil sie nicht beansprucht werden. Ein Großteil der Netzhaut arbeitet nicht.

Ich werde nie vergessen, als ich einmal zusah, wie ein Vater und seine Tochter dieselbe Sehprobentafel anschauten. Sie war 15 und er Mitte 40. Sie konnte wesentlich kleinere Buchstaben sehen als er. Er konnte bis zur fünften Zeile lesen und sie bis zur achten. Ich sagte zu ihm: „Sie *könnten* in Ihrem Alter genau das sehen, was sie sieht." Nachdem ich Hunderte Kinder gesehen und festgestellt hatte, wie gut ihr Sehvermögen mit dem „normalen" Sehvermögen von Erwachsenen verglichen werden kann, verstand ich, dass unser Sehvermögen in der Kindheit, selbst wenn es weniger als normal ist, sehr viel besser als das der meisten Erwachsenen ist.

Der Vater sagte zu mir: „Was habe ich mein ganzes Leben gemacht? Ich habe wohl etwas Wichtiges versäumt." Dabei hatte er in seinem Leben sehr wichtige Dinge getan: Er war Chirurg, hatte Menschen operiert und Leben gerettet, und er las Bücher, aber seinem eigenen visuellen System hatte er keine Beachtung geschenkt, es verfiel, Tag für Tag, Sekunde für Sekunde. Ihm und mir war klar, dass er lernen konnte, seine Sehkraft zu verbessern, wenn er auf sein visuelles System achtete und daran arbeitete. Obwohl er so viel an Sehschärfe eingebüßt hatte, konnte er sein Sehvermögen an diesem Tag wesentlich verbessern, sodass er besser sah.

In den Fällen, in denen Menschen Zellen der Netzhaut verloren haben, kann ein erneutes Interesse für Details und die Wertschätzung von Details ihnen helfen, viel von ihrem verlorenen Sehvermögen zurückzugewinnen. Ihre Neugier und Ihr Bedürfnis, sich Details anzuschauen, wächst mit diesen Übungen und Sie werden sich lebendiger fühlen. Sie werden feststellen, dass Sie auch besser atmen und klarer nachdenken können.

Unsere Aufgabe besteht darin, uns selbst wachzurütteln, um Details zu sehen und die schlafenden Zentren unseres Gehirns wieder zu beleben. Ein Großteil des Potenzials, das wir besitzen, schlummert und schläft. Es ist uns verborgen, weil wir uns schlechte Gewohnheiten zu eigen machen, von denen wir fälschlicherweise meinen, dass sie ihre Funktion für uns erfüllen.

Es wird heutzutage viel über das Sehvermögen diskutiert. Die eine Seite ist der Überzeugung, es genüge, einfach eine normale Sehfunktion zu haben. Die andere Seite ist der Auffassung, auf die eigene Sehfunktion zu achten und ständig daran zu arbeiten sei genauso so wichtig wie ihr bloßes Funktionieren. Die zweite Gruppe ist nach wie vor eine Minderheit, aber eine Minderheit, die wächst. Wenn Sie dieses Buch lesen und die Übungen machen, gehören Sie zu der Minderheit, die glaubt, dass wir *stets daran arbeiten* sollten, unser Sehvermögen zu verbessern. Sofern Sie zu dieser Minderheit gehören, glauben Sie auch daran, dass wir unser Sehvermögen wieder beleben und ihm zu neuem Leben verhelfen können.

Sie sind nun mit vielen Augenübungen ausgestattet, die Ihnen helfen können, besser zu sehen und sich besser zu fühlen. Nehmen Sie sich *täglich* die Zeit, diese Übungen auszuführen. Das Wichtigste im Leben ist, dem Universum Beachtung zu schenken – und das Universum beginnt bei Ihnen und Ihrem Körper. Wenn Sie auf Ihre Augen achten, sind Sie in besserem Kontakt mit der ganzen Welt. Sie sorgen auch für bessere Durchblutung der Augen und werden sich besser fühlen. Damit können Sie sich in Ihrem eigenen Leben helfen und es wird Ihnen leichter fallen, der Welt zu helfen.

Manchmal funktioniert eine Übung an *einem* Tag absolut gut und am nächsten Tag nicht so gut. Das kann vielerlei Gründe haben. Palmieren funktioniert zum Beispiel dann besser, wenn Ihre Schultern entspannt sind, und nicht so gut, wenn sie verspannt sind. Die Fokusverlagerung wird viel besser funktionieren, wenn Sie erfrischt sind. Blinzeln (vgl. nächster Abschnitt) funktioniert viel besser, wenn Sie in der Nacht gut und ausreichend geschlafen haben und entspannt sind.

Ein Zeichen dafür, dass Sie es richtig machen, ist, wenn Sie feststellen, dass Sie sich ohne besonderen Grund Details anschauen: sie wahrnehmen, ohne sich zu bemühen; sie sehen, aber immer den Blick für *alle* Einzelheiten an einem Objekt zu behalten; das Objekt des Anschauens genießen oder es völlig neutral betrachten ... Wenn Sie feststellen, dass Sie tiefer atmen und die Welt mit mehr Freude

„aufsaugen", dann werden alle diese Übungen als ganz natürliche Gewohnheiten in Ihr alltägliches Leben einfließen.

Schritt 9: Blinzeln

Um unser Bewusstsein für das Blinzeln (= Lidschlussreflex) zu verbessern und alle nutzbringenden Effekte des Blinzelns zu erzielen, müssen wir jedes Augenlid einzeln steuern können. Eine gute Übung dafür ist, einfach jedes Lid separat zu öffnen und zu schließen. Eine andere besteht darin, ein Auge mit der Hand abzudecken und sich dann nur darauf zu konzentrieren, wie sich das andere Auge von selbst öffnet und schließt.

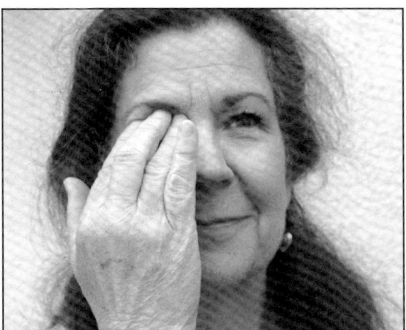

Wenn Ihre Augenlider sich trocken anfühlen oder schmerzen, sollten Sie entweder palmieren oder die Augen eine Weile schließen. Eine zuverlässige Methode zum Erholen und Ausruhen der Augen ist es, ein warmes Handtuch darüberzulegen und sie zu entspannen. Dies fördert den Blutfluss zu den Augen. Wenn Sie einmal eine Entzündung an den Augen haben, hilft es, ein kaltes Handtuch darüberzulegen. Sich mit

Decken Sie das rechte Augenlid unmittelbar unter der Augenbraue mit den Fingern ab und blinzeln Sie mit dem anderen Auge.

einem *warmen* Handtuch über den Augen hinzulegen, ist sehr wohltuend, insbesondere dann, wenn Sie anschließend ein *kaltes* Handtuch darüberlegen können, da kalte Handtücher den Augen in vieler Hinsicht guttun. Sie helfen Ihnen, für die richtige Feuchtigkeit der Augen zu sorgen, und sie helfen Ihnen, bei intensiver Computernutzung einer Bindehautentzündung entgegenzuwirken. 1 Minute lang ein kaltes Handtuch darüberzulegen kann für die Augen wirklich sehr hilfreich sein; am besten sind jedoch ein warmes und kaltes Handtuch in Kombination, vor allem an kalten Tagen. Sofern Sie für die Kombination von warmen und kalten Handtüchern keine Zeit haben, nehmen Sie einfach ein kaltes Handtuch, das entweder 2 Minuten im Gefrierschrank oder 15 Minuten im Kühlschrank war. Sie

werden feststellen, dass Entspannung eine große Wirkung auf Ihre
Fähigkeit zu blinzeln hat.

Wenn Sie sich Details anschauen, werden Sie feststellen, dass Sie
leicht blinzeln. Ihre Augenlider sollten sich gewichtslos, schwerelos
anfühlen. Für den Bruchteil einer Sekunde schließen sich die Augenlider und öffnen sich dann wieder; das geschieht sehr schnell. Dadurch wird der Augapfel massiert und mit Feuchtigkeit versorgt. Mit
dem Öffnen und Schließen der Augenlider wird auch die Erweiterung der Pupillen ausgelöst. Das Blinzeln sollte sehr sanft erfolgen
und angenehm sein.

Wenn Sie blinzeln und Ihre Augen fühlen sich erfrischt, fällt es
leicht, sich Details anzuschauen. Das klingt für viele unverständlich,
da sie das Gefühl haben, Blinzeln *beeinträchtige* oder *störe* das Sehen.
Und doch *hilft* Ihnen die Erholung, die Sie durch das kurze Schließen
der Augen bekommen, den Blick leichter von Detail zu Detail wandern zu lassen. Ohne diese Erholung täte der Geist sich in Wirklichkeit schwer, sich auf irgendeinen Punkt zu konzentrieren. Diese Erholung ermöglicht es Ihnen, problemloser zu funktionieren. Blinzeln
massiert Ihre Augen und verhilft Ihnen zu mehr Vitalität. Der
Wunsch und die Bereitschaft zu sehen verhilft Ihrem Körper zu
mehr Leben. Entspannen Sie Ihre Stirn. Entspannen Sie den Unter-
kiefer. Entspannen Sie die Schläfen. Erleben Sie das wunderbare Gefühl von Vitalität in Ihrem ganzen Gesicht, im Nacken, in der Brust
und im Oberkörper, wenn Sie blinzeln.

Wenn Sie gut schlafen und sich erfrischt fühlen, wenn Sie sanft
Ihre Übungen machen, sich entspannt fühlen und spüren, dass Ihr
Körper besser durchblutet wird, werden Sie feststellen, dass Sie mit
größerer Leichtigkeit blinzeln. Und wenn Sie mit größerer Leichtigkeit blinzeln, werden Sie feststellen, dass Sie entspannt sind und Ihr
ganzer Körper besser durchblutet wird. Blinzeln beeinflusst reflexartig das Gefühl der Entspannung und die Bewegung im Körper. Wenn
die Kinnlade herunterfällt und nicht verkrampft ist, fallen auch die
Schultern nach unten und werden nicht angezogen; auch das Becken
wird lockerer – einfach durch leichtes, sanftes und kontinuierliches

Blinzeln, etwa 22 bis 25 Mal pro Minute. Blinzeln und feine Details anzusehen ist etwas, was die meisten Kinder automatisch tun. Es wird auch Ihnen zu einem Gefühl jugendlicher Energie verhelfen.

- Eine gute Blinzelübung besteht darin, den Kopf in einer kreisenden Bewegung sehr sanft insgesamt 5 Minuten lang in jede Richtung zu bewegen. Führen Sie diese Bewegung in mittelgroßen Kreisen aus und blinzeln Sie dabei, um einen besseren Blutfluss zum Kopf zu erzielen – dadurch fällt das Blinzeln wiederum leichter.

- Eine weitere wunderbare Übung ist es, eine Hand unter die andere zu legen, wobei Sie den Kopf sanft gegen die Hände drücken und ihn mit einer kreisenden Bewegung in beide Richtungen bewegen. Wenn Sie eine Hand unter die andere legen, sind die Hände ruhig und Sie haben das Gefühl, dass Sie für eine viel bessere Durchblutung Ihres Gesichts sorgen.

- Ein sehr guter Weg, sich auf das Blinzeln vorzubereiten, besteht darin, in einem dunklen Raum zu blinzeln, wo es den Augen leichter fällt, sich zu öffnen und zu schließen. Blinzeln Sie 300 oder 400 Mal im Dunkeln. Dann massieren Sie Ihre Augenlider sehr sanft. Mit einer sehr leichten Berührung dehnen Sie das Augenlid mehrmals von den Augenbrauen bis zu den Wimpern; damit sind Sie für eine der schwierigsten Übungen in diesem Buch gerüstet.

- Um diese Übung zu beginnen, decken Sie zuerst sanft das rechte Augenlid unmittelbar unter den Augenbrauen mit den Fingern ab und blinzeln mit dem anderen Auge. Wenn Sie blinzeln, denken Sie daran, wie die Wimpern die Arbeit des Blinzelns tun. Da Ihre Hand das rechte Auge bedeckt, können Sie spüren, wie sehr sich Ihr Augenlid bewegt, wenn Sie mit dem anderen Auge blinzeln.

- Das Ziel hier ist, mit dem nicht verdeckten Auge blinzeln zu können, *ohne* bei dem abgedeckten Auge überhaupt eine Bewegung zu spüren. Das ist sehr schwierig und erfordert viel Übung. Sie sollten das verdeckte Augenlid und die Stirn sanft berühren, während Sie versuchen, nur mit *einem* Auge zu blinzeln. Massieren Sie die Stirn und die Schläfen sanft mit den Fingerspitzen. Decken Sie das geschlossene rechte Augenlid mit den Fingerspitzen ab. Berühren Sie das rechte Augenlid sehr sanft. Stellen Sie sich vor, dass die Wimpern des linken Auges das Augenlid bewegen und dass die Stirn *nicht* arbeitet, denn in der Muskulatur mitten auf der Stirn verbinden sich die beiden Augen, wenn man das andere unterdrückt. Auf der Ebene des Gewebes möchten Sie nicht, dass ein Auge das andere beeinträchtigt.

- Dann wiederholen Sie die Übung und verdecken dabei das linke Auge.

Wenn Sie Ihr ganzes Gesicht „zusammenziehen", um zu blinzeln, bringen Sie damit Ihrem Gehirn bei, dass der Muskel, der blinzelt, zu schwach sei, um es von sich aus zu tun, und sich dafür den Stirnmuskel ausleihen muss. Wenn Sie die Stirn und die Schläfen jedoch lockern und die Kopfhaut vom Hinterkopf bis zum Vorderkopf bewegen, werden Sie feststellen, dass es für Ihre Augenlider einfacher ist, selbstständig zu sein. Es ist so wichtig für uns, uns vor Augen zu halten, dass leichte Augenlider solche sind, die gesund durchblutet sind. Es ist erstaunlich, wie sehr sich Ihr Wohlbefinden verbessert, wenn Ihre Augenlider leicht sind. Der ganze Körper wird von weniger Müdigkeit geplagt. Es ist erstaunlich, wie angespannt Ihr Gesicht, Ihr Nacken, Ihre Brust und Ihr Oberkörper sind, wenn Ihre Augenlider schwer sind.

Streicheln Sie etwa sechs oder sieben Mal über Ihre Augenlider. Dann decken Sie ein Augenlid so mit den Fingern ab, dass die Fingerspitzen unter den Augenbrauen liegen. Legen Sie die Hand nicht auf die Stirn, weil sie dann das Augenlid nicht spüren. Unmittelbar unter Ihren Fingern spüren Sie das Augenlid und Sie spüren, wie viel es sich bewegt, wenn Sie blinzeln.

Das Blinzeln wird Ihnen helfen, Ihr peripheres Sehvermögen zu entwickeln, und Sie daran erinnern, Ihre Augen nicht anzustrengen.

Schritt 10: Gesundheit und Wohlbefinden für Augen und Körper

Die Gesundheit der Augen ist mit der Gesundheit des gesamten Körpers verknüpft. Insbesondere der Blutfluss spielt bei der Gesundheit der Muskulatur und des Herz-Kreislauf-Systems und bei der Entspannung eine zentrale Rolle. Die im Folgenden beschriebenen Übungen werden Ihnen helfen, die Gesundheit Ihres gesamten Körpers zu erhalten, während Sie daran arbeiten, Ihre Augen zu verbessern.

Richtig gehen

Gehen oder spazieren gehen ist eine sehr gute Übung, um fit und aktiv zu bleiben. Es ist ein verträglicher, sanfter Weg körperlicher Betätigung, der Ihren Kreislauf anregt. Es ist jedoch wichtig, darauf zu achten, *wie* Sie gehen.

Achten Sie darauf, den Fuß beim Gehen von der Ferse zu den Zehen abzurollen und mit der richtigen Haltung zu gehen: das Rückgrat gerade, das Kinn leicht angehoben und die Schultern zurückgezogen. Bitte nicht krumm gehen und den Kopf nicht hängen lassen. Schauen Sie, wohin Sie gehen, damit Ihr Nacken nicht steif ist. Dann entspannen, die Schultern nicht anspannen. Achten Sie darauf, sie nicht nach vorn oder herunterhängen zu lassen. Denken Sie daran, sich nicht anzustrengen oder zu verspannen. Beim Gehen verspannt zu sein ist nie gut. Entspannen Sie sich und genießen Sie die frische Luft und die körperliche Bewegung. Es tut auch gut, ab und zu rückwärts oder gar seitwärts zu gehen.

Die Augen ausruhen lassen

Wir müssen unseren Augen immer wieder die Chance geben, vollständig zur Ruhe zu kommen. Seit 1500 Jahren legen tibetische Yogis Wert darauf, immer wieder längere Zeit in dunklen Höhlen zu sitzen und über die Farbe Schwarz zu meditieren. Wenn sie die Höhlen dann wieder verlassen, ist ihr Sehvermögen unglaublich gut. Denken Sie nur daran, wie sehr sie ihre Pupillen erweitern!

In der jüdischen Kultur meditieren wir über die Farbe Blau, da wir aus irgendeinem Grund glauben, Schwarz sei die Farbe der Traurigkeit, eine Farbe von Beerdigungen. Es ist jedoch keine traurige, sondern in Wirklichkeit eine wunderbare Farbe, eine der totalen Ruhe für Ihren Sehnerv.

Durch die Beleuchtung in unseren Städten heutzutage *belasten* wir unsere Augen, da die Pupillen nicht voll erweitert werden. Wenn Sie Ihre Muskeln *dehnen*, können diese sich auch viel besser zusammenziehen. Wenn Sie beispielsweise Ihre hinteren Oberschenkelmuskeln dehnen, werden Sie sich beim Gehen viel leichter fühlen. Das Gleiche gilt für Ihre Pupillen; die Reaktion erfolgt nur nicht so schnell, deshalb spüren wir es nicht.

Die Pupille hat zwei glatte Muskeln. Ein Muskel erweitert die Pupille und der andere zieht sie zusammen. Um beide Muskeln richtig zu dehnen, müssen Sie sich sonnen und nachts spazieren gehen. Denn wenn Ihre Pupille sich nicht ganz erweitern kann, kann sie sich auch nie ganz zusammenziehen. Je mehr Sie Ihre Pupillen verengen können, desto klarer können Sie sehen. Ob Sie nun eine Sehschärfe von 20/400 (etwa 10 Prozent der normalen Sehschärfe) oder von 20/40 (85 Prozent der normalen Sehschärfe) haben – Sie werden Ihre Fähigkeit schließlich verbessern und mit verengten Pupillen besser sehen können.

Nach einem langen Nachtspaziergang in einer Gegend ohne viel Licht verbessert sich bei Menschen, die eine Sehschärfe von 20/40 haben, ihre Sehschärfe oft auf 20/20. Nach dieser Erfahrung werden Sie die Lichter der Stadt möglicherweise als störendes Ärgernis empfinden. Wir lernen, dass die Beleuchtung in der Stadt die Pupillen stört, da sie nicht zulässt, dass sie sich ganz erweitern. Natürlich ist die Beleuchtung in der Stadt nicht nur etwas Schlechtes, weil sie uns helfen kann, unseren Weg zu finden. Wir gehen in Cafés unter anderem deshalb, weil wir Beleuchtung in der Stadt haben. Wir reisen und bewegen uns problemlos, weil wir Beleuchtung in der Stadt haben. Wir erleben jedoch nie, dass sich unsere Pupillen vollständig erweitern; dabei ist das *so* notwendig, um besser sehen zu können. Der Muskel, der die Pupillen erweitert, arbeitet einfach nicht voll.

Nach einem Nachtspaziergang von 50 Minuten im Park dehnt sich der Muskel hingegen ganz aus und das gesamte Gesicht und der Nacken entspannen sich. Am nächsten Tag können sich diese Muskeln viel leichter zusammenziehen. Sie werden auf die Übung des Sonnenbadens viel besser ansprechen, wenn der Muskel auch durch Sehen im Dunkeln gedehnt wird.

Eine Möglichkeit, Ihren Pupillen zu helfen, ist die, viele Übungen in einem sehr dunklen Raum zu machen. Um einen Raum völlig zu verdunkeln, schließen Sie abends die Vorhänge; dann spielen Sie dort mit einem phosphoreszierenden Ball. Entspannen Sie sich dabei. Wenn Ihre Augen sich im Dunkeln weit öffnen, werden Sie erleben, wie sich Ihr gesamter Körper entspannt. Probieren Sie die „Melissa-Übung", nachfolgend in dem Abschnitt „Ihre Augenmuskeln dehnen" beschrieben. Schneiden Sie ein langes Stück undurchsichtiges Papier aus, etwa 5 cm breit und von der Länge Ihres Gesichts, und kleben Sie es an der Stirn und am Kinn fest. Werfen Sie den fluoreszierenden Ball über den Kopf von einer Hand in die andere. Den Ball so über den Kopf von einer Hand in die andere zu werfen kann auch Ihren Augen helfen, sich zu erweitern. Sie werden feststellen, dass Ihre Augen im Dunkeln viel leichter kreisen.

Wenn Sie den Ball über den Kopf von einer Hand in die andere werfen, verschwindet der Ball über dem Kopf für einen Augenblick aus Ihrem Blickfeld. Wenn Leute mich fragen, warum diese Übung gut sei, antworte ich, indem ich sie bitte, den Ball vor ihr rechtes Auge zu halten und das Auge zu schließen. Sie sehen den Ball dann nicht. Dann bitte ich sie, den Ball vor ihr linkes Auge zu halten und es zu schließen, und wiederum sehen sie den Ball nicht. Das heißt, wenn der Ball in die linke Hand kommt, sieht das rechte Auge ihn nicht. Und wenn er in die rechte Hand kommt, sieht das linke Auge ihn nicht. Dadurch gewinnen die Augen Unabhängigkeit und das führt zu einem viel besseren Sehvermögen für beide Augen.

Wenn Ihre Augenlider müde sind oder Ihre Augen schmerzen und es ist ein heißer Tag, legen Sie sich während des ganzen Tages in periodischen Abständen 3 oder 4 Minuten hin und legen sich ein kaltes Handtuch über die Augen. An einem kühlen oder kalten Tag legen Sie ein *warmes* Handtuch über die Augen. Ich habe das immer sozusagen als einen schönen Urlaub vom Leben empfunden. Ich habe auch festgestellt, wann immer ich mit Patienten in San Francisco gearbeitet habe, wo wir oft mit kalter Luft und Nebel am Meer zu tun haben, dass sie sich entspannten und sich ihre Fortschritte verbesserten, wenn wir ihnen eine Weile warme Handtücher über das Gesicht legten. Sich manchmal 4 oder 5 Minuten hinzulegen und die Augen zu schließen, das kann eine große Wirkung haben.

Tiefe Entspannung der Augen und richtiges Zusammenziehen der Pupillen im Dunkeln führen zu mehr Entspannung im normalen Leben und können uns helfen, ein Leben lang gutes Sehvermögen zu bewahren.

Richtig atmen

Wenn Sie blinzeln üben, ist es ein automatischer Reflex, dabei langsam und tief zu atmen. Je langsamer Sie atmen, desto entspannter sind Sie.

Das Beste ist, langsam durch die Nase ein- und auszuatmen. Wenn Sie atmen, sollten Sie spüren, wie Ihr Bauch sich *dehnt*, wenn Sie einatmen, und *schrumpft*, wenn Sie ausatmen. Sie sollten spüren, wie Ihre Rippen und der Brustkorb sich dehnen, wenn Sie einatmen, und zusammenziehen, wenn Sie ausatmen. Richtiges Atmen fördert ein Gefühl der Ruhe und Entspannung, sodass es leicht fällt, zu blinzeln und sich Details anzuschauen, und beides etwas ganz Natürliches wird.

Wenn Sie atmen, spüren Sie Wärme in Ihren Händen und Füßen. Sie fühlen sich auch im ganzen Körper im Gleichgewicht. Wenn Sie tief atmen, fällt es Ihnen leicht, Licht aufzunehmen.

Lassen Sie also zu, dass Ihr Bauch und Ihre Rippen sich dehnen, und spüren Sie auch, wie Ihr Rücken sich bei jedem Einatmen dehnt und bei jedem Ausatmen zusammenzieht. Wenn es uns leicht fällt, den Blick von Detail zu Detail wandern zu lassen, dabei problemlos zu blinzeln, langsam und tief zu atmen, und wenn wir uns an starkes Licht gewöhnt haben, dann lebt unser Sehvermögen auf.

Den Nacken entspannen

Es gibt viele verschiedene Möglichkeiten, wie Sie Ihren Nacken entspannen können. Eine einfache ist, sich aufrecht hinzustellen und in die Ferne zu schauen. Dabei sollten Sie den Kopf nicht nach vorn bewegen. Wenn wir aufrecht stehen, gibt es ein Ligament (ein Band), das den Nacken aufrecht hält, ebenso wie es ein Ligament gibt, das Ihre Linse flach hält, wenn Sie in die Ferne blicken. Dies ist eine wunderbare Haltung für den Körper.

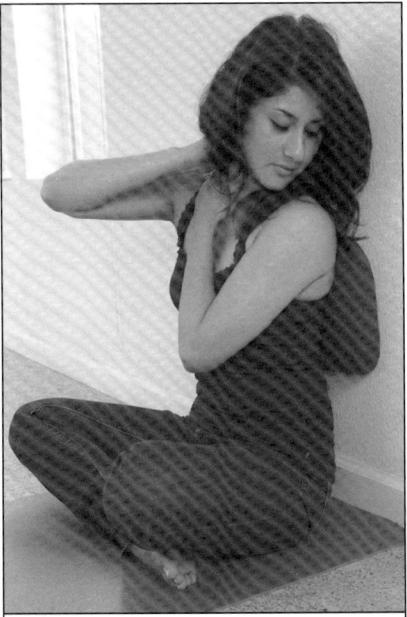

Da die meisten Menschen normalerweise dazu neigen, sich nach vorn zu beugen, verspannt sich der Nacken für gewöhnlich. Stellen Sie sich von Zeit zu Zeit aufrecht hin und blicken Sie in die Ferne, so behalten Sie einen lockeren Nacken, der nicht behandelt werden muss; dies fördert darüber hinaus auch den Blutfluss zu Ihrem Kopf. Mit dieser Technik werden Sie viele Probleme vermeiden, die mit mangelhafter Blutversorgung des Kopfes zusammenhängen.

Klopfen Sie mit den Fingerspitzen auf den Nacken, vom Schädelansatz bis zur Schulter, hin und her.

Jetzt setzen Sie sich in Ihrem Zimmer auf den Boden, mit dem Rücken an die Wand und einem kleinen Kissen dazwischen, sodass in der Mitte des Rückens ein Bogen entsteht (leichtes Hohlkreuz). Lehnen Sie den Kopf gegen die Wand und drehen Sie ihn von einer Seite zur anderen. Dabei den Nacken dehnen. Tief und langsam atmen. Mit den Fingerspitzen auf den Nacken klopfen, vom Schädelansatz bis zur Schulter, hin und her.

Dann legen Sie die Hand für einen kurzen Moment seitlich an Ihr Kinn und dehnen den Nacken noch weiter zur linken Seite; dann dehnen Sie ihn weiter zur rechten Seite, während Sie gleichzeitig am Nacken hinauf und hinunter klopfen, um die Muskeln zu lockern. Den Kopf sollten Sie dabei nicht fortwährend zur Seite drücken. Sie werden dann feststellen, dass der Nacken sich dehnt, und wenn Sie den Kopf von einer Seite zur anderen bewegen, werden Sie merken, dass er sich etwas besser bewegen lässt.

Sie brauchen diese Übung nicht länger als 10 Minuten am Tag zu machen. Sie wird dennoch sehr wertvoll sein, um Ihren Körper auf andere Übungen in diesem Buch vorzubereiten, da bessere Durchblutung Ihres Kopfes weniger Druck in den Augen bedeutet. Und der Druck in den Augen kann, wenn er anormal ist, Probleme verursachen. Eine bessere Durchblutung des Kopfes bedeutet auch, dass Ihre Augen erfrischt sind, und erfrischte Augen sprechen in der Regel viel besser auf diese Augenübungen an.

Bessere Durchblutung des Kopfes bringt alle nutzbringenden Effekte mit sich, die ich erwähnt habe, und noch viele mehr. Sie ist mit keinerlei schädlichen Nebenwirkungen verbunden und bewirkt, dass Sie sich erfrischt und munter fühlen. Sie wird Ihnen helfen, das zu tun, was Sie möchten, und dabei leicht und gut zu sehen. Sie werden feststellen, dass es viel leichter für Sie wird, die Augen von einer Seite zur anderen zu bewegen, wenn Ihr Kopf besser durchblutet ist, und Voraussetzung für all das ist ein entspannter Nacken.

Aktivität führt immer zu Entspannung. Als ich blind war, strengte ich mich an, etwas zu sehen. Das Sehen ließ die Belastung verschwinden. Aber ich sehe viele blinde Menschen, die sich ständig anstrengen, etwas zu sehen. Wenn sie beginnen, sich Details anzuschauen und den Blick von einem Detail zum anderen hin und her wandern lassen, *ohne* sich anzustrengen, sehen sie die Details besser. Das heißt, je mehr Sie sehen, desto weniger anstrengend ist es. Auch wenn es für viele Menschen kontraintuitiv ist, ist es sehr entspannend, den Blick von einem Detail zum anderen hin und her wandern zu lassen. Wenn es Ihnen gelingt, den Blick in der ganzen Zeit, in der Sie wach sind, ständig von einem Detail zum anderen hin und her wandern zu lassen, werden Sie feststellen, dass Ihre Augen sich immer mehr entspannen. Sie schauen von Detail zu Detail und entspannen sich dabei. Und folglich entspannt sich auch der ganze Körper.

Eine weitere Entspannungsübung ist die, sich auf dem Rücken hinzulegen, mit angezogenen Knien und den Händen an beiden Seiten. Rollen Sie von einer Seite zur anderen. Sie drücken sich mit einer Hand ab, um zur anderen Seite zu rollen: Mit der linken Hand abdrücken, um nach rechts zu rollen; mit der rechten Hand abdrücken, um nach links zu rollen. Es ist zu empfehlen, sich dabei mit dem *Handrücken* abzudrücken. Machen Sie dies mehrere Monate lang jeden Tag etwa 100 Mal vor den Mahlzeiten – es wird Ihrem Nacken helfen und die Durchblutung Ihres Kopfes erhöhen.

Eine gleichermaßen ausgezeichnete Übung besteht darin, sich aufrecht hinzusetzen oder hinzustellen, die Finger zu verschränken, die Arme vor sich auszustrecken und sie so im Kreis zu bewegen, dass ganze Kreise beschrieben werden, so groß, wie es Ihnen möglich ist. Stellen Sie sich dabei vor Ihrem geistigen Auge vor, dass Ihre *Fingerspitzen* die Bewegung ausführen. Die volle Bewegung der Arme lockert Ihre Schultern. Bewegen Sie auch Ihre Handgelenke im Kreis. Je lockerer Ihre Handgelenke sind, desto lockerer werden Ihre Schultern.

Verschränken Sie die Finger und drehen Sie die Handinnenflächen nach außen; bewegen Sie dabei die Arme im Kreis in beide Richtungen. Diese Haltung hilft Ihnen, Ihre Hände zu dehnen, und beugt vielen anderen Problemen vor. Wenn Sie eine ordentliche Dehnung in Ihren Vorderarmen spüren, haben Sie die Aufgabe richtig

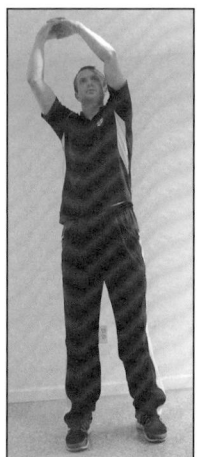 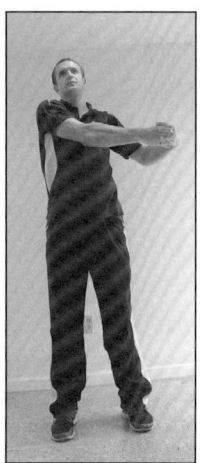 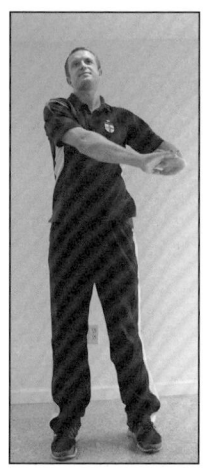 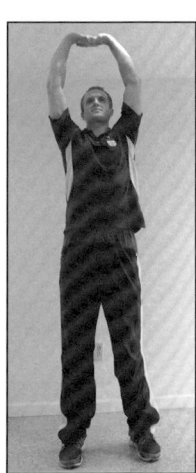

Die Finger verschränken, die Arme vor sich ausstrecken und in beiden Richtungen so im Kreis bewegen, dass jeweils ganze Kreise beschrieben werden. Dann die Handinnenflächen nach außen drehen und die Schultern kreisförmig in beide Richtungen bewegen.

gemacht. Ich erinnere mich an eine Frau in einer meiner Gruppen, deren Hände so schlecht durchblutet waren, dass sie grün aussahen. Als sie übte, ihre Hände und Handgelenke zu dehnen und ihre Schultern kreisförmig zu bewegen, stellte sich die normale Hautfarbe wieder ein.

Seit 150 Jahren neigen wir Menschen dazu, unsere Arme nicht mehr ganz hochzuheben. Viele Männer und Frauen tragen heute Jacketts, die die Bewegung ihrer Arme einschränken. Diesen steifen Look mit unbeweglichen Schultern hat es jetzt mehr als lange genug gegeben!

Unsere Vorfahren kletterten auf Bäume und hoben ihre Arme regelmäßig. Wir tun das nicht mehr und wir zahlen einen hohen Preis dafür, weil dadurch, dass wir die Arme nicht heben, die Blutzufuhr zu den Händen, zum Kopf und zu den Augen eingeschränkt wird. Unsere Finger sind heutzutage sehr steif. Wir schreiben, wir tippen, wir fahren Auto und krümmen ständig unsere Finger. Musiker, Gebärdensprachdolmetscher und Massagetherapeuten wie ich krümmen ihre Finger noch mehr. Wir gleichen diese Bewegung nicht durch ausreichendes Dehnen der Hände aus. Viele Arbeitsunfälle und arthritische Beschwerden sind das Ergebnis der Steifheit in den Handgelenken und Fingern.

Die Augenmuskeln dehnen

Hier folgt eine gute Übung, die Ihre äußeren Augenmuskeln dehnt und Ihren Nacken entspannt: Kleben Sie einen langen Streifen Papier (so breit wie Ihre Nase) von der Stirn bis zum Kinn und werfen Sie einen Ball über den Kopf von einer Hand in die andere, hin und her.

Eine Schülerin von mir, Melissa, hatte einen schrecklichen Unfall, bei dem sie von einem Kleintransporter überfahren wurde; er war über ihren Körper und ihren Kopf gefahren und hatte ihr viele Schädelknochen gebrochen. Sie musste sich danach mehr als 20 Gesichtsoperationen unterziehen. Eine der Operationen betraf ihre Augenhöhle und der Genesungsprozess erwies sich als sehr schwierig. Sie entwickelte ein extremes Doppeltsehen und Nackenschmerzen. Wenn wir ihr die kleinen, mittelgroßen und großen Papierstreifen zwischen die Augen klebten, war ihr peripheres Sehen gut; unter und über den Papieren sah sie aber doppelt; außerdem schmerzte ihr Nacken ständig. Als wir ihr den langen Papierstreifen von der Stirn bis zum Kinn klebten und sie die Bälle über den Kopf von einer Hand in die andere warf, hörten die Nackenschmerzen auf, zuerst vorübergehend, dann dauerhaft.

- Diese Übung mit dem langen Papierstreifen von der Stirn bis zum Kinn wird inzwischen als **Melissa-Übung** bezeichnet. Sie kleben einfach einen Streifen Papier an der Stirn und unten am Kinn fest und machen Übungen, während Sie dieses Papier tragen. Sie spüren vielleicht nicht sofort so deutlich eine Entlastung des Nackens, wie es bei Melissa der Fall war, weil Ihre Augen nicht doppelt sehen und Sie diesen extremen

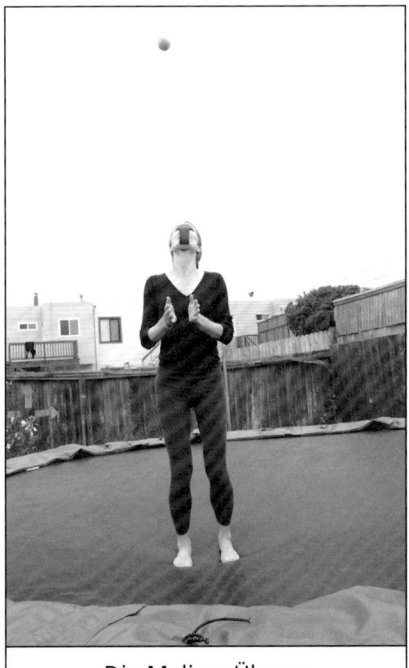

Die Melissa-Übung

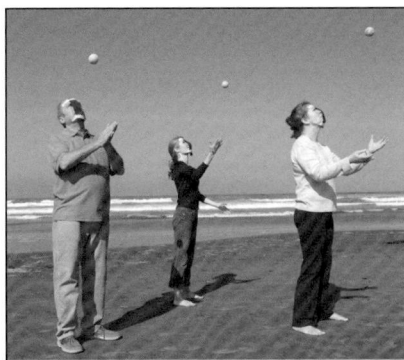

Mit einem an der Stirn und am Kinn festgeklebten Streifen Papier im Gesicht werfen Sie einen Ball von einer Hand in die andere.

Unterschied nicht erleben. Dennoch empfinden Sie es vielleicht auch als große Erleichterung von der Belastung, der dasjenige Auge ausgesetzt ist, das das andere steuert; diese Entlastung führt bei über 60 Prozent der Menschen, die diese Übung machen, unverzüglich zu einem besseren Sehvermögen.

• Mit dem Papierstreifen vor dem Gesicht werfen Sie 5 bis 10 Minuten lang einen Ball über den Kopf von einer Hand in die andere. Sie werden den Ball in Ihrer rechten Hand mit dem rechten Auge sehen, und wenn der Ball vor Ihrem Gesicht zur anderen Seite fliegt, werden Sie ihn mit dem linken Auge sehen, während Sie ihn mit der linken Hand fangen. Der Ball kann jeweils nur von einem Auge gesehen werden. Wenn Sie die Möglichkeit haben, diese Übung auf einem Trampolin zu machen, sollten Sie die Übung ausführen, während Sie hüpfen. Werfen Sie den Ball über den Kopf von einer Hand in die andere und lassen Sie jedes Auge separat arbeiten, während Sie versuchen, den Ball zu fangen.

Viele andere Varianten der Melissa-Übung werden an anderer Stelle in diesem Buch beschrieben; dies hier ist der Ausgangspunkt: mit einem an der Stirn und am Kinn festgeklebten Streifen Papier im Gesicht einen Ball von einer Hand in die andere werfen.

Sie stellen möglicherweise fest, dass diese Augen-Hand-Koordination, mit einer klaren Unterteilung zwischen den Augen, einen großen Unterschied bewirkt und Ihnen hilft, die Augen zu entspannen. Machen Sie auch weiterhin die Übung der Fokusverlagerung, die ebenfalls die Makula stimulieren wird. Wenn Sie erfrischt sind, arbeitet die Makula besser, und alle andere Teile des Auges arbeiten ebenfalls besser.

Einen schönen Anblick genießen

Oft taucht vor unseren Augen eine schöne Landschaft auf – an fernen Orten mit einer wunderschönen Aussicht. Aber selbst im Urlaub sind viele in der Gewohnheit gefangen, nicht wirklich zu schauen. Sie verbringen nur wenige Minuten hier und dort, um sich die Aussicht anzusehen. Dann beschäftigen sie sich mit ihren weiteren Urlaubsplänen oder mit beruflichen Fragen oder Problemen, die sie an ihren Computer ziehen. Ein Grund dafür ist, dass sie nicht gewohnt sind, die Schönheit zu betrachten, die unseren Blick täglich anzieht.

Bei manchen gibt es an ihrem Arbeitsplatz auch einfach nichts Schönes, was sie betrachten könnten. Und auch nicht dort, wo sie wohnen. Die meisten haben in ihrem Leben aber irgendwo Zugang zu schönen Orten, die sie sich anschauen können: einen schönen Garten, schöne Pflanzen, schöne Bilder oder auch dahin ziehende Wolken am Himmel.

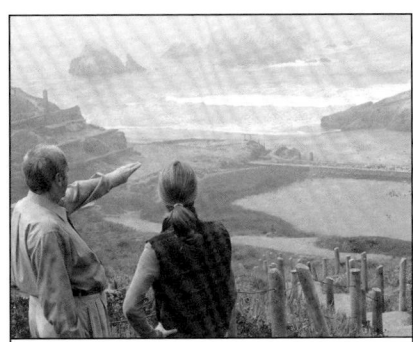

In die Ferne blicken entspannt die Augen, wenn Sie sich dabei nicht anstrengen.

Entwickeln Sie die Gewohnheit, sich täglich etwas Schönes anzusehen. Wir sollten 20 Minuten am Tag (möglichst in Abschnitte aus jeweils 4 Minuten unterteilt) dafür aufwenden, uns etwas Schönes anzusehen. Dies kann etwa mit der Übung, in die Ferne zu schauen, kombiniert werden. Verbringen Sie an jedem einzelnen Tag einige Minuten damit, sich eine schöne Szenerie anzuschauen; dadurch wird allmählich der Wunsch in Ihnen geweckt, sich Details anzusehen. Wenn Sie in Urlaub fahren, können Sie – statt nur 20 Minuten damit zu verbringen, sich schöne Details in der Natur anzusehen – am Ende vielleicht 2 oder 3 Stunden genau das tun und es dazu noch *genießen*.

Wir sind Gewohnheitstiere. Was immer wir jetzt tun, wird sich in den Dingen fortsetzen, die wir später tun werden. Entwickeln Sie die neue Gewohnheit, sich Details anzusehen: Zuerst mit Brille oder Kontaktlinsen, dann ohne, dann mit einer reduzierten Brillenstärke oder reduzierten Stärke der Kontaktlinsen, dann wieder ohne, dann vielleicht mit einer Lochbrille (Rasterbrille, die im nächsten Kapitel besprochen wird und das Zusammenziehen der Pupille unterstützt) und schließlich wieder ohne Brille oder Kontaktlinsen. Wenn wir es genießen, uns Details anzusehen, entwickeln wir eine Fertigkeit, die im modernen Leben verloren gegangen ist, und diese Fertigkeit ist die ultimative „Festung der Stärke" für unsere visuellen Systeme.

Wenn Sie lebhafte, gesunde und lebendige Augen haben, während Sie Objekte betrachten, werden Sie auch Ihren ganzen Körper entspannen, der sich vital und somit lockerer und lebendiger fühlen wird. Da die Augen den Körper *führen*, richtet sich die Haltung des Körpers danach, was die Augen sehen. Dafür zu sorgen, dass Ihre Augen lebendiger sind, kann bewirken, dass der ganze Körper lebendiger wird.

Wenn Sie sich auf Ihre Atmung konzentrieren und visualisieren, wie sich alles ausdehnt und wieder zusammenzieht, ahmen Sie damit die Bewegung des ganzen Universums nach, das in ständiger Bewegung ist, sich ausdehnt und schrumpft. Wenn Sie anfangen, dies wahrzunehmen, und sich in diese Richtung bewegen, kann Ihnen dies zu einem angenehmen Gefühl der Entspannung verhelfen, das Sie vorher vielleicht noch nicht kannten. Wenn Sie die Visualisierung der Schwärze mit dem Ausdehnen und Zusammenziehen Ihres Körpers kombinieren, stellt sich bei Ihnen ein Gefühl von einem inneren Rhythmus ein, das Sie vorher nie kannten.

Die Wiederholung dieser Übungen gibt Ihnen ein schönes Gefühl der Entspannung, das Ihren Schlaf fördert, dessen nutzbringende Effekte aber viel tiefer gehen. Wenn Ihr bewusstes Gehirn lernt, sich zu entspannen, wird es sich nicht nur entspannen, während Sie palmieren, sondern jedes Mal, wenn Sie etwas anschauen. Und das ist genau das, was Sie möchten: sich bewusst entspannen, sodass Ihr Unterbewusstsein beginnt, in einer ganz neuen Weise zu arbeiten.

Nicht die Augen zusammenkneifen!

Ihr Hang, die Augen zusammenzukneifen, ist eine der größten Hürden auf dem Weg zur Verbesserung Ihres Sehvermögens. Es ist eine Manifestation des physischen und psychischen Widerstandes gegen Verbesserungen und Veränderungen. Wenn Sie Ihre Augen in hellem Licht nicht so sehr zusammenkneifen, verlangt Ihr Gehirn, dass die Pupillen sich verengen, und wenn sie dies tun, können Sie viel klarer sehen. Sofern Sie, wenn Sie lesen, die Augen nicht zusammenkneifen, beginnen Sie, mit einem sanften Blick die Schrift auf der Seite zu sehen.

*

Wenn Sie mit den Regeln und Übungen, die wir bisher besprochen haben, ernsthaft an sich gearbeitet haben, möchte ich Ihnen gratulieren, weil dies bedeutet, dass Sie ernsthaft etwas für Ihre Gesundheit und Ihr Leben tun! Und wer soll Ihnen helfen, wenn nicht Sie selbst?

Es gibt ein altes jüdisches Sprichwort, das besagt: Wenn nicht jetzt, wann dann? Wenn *ich* mich nicht um mich kümmere, wer dann? Es ist eine Illusion zu glauben, andere könnten besser etwas für Sie tun als Sie selbst. Halten Sie sich also weiter an die Übungen, die ich Ihnen vorschlage, und Sie werden den Unterschied feststellen. Ihr Sehvermögen wird sich verbessern und Sie werden Ihr Sehvermögen ein Leben lang erhalten.

KAPITEL 3

Empfehlungen für die Arbeit am Computer

Wenn Sie am Computer arbeiten, ist es wichtig, auf Ihre Körperposition, die Beleuchtung und Ihr gesamtes Umfeld zu achten. Als Erstes sollten Sie so weit vom Bildschirm entfernt sitzen, dass Sie die Schrift gut lesen können. Der Arbeitsplatz sollte ausreichend beleuchtet sein (natürliches Licht ist am besten); das Licht sollte jedoch nicht direkt auf die Augen gerichtet sein und auch nicht vom Bildschirm reflektiert werden, sodass es blendet. Schließlich sollte der Computer an einem Platz stehen, von dem aus Sie leicht in die Ferne schauen können – neben einem Fenster oder einem langen Flur wäre ein guter Platz.

Sie können die Funktionen, die mit einem Computer verbunden sind, zu Ihrem Vorteil nutzen, indem Sie die Daten verfolgen, die auf dem Bildschirm erscheinen, oder indem Sie mit den Augen die Bewegung Ihrer Finger auf der Tastatur verfolgen. Schauen Sie sich die tatsächlichen Formen der Buchstaben an, die Sie tippen, und nehmen Sie die Zwischenräume zwischen den Buchstaben bewusst wahr.

Wenn wir an Computern arbeiten, entsteht jedoch oft eine „unsichtbare Belastung", die wir nicht wirklich empfinden. Das ist die schlimmste Art der Belastung, denn wenn Sie sie nicht erkennen, werden Sie nichts dagegen tun. Und wenn Sie sich tatsächlich überanstrengen, sind Ihre Augen nach einem Tag am Computer möglicherweise rot und Sie sind unnötig erschöpft.

Wie Sie Ermüdungserscheinungen reduzieren

Was ist das, was da eine Belastung darstellt, wenn Sie auf einen Computerbildschirm schauen? Als Erstes ist es die Ermüdung, die durch das ständige Nahsehen entsteht. -

- Wenn Sie drei Mal am Tag jeweils 8 Minuten in die Ferne blicken, kann das dazu beitragen, diese Auswirkung zu mindern. Aber nicht jeder hat so viel Zeit, deshalb würde auch zwei Mal am Tag genügen. Das könnten Sie etwa tun, *bevor* Sie mit der Arbeit beginnen, *während* der Arbeit oder am Ende des Arbeitstages (falls Ihre Augen nicht zu müde sind). Mein Vorschlag wäre, das Ganze möglichst in vier Einheiten zu unterteilen: 10 Minuten, *bevor* Sie mit der Arbeit beginnen; 6 Minuten nach 1 Stunde Arbeit; 4 Minuten nach zweieinhalb Stunden Arbeit und 6 Minuten nach 5 Stunden Arbeit. Insgesamt 20 bis 25 Minuten in die Ferne zu schauen, wenn man 6 Stunden oder mehr am Computer sitzt, ist ein Muss, um die Augen gesund und stressfrei zu halten; und natürlich sollten Sie auch die anderen Übungen machen. Das Wichtigste ist, sich nicht anzustrengen: Versuchen Sie nicht, die Dinge in der Ferne genau zu sehen, sondern nur mit den Augen *abzutasten* oder zu *überfliegen*. Verwenden Sie von Zeit zu Zeit die in Kapitel 2 unter Schritt 8 beschriebene Abdeckbrille, um das Auge zu verdecken, das in die Ferne besser sieht. Dann nehmen Sie die Brille ab und blicken weiter in die Ferne.

- Nach jeder halben Stunde, die Sie am Computer sitzen, sollten Sie etwas anderes tun und dabei Ihren Augen Aufmerksamkeit schenken, und sei es nur für einen sehr kurzen Moment. Wenn Sie sich auf die Flut von Informationen konzentrieren, die von Ihrem Bildschirm sehr lange auf Sie einströmen, wird Ihr peripheres Sehen leicht vernachlässigt. Falls das geschieht, wird Ihr zentrales Sehen übermäßig beansprucht, was zur Entwicklung des Grünen Stars (Glaukom) beitragen oder zum Verlust von klarem Sehen führen kann. Deshalb ist es unerlässlich, den Zellen, die für das *zentrale*

Sehen zuständig sind, die Möglichkeit zu geben, sich zu erholen, indem die Zellen stimuliert werden, die für Ihr *peripheres* Sehen verantwortlich sind. Dies erreichen Sie, indem Sie die *Übungen für peripheres Sehen* machen, die es Ihnen ermöglichen, die Peripherie mehr wahrzunehmen: Sie nehmen den Fußboden wahr, die Wand, die Decke und Ihre allgemeine Arbeitsumgebung. Wird das periphere Sehen mit einbezogen, strengen Sie Ihre Augen

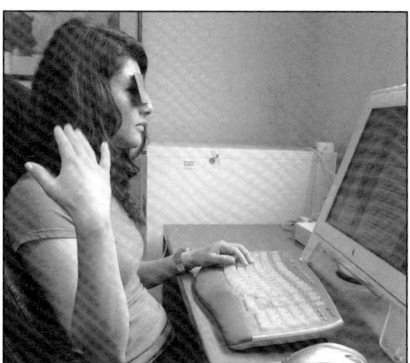

Es ist unerlässlich, den Zellen, die für das *zentrale* Sehen zuständig sind, die Möglichkeit zu geben, sich etwas zu erholen, indem die Zellen stimuliert werden, die für Ihr *peripheres* Sehen verantwortlich sind.

nicht so sehr an. Ich schlage Ihnen vor, sich ein kleines Stück Papier zwischen die Augen zu kleben, seitlich mit den Händen zu winken und einen Moment lang rückwärts und vorwärts zu schaukeln. Sollten Sie kein kleines Stück Papier zur Verfügung haben, schließen Sie das rechte Auge, winken mit den Händen schnell in entgegengesetzte Richtungen – wenn die rechte Hand oben ist, ist die linke unten, und umgekehrt – und schauen dabei nach vorne. Dann schließen Sie das linke Auge und wiederholen den Vorgang. Diese Übung muss nicht länger als 1 Minute dauern, sodass sie Sie bei der Arbeit nicht stört. Sie wird jedoch dafür sorgen, dass Sie am Computer keinen Stress mehr haben.

- Darüber hinaus kann der *Große Schwung* auch Wunder bewirken, weil er Sie von Ihrem Computer wegführt und Sie dazu bringt, eine Übung mit den Augen unter Einbeziehung des ganzen Körpers zu machen. Selbst falls Sie nur einige wenige Minuten Zeit dafür haben, wird sich Ihr Sehvermögen merklich verbessert haben, wenn Sie wieder an den Computer zurückkehren. Beim Großen Schwung stellen Sie sich mit leicht gegrätschten Beinen und leicht gebeugten Knien hin und bewegen den Körper von einer Seite zur anderen, während Sie dabei auf Ihren hochgehaltenen Zeigefinger schauen. Dabei haben Sie den Eindruck, als würde sich alles in die Ihrem Finger entgegengesetzte Richtung bewegen. Dabei sanft blinzeln. Sie brauchen das nicht länger als 1 Minute zu tun, um Ihre Augen zu entspannen und weiterarbeiten zu können. Mehr über den Großen Schwung finden Sie in Kapitel 2 unter Schritt 1.

● Eine sehr gute Möglichkeit ist auch, die *Melissa-Übung* jeden Tag 5 Minuten lang zu machen; bringen Sie sie irgendwann am Tag unter, wenn Ihre Augen noch nicht so müde sind, dass sie nicht auf eine Übung ansprechen. Auf diese Weise baut sich erst gar keine Müdigkeit auf.
Sie können die Übung während Ihrer Arbeitszeit oder in Ihrer Freizeit machen – wichtig ist aber, sie *jeden* Tag zu machen. Dabei kleben Sie einen langen Streifen Papier von der Stirn über die Nase bis zum Kinn und nehmen einen Ball, den Sie von einer Hand in die andere werfen – wie in dem Abschnitt über das Schielen (in Kapitel 5) ausführlicher beschrieben. Die Übung bewirkt, dass die Augen voneinander unabhängig sind, und lindert die Belastung.

● Irgendwann während Ihres Arbeitstages mindestens 6 Minuten zu *palmieren* kann ebenfalls nützlich sein, vorzugsweise nachdem Sie nicht mehr als 1 Stunde am Computer gesessen sind. Das Palmieren wird in Kapitel 2 unter Schritt 6 im Detail beschrieben. Dabei reiben Sie die Handflächen aneinander und legen sie sanft über die Augenhöhlen, wobei Sie sich mit den Ellbogen auf dem Computertisch abstützen, vorzugsweise auf einem Kissen, und sich auf die Atmung konzentrieren, während Ihre Augen sich entspannen. Wenn Sie das Palmieren zu einem festen Bestandteil Ihrer täglichen Routine machen, wird es Ihren Augen helfen, sich von der Belastung zu erholen, der sie ausgesetzt sind. Und mit fortschreitendem Arbeitstag sollten Sie zwischen den vorgenannten Übungen wechseln, um die nutzbringendsten Ergebnisse zu erzielen.

- Während des ganzen Arbeitstages sollten Sie unbedingt auch auf Ihr peripheres Sehen und *darauf* achten, dass *beide* Augen beim Sehen beansprucht werden. Befestigen Sie von Zeit zu Zeit, während Sie am Bildschirm lesen, ein kleines Stück Papier auf dem Nasenrücken, um das stärkere Auge zu verdecken. Dann winken Sie mit der Hand seitlich von Ihrem stärkeren Auge und lesen mit dem schwächeren Auge. Schließen Sie die Augen und versuchen Sie, sich an die letzte Zeile zu erinnern, die Sie gelesen haben, und wiederholen Sie diese zwei Mal für sich. Das hilft, da das Gehirn sich manchmal nur an das erinnert, was Sie mit dem stärkeren Auge lesen, und das bringt Sie, mit beiden Augen zu lesen.

- Es ist eine gute Hilfe, bei der Arbeit jede halbe Stunde den Blick für 15 Sekunden vom Computer abzuwenden und 1 Minute an Ihrem peripheren Sehvermögen zu arbeiten. Installieren Sie auf Ihrem Computer ein Programm, das Sie jede halbe Stunde daran erinnert, an Ihren Augen zu arbeiten! Wenn Ihr Arbeitstag beendet ist, tut es gut, ihn in einem Ritual von 3 Minuten mit Übungen zu peripherem Sehen sowie mit dem Großen Schwung abzuschließen. Dadurch werden Sie von den negativen Auswirkungen der Computerarbeit nicht zu sehr in Mitleidenschaft gezogen; und vielleicht ermuntert Sie das sogar, mehr Übungen mit Ihren Augen zu machen.

Computerarbeit führt meist zu zwei Problemen. Das eine besteht darin, dass sie bedeutet, dass wir 8 Stunden am Tag nur auf einen Computer starren. Unsere Vorfahren taten dies nicht und dank ihnen haben wir die Augen entwickelt, die wir heute haben. Kurzsichtigkeit nimmt heutzutage in erstaunlichem Maße zu. Was William Bates bei einer Untersuchung von Schulkindern in den 1920er-Jahren in New York beunruhigend fand, war die Erkenntnis, dass 6 Prozent von ihnen kurzsichtig waren. Heute sind 48 Prozent der Kinder, die in den Vereinigten Staaten zur Schule gehen, kurzsichtig! An anderen Orten der Welt sind die Zahlen leider sogar noch höher: In Hongkong sind es 62 Prozent, in Taiwan 84 Prozent. Deshalb muss die ganze Welt anfangen, die Konsequenzen zu verstehen. Feststeht, selbst wenn der Computer als solcher für diese Ergebnisse nicht verantwortlich ist, dass Nahsehen über längere Zeiträume zumindest zum Teil dafür verantwortlich ist. Diese Arbeitsweise verleitet uns dazu, das periphere Sehen außer Acht zu lassen; dadurch wird die Kurzsichtigkeit in erster Linie ausgelöst.

Die andere Schwierigkeit ist, dass Pixel einmalige Eigenschaften haben und es für das Auge schwieriger ist, sie zu sehen, auch wenn wir das in der jeweiligen Situation nicht merken. Der kumulative Effekt nach stundenlanger Computerarbeit ist jedoch erheblich. Deshalb ist es so wichtig, die Augen in periodischen Abständen immer wieder vom Bildschirm abzuwenden und die Übungen zu machen. Ebenfalls wichtig ist, bei der Arbeit oft, aber sanft zu blinzeln. Dadurch wird nicht nur das unentwegte Starren auf den Bildschirm unterbrochen, das zur Belastung der Augen beiträgt, sondern die Augen werden auch mit Feuchtigkeit versorgt und die Anspannung der Muskeln um die Augen herum wird reduziert. Und die Probleme mit brennenden, entzündeten oder juckenden Augen werden gelindert.

- Insbesondere dann, wenn Sie das Gefühl haben sollten, auf keine der Übungen anzusprechen, massieren Sie einfach von Zeit zu Zeit um die Augenhöhlen herum, vom Nasenrücken zu den Schläfen und von der Nase zu den Ohren. Entspannen Sie sich, und selbst wenn Sie nur zehn Massagestriche machen (etwa 20 Sekunden), kann die Müdigkeit, die Sie aufgebaut haben, verschwinden. Wenn Sie an einem heißen Tag arbeiten, könnte es sein, dass Sie am Ende eine unsichtbare Augenentzündung haben. Legen Sie sich deshalb einmal am Tag mit einem kalten, feuchten Handtuch um die Augen hin.

Sie sollten *keine* Toleranz gegenüber dem Aufbauen unbemerkter Müdigkeit haben. Zunächst muss es Ihnen bewusst sein, dass es sie gibt, und dann sollten Sie die Müdigkeit mit fortschreitendem Arbeitstag vertreiben.

Das Schädliche beim Lesen am Bildschirm ist, dass wir fälschlicherweise nur gelernt haben, das Dokument zu lesen, das wir vor uns haben, und nicht auf unsere Augen zu achten. Wenn wir blutunterlaufene Augen haben, gehen wir zu einem Augenarzt und bekommen Augentropfen, wobei wir uns weiterhin in dem Glauben wähnen, dass die Müdigkeit keinen negativen Einfluss auf die Augen hat. Aber sobald sie sich aufbaut, ist Ihr Sehvermögen nicht mehr in Ordnung. Und dies könnte verhindert werden, indem Sie auf die Müdigkeit eingehen.

Es ist wichtig, manchmal einen computerfreien Tag einzulegen. An diesem Tag benutzen Sie keinen Computer, sondern machen stattdessen Augenübungen. Nutzbringend ist auch, an *jedem* Tag zwischendurch eine kleine Auszeit zu nehmen, in der Sie nicht auf den Bildschirm schauen; legen Sie Zeiten fest, die für die Arbeit am Computer bestimmt sind, und solche, in denen Sie ihn *nicht* benutzen wollen. Natürlich wird dies von Mensch zu Mensch unterschiedlich sein, und während manche es vorziehen, ihren Tag so zu genießen und ihren Computer nur abends zu nutzen, machen andere es umgekehrt. Sobald Sie die Stunden festgelegt haben, in denen Sie *nicht* am Computer arbeiten, können Sie sich von der Computerarbeit erholen, indem Sie andere Dinge tun und allem mehr Beachtung schenken, was durch die Arbeit am Computer vernachlässigt wurde, wie Ihr peripheres Sehen und Ihr schwächeres Auge. Sonst können Sie durch Nahsehen *ein* Auge überanstrengen und durch Weitsehen das andere.

Abschließend sei festgestellt, dass Sie Ihren *Augen* die gleiche Wertschätzung entgegenbringen sollten wie dem Material, mit dem Sie arbeiten. Und ebenso sollten Sie Ihrer *Atmung* die gleiche Wertschätzung wie dem Projekt entgegenbringen, mit dem Sie befasst sind. In dem Moment, in dem Sie diese Entscheidungen treffen, wird der Computer Ihren Augen nicht schaden. Entscheiden Sie sich jedoch, sie zu ignorieren, kann der Computer Ihren Augen sehr schaden. Und glauben Sie nicht den Menschen, die Ihnen sagen, ein Computer könne Ihren Augen nicht schaden – allein diese Aussage kann Ihnen bereits schaden!

Kapitel 4

Brechungsfehler reduzieren und korrigieren

In diesem Kapitel finden Sie konkrete Übungsprogramme, die ich für die Behandlung von Sehproblemen im Zusammenhang mit Brechungsfehlern empfehle (– und manchmal gelingt es, die Probleme damit sogar ganz zu beheben). Dazu gehören Kurzsichtigkeit (Myopie), Weitsichtigkeit (Hyperopie), Altersweitsichtigkeit (Presbyopie) und Hornhautverkrümmung (Astigmatismus). Auch wenn dieses Kapitel sich speziell auf Brechungsfehler konzentriert, helfen die hier beschriebenen Übungen bei der Behandlung vieler Probleme, die in den Kapiteln 5 und 6 besprochen werden. Dazu gehören Schielen, Grauer Star (Katarakt), Diabetes, Grüner Star (Glaukom), Sehnerventzündung (Optikusneuritis), Netzhautablösung, Glaskörperabhebung, Makuladegeneration und *Retinitis pigmentosa* (erblich bedingte Netzhauterkrankung).

Wenn Sie derzeit bei einem Arzt in Behandlung sind, der offen ist für einen ganzheitlichen Heilungsansatz, ermuntere ich Sie, diese Informationen an ihn weiterzugeben. Gemeinsam können Sie dann Ihre Fortschritte überprüfen und meine Vorschläge an Ihre spezielle Situation anpassen. Diese Übungen sollten zusammen mit allem eingesetzt werden, was Sie sonst noch für die Heilung und Erhaltung Ihres Sehvermögens tun.

Wie bereits im Vorwort erwähnt, verschreiben manche Ärzte allzu bereitwillig chemische Substanzen oder ordnen sogar eine Operation an, um gesundheitliche Probleme zu beheben – so auch bei Sehproblemen. Und sie werden Sie oft entmutigen, wenn Sie die Hoffnung äußern, Ihre Situation könnte sich wieder normalisieren – egal, welche Anstrengungen Sie zu unternehmen bereit sind, um das Problem aus eigenen Kräften zu lösen.

Was ist letzten Endes unter Heilung zu verstehen? Heilung bedeutet nicht immer sofortige Genesung, vollständige Behebung aller Beschwerden. Das gibt es manchmal – öfter ist es jedoch so, dass wahre Heilung in kleinen Schritten erfolgt. Wahre Heilung ist einfach eine Verbesserung, wie geringfügig diese auch sein mag, innerhalb der Parameter dessen, was angesichts der Umstände in Ihrem Leben möglich ist. Es ist wichtig, Vergleiche nur mit sich selbst zu ziehen. Wenn Sie eine Verbesserung gegenüber Ihrem derzeitigen Stand erzielen können – wie geringfügig diese auch sein mag –, so geben Sie sich die Chance, diesen kleinen Erfolg zu erkennen und zu schätzen! Bauen Sie darauf auf und genießen Sie ihn. Genießen Sie jede kleine Leistung, die Sie auf Ihrem Weg erzielen, und halten Sie sich stets vor Augen, wo Sie angefangen haben.

Ich kann nicht genug betonen, wie sehr ich an die Fähigkeit von Menschen glaube, sich selbst zu heilen, indem sie gewissenhaft diese Übungsprogramme absolvieren. Meine persönliche Erfahrung durch die Arbeit an mir selbst, mit meinen Kindern und mit Tausenden von Patienten und Schülern hat mich gelehrt, dass Verbesserung möglich ist und dass die nutzbringenden Effekte dieser Übungen greifbar und in Ihrer Reichweite sind.

Wie Sie diesen Teil des Buches nutzen können

Sorgen Sie zunächst dafür, dass Sie mit den Grundübungen vertraut sind, die in Kapitel 2 beschrieben wurden. Ich werde immer wieder darauf zurückkommen. Dann wenden Sie sich *dem* Abschnitt in diesem Kapitel zu, der auf *Ihr spezielles* Sehproblem eingeht.

Halten Sie sich bei den Übungen mindestens an die in dem jeweiligen Abschnitt angegeben und von mir empfohlenen Zeitspannen.

Das Wichtigste ist, dass Sie sich in die Pflicht nehmen, diese Übungen voll in Ihren alltäglichen Ablauf zu integrieren. Ich empfehle vielleicht 6 Minuten Palmieren oder 10 Minuten Sonnenbaden, dies ist dann jedoch nur ein Ausgangswert, das absolute Minimum. Statt jeden Tag *eine bestimmte Zeit* für diese Übungen zu reservieren, wäre es ideal, während des ganzen Tages *immer wieder* Augenblicke zu finden, in denen Sie Übungen machen können, sodass die Verbesserung Ihres Sehvermögens ständig eine tragende Rolle spielt und im Vordergrund steht. Hören Sie nicht auf, sich Ihrer Augen und der Art bewusst zu sein, wie sie während des ganzen Tages funktionieren. Hören Sie nie auf, sich Details anzusehen.

Sehen Sie diesen Teil des Buches als Ausgangspunkt. Genau wie beim Muskeltraining besteht das beste Übungsprogramm *nicht* darin, einfach nur drei Mal in der Woche jeweils 30 Minuten am Tag zu trainieren und den Rest der Zeit untätig herumzusitzen. Das Beste ist, körperliche Bewegung und Übungen in *jeden* Teil Ihres Lebens zu integrieren. *Gehen* Sie den ganzen Tag. Nehmen Sie die Treppe statt des Aufzugs. Machen Sie den ganzen Tag über subtile Bewegungen und leichte Dehnübungen. Auf diese Weise tun Sie immer etwas für Ihre körperliche Bewegung und sind sich Ihrer körperlichen Verfassung immer bewusst. Das gleiche Prinzip ist auch hier wichtig:

> Wenn Sie mit den Übungen beginnen, halten Sie sich an die jeweils empfohlenen Zeitspannen und bemühen Sie sich, den ganzen Tag über immer wieder Zeit zu finden, um zu palmieren, ein Sonnenbad für die Augen zu nehmen und sich Details anzusehen. Dies bewirkt, dass Ihnen Ihr Sehvermögen allgegenwärtig bewusst sein und bei Ihnen eine Priorität haben wird, egal, was Sie sonst in Ihrem normalen Leben beschäftigt.

Nehmen Sie sich selbst mit dem Übungsprogramm langfristig in die Pflicht, und nehmen Sie sich die Zeit, Ihre Fortschritte regelmäßig zu messen. Geben Sie nicht auf! Gehen Sie nicht von der unrealistischen Erwartung einer sofortigen Heilung aus. Freuen Sie sich über jeden Erfolg, wie klein er auch sein mag, um dann weiter darauf aufzubauen. Führen Sie Tagebuch über Ihre Fortschritte und darüber, wie Sie sich dabei fühlen.

Sollten Sie an irgendeinem Punkt das Gefühl haben, dass Sie sich mit den Übungen in die falsche Richtung bewegen oder dass sie nicht so nutzbringend sind, wie Sie es sich erhofft hatten, dann kann es durchaus sein, dass Sie von einer zusätzlichen Therapie profitieren könnten. An meiner Schule, der *School for Self-Healing* in San Francisco, werden ständig Kurse angeboten und darüber hinaus biete ich auch weltweit Vorträge und Therapiesitzungen an. Ich ermuntere Sie, nach Möglichkeiten zu suchen, um mit mir oder einem von mir geschulten Praktiker zu arbeiten, wenn Sie glauben, bei Ihren Bemühungen um ein besseres Sehvermögen davon profitieren zu können.

Wie Sehhilfen zu diesen Übungen passen

Im Idealfall, solange das bei Ihnen nicht zu Stress oder Belastungen führt, machen Sie die Übungen zur Verbesserung Ihres Sehvermögens zumindest teilweise, ohne Sehhilfen zu tragen. Nachdem Sie Ihre Übungen einen Monat lang praktiziert haben, gehen Sie zu einem Optiker, der sich nicht daran stößt, dass Sie Ihre Augen trainieren, und fragen nach einer Brille, die sie 20/40 korrigiert (also 80 Prozent von 20/20). Wenn Sie mit dieser neuen Brille besser sehen können, gehen Sie noch einmal hin und holen sich eine weitere Brille mit noch schwächeren Linsen (20/40). Es stärkt Ihr Augenlicht, wenn Sie sich an die schwächeren Linsen gewöhnen.

Manche Personen mit sehr starker Kurzsichtigkeit (von 20/500 oder weniger) sollten drei verschiedene Brillen haben:

- 20/20, um nachts im Nebel sicher fahren zu können;

- 20/40, um sich tagsüber normal zu bewegen;

- 20/80, um sich selbst herauszufordern, wenn sie sich in einer vertrauten Umgebung bewegen.

In den meisten Fällen werden Sie, wenn Sie das zwei Monate so gehandhabt haben, in der Lage sein, 20/20 durch die Brille von 20/40 zu sehen. Dann können Sie noch einmal zum Optiker gehen und wieder auf Linsen von 20/40 zurückgehen (die dann die *neuen* 20/40-Linsen sind). Wir gehen davon aus, dass Sie Ihre Linsenstärke pro Jahr um zwei Dioptrien reduzieren können und dabei besser sehen werden.

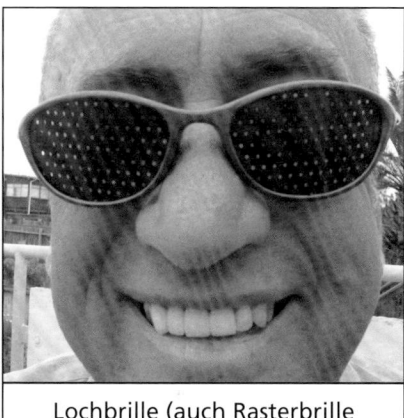

Lochbrille (auch Rasterbrille genannt)

An einem bestimmten Punkt, wenn Sie kein Problem mehr damit haben, sich *ohne* Brille draußen zu bewegen, schlagen wir vor, dass Sie sich eine Lochbrille (Rasterbrille) besorgen, die Sie in der Tasche bei sich tragen. Sehen Sie sich ohne Brille Gesichter und Schilder von Nahem an. Und wenn die Gesichter oder Schilder aus einer bestimmten Entfernung dann nicht so klar sind, setzen Sie sich die Lochbrille auf und nutzen Sie sie, um die Schilder zu lesen oder Gesichter zu erkennen.

Darüber hinaus können Sie die Lochbrille auch beim Lesen verwenden. Bevor Sie die Lochbrille beim Lesen aufsetzen, blicken Sie in die Ferne, scannen den Horizont mit den Augen ab und schauen von einem Punkt zum anderen. Als Nächstes schauen Sie in der Ferne auf Punkte, die etwas näher sind, und dann schauen Sie auf Punkte, die noch näher sind als die, die Sie zuvor angeschaut haben. Machen Sie dies mindestens 4 Minuten lang. Danach wird das Lesen durch die Lochbrille einfach sein, zumindest für die nächsten 15 bis 20 Minuten. Um Ihre Augen ausruhen zu lassen, schauen Sie zuerst ein paar Minuten in die Ferne; blicken Sie einfach in die Ferne, ohne zu versuchen, etwas Bestimmtes zu sehen. Dann *lesen* Sie 15 oder 20 Minuten lang *ohne* Brille und schauen dann wieder in die Ferne. Als

Nächstes lesen Sie eine halbe Stunde mit der Lochbrille und blicken dann wieder in die Ferne. Zum Schluss lesen Sie mit der Brille, die Sie normalerweise tragen. Diese Übung ist nicht für jeden perfekt, sie kann aber so angepasst werden, dass sie zu Ihrer Situation passt. Keine Frage ist aber, dass Sie Ihre Augen beim Lesen nie anstrengen sollten.

Achten Sie auf Ihre individuellen Fähigkeiten; wenn Sie die Lochbrille *länger* aufbehalten können, dann ist das in Ordnung. Was Sie erreichen möchten, ist einfach: sich nach und nach abzugewöhnen, Ihre Brille *ständig* zu nutzen.

Sofern Sie nicht stark kurzsichtig sind (wenn Sie also 20/200 oder besser sehen können), schlage ich Ihnen vor, überall ohne Brille hinzugehen, es sei denn, Sie müssen Auto fahren oder es gibt bestimmte andere Sicherheitsgründe, die es erforderlich machen, eine Brille zu tragen. Tragen Sie die Lochbrille währenddessen stets in der Tasche dabei. Wenn Sie ein Schild sehen, das Sie zwar lesen können, aber nur mit Schwierigkeiten, oder das Sie *kaum* lesen können, bei dem Sie aber zum Teil den Konturen folgen können, dann setzen Sie die Lochbrille auf und schauen Sie sich das Schild noch einmal an. Die Lochbrille wird Ihnen oft helfen, das Schild besser zu lesen. Die Lochbrille funktioniert bei zwei Drittel der Menschen, aber nicht bei jedem. Sie funktioniert auch bei den meisten meiner Schüler, bei mir jedoch nicht. Da solche Brillen jedoch nicht teuer sind, lohnt es sich, sie auszuprobieren.

⋆

Stellen Sie sich vor, Sie verwenden einen Projektor, um einen Film zu zeigen. Wenn Sie die (mobile) Leinwand *zu weit* von dem Projektor entfernt aufstellen (weiter als der Brennpunkt der Linse), ist das Bild verschwommen. Für jemanden, der *kurzsichtig* ist, sieht die Welt so aus. Die Dinge in der Nähe sind klar, aber Dinge, die weiter entfernt sind, bleiben verschwommen. Bei *Weitsichtigkeit* ist es so, als würde die Leinwand zu nahe bei dem Projektor aufgestellt. Die Dinge in der Nähe sind verschwommen, aber die, die weiter weg liegen, sind klar. Bei Altersweitsichtigkeit ist die Linse zu steif, sodass Dinge in der Nähe nicht im Fokus sind, weil die Linse nicht rund genug ist und das Bild nicht klar auf die Netzhaut fällt.

Kurzsichtigkeit

Kurzsichtigkeit ist eine Sehstörung, bei der ein Mensch Objekte aus der Nähe klar sehen kann, während Objekte in der Ferne verschwommen erscheinen. Kurzsichtigkeit tritt auf, wenn der Augapfel zu lang ist und das einfallende Licht nicht korrekt gebrochen wird; das ist der Grund dafür, dass Objekte in der Ferne verschwommen erscheinen.

Bei starker Kurzsichtigkeit handelt es sich um einen extremen Fall von Fehlsichtigkeit, bei der eine Korrektur von mehr als acht Dioptrien erforderlich ist und die stetig fortschreitet. Auch wenn Sie mit der Korrektur, das heißt, mit Ihrer entsprechend verordneten Sehhilfe, gut sehen, wird der Augapfel immer länger, und dies führt dazu, dass die Netzhaut dünn wird, sodass die Gefahr einer Netzhautablösung besteht. Diese Ablösung bewirkt, dass den Fotorezeptoren lebenswichtige Nährstoffe vorenthalten werden, und sie kann zu Blindheit führen. Neben der Netzhautablösung gibt es viele andere schwerwiegende Probleme wie Grüner Star und Makuladegeneration, die sich entwickeln können, wenn sich Ihr Sehvermögen ohne Brille nicht verbessert. In dem Maße, wie sich Ihr Sehvermögen verbessert, gewinnt auch der Augapfel seine normale runde Form wieder.

Darum ist meine Arbeit von so entscheidender Bedeutung. Sie können sie als Physiotherapie für die Augen betrachten. Und in diesem Fall ist die Therapie sehr wichtig. Wenn Sie die Länge des Augapfels reduzieren, und sei es nur um einen halben Millimeter, und verhindern, dass die starke Kurzsichtigkeit weiter fortbesteht, dann können Sie eine zu erwartende Netzhautablösung und vorher eine Glaskörperabhebung verhindern. Die Abhebung des Glaskörpers von der Netzhaut führt zu Blutungen und dichten schwarzen Flecken. Sofern es bei Ihnen bereits zu Abhebungen gekommen ist, kann dies Ihnen helfen, weitere zu verhindern. Während Ärzte darauf bedacht sind, die Abhebung zu beheben, nachdem sie aufgetreten ist (wobei sie möglicherweise gut daran tun, dies zu machen), und Ihnen einfach sagen, dass eine Glaskörperabhebung in den meisten Fällen nicht schädlich sei (auch damit haben sie recht), entfernen sie den Glaskörper manchmal auch, wenn sie der Meinung sind, dass eine Abhebung wichtige Teile der Netzhaut schädigen könnte. Dies ist wie bei einer Gitterdegeneration (Degeneration der Netzhaut), bei der der Glaskörper entfernt wird, um eine Ablösung der Netzhaut zu vermeiden, die die Makula mitnimmt und zu einem Makulaloch führt.

Deshalb arbeiten *wir* daran, Ihre Kurzsichtigkeit zu reduzieren, und diese Kurzsichtigkeit kann mit Augenübungen deutlich reduziert werden. Aus diesem Grund sind die Augenübungen wichtig für jeden, der acht Dioptrien oder mehr hat. Wir gehen davon aus, dass Sie Ihre Kurzsichtigkeit in den ersten zwei Jahren um zwei Dioptrien pro Jahr verbessern können und im darauffolgenden Jahr um einein-halb Dioptrien und dann im Weiteren um eine Dioptrie. Langsam, aber sicher werden Sie Ihr Sehvermögen verbessern, bis Sie Ihre Brille nicht mehr benötigen. Wir hoffen, dass Sie eine starke Verbesserung erzielen, aber selbst wenn es nur eine Verbesserung um eine halbe Dioptrie ist, könnte das Ergebnis für den Rest Ihres Lebens erstaunlich sein.

Selbst Menschen, die wegen ihres schlechten Sehvermögens drei Brillen tragen (eine mit 20/80, eine mit 20/40 und eine mit 20/20), sollten Augenblicke finden, in denen sie *keine* Brille tragen – und sie werden feststellen, dass sie danach mit allen drei Brillen besser sehen. Sie können dies zum Beispiel bei sehr klaren Lichtverhältnissen tun, etwa in Ihrem Hof oder auf einer vertrauten Straße oder bei gutem Licht in Ihrer Wohnung. Die 20/80 und die 20/40 werden beide klarer und die 20/20 wird schärfer. Je weniger Sie Ihre Brillen tragen, desto besser werden Sie mit Ihren Brillen sehen können. Sofern Sie sich ohne Brille nicht zu sehr anstrengen müssen, um zu sehen, werden Sie auf diese Weise mit der Zeit die verordnete Brillenstärke reduzieren können. Und am Ende werden Sie *ohne* Brille gut sehen können. Dies zeigt uns, wie *ein* Problem zum anderen führt, wenn wir uns nicht ständig bemühen, unser Sehvermögen zu verbessern.

Zu den Übungen, die nützlich sind, um Kurzsichtigkeit zu korrigieren, gehören Fokusverlagerung, Palmieren, Übungen zu peripherem Sehen, mit der Lochbrille lesen und Nachtspaziergänge. Investieren Sie mindestens 1 Stunde am Tag für diese Übungen und denken Sie daran, diese Zeit von insgesamt 1 Stunde nicht kompakt in *einen* Block zu packen. Bemühen Sie sich, während des ganzen Tages Zeit zu finden, um zwischendurch immer wieder an Ihrem Sehvermögen zu arbeiten. Versuchen Sie, einmal in der Woche einen Nachtspaziergang zu machen. Sofern Sie in einer Gegend wohnen, wo es nicht sicher ist, nachts spazieren zu gehen, können Sie den Spaziergang vielleicht auch dadurch ersetzen, dass Sie 45 Minuten in einem dunklen Zimmer umhergehen; durch die Bewegung können Sie Ihre Stäbchenzellen aktivieren – allerdings ist das natürlich kein perfekter Ersatz für einen nächtlichen Spaziergang im Freien.

Sobald Sie eine Besserung bemerken, wäre es gut, die für jede Übung empfohlenen Zeiträume nach Möglichkeit zu verlängern. Dies kann unter Umständen zu einer noch stärkeren Verbesserung Ihres Sehvermögens führen. Wenn ich 1 Stunde Übungszeit empfehle, so ist dies als Minimum zu betrachten. Bei sehr starker Kurzsichtigkeit sollten Sie vielleicht mit 1 Stunde am Tag beginnen und dann, wenn Sie eine Verbesserung bemerken, die Zeit auf 2 Stunden am Tag oder mehr verlängern. 1 Stunde am Tag mag viel erscheinen, wenn Sie sehr beschäftigt sind, aber an einem anderen Tag ist es vielleicht keine große Sache, mehrere Stunden dafür aufzuwenden!

Das Übungsprogramm bei Kurzsichtigkeit

- *Nachtspaziergang:* 45 Minuten, einmal die Woche
- *Fokusverlagerung:* 10 Minuten pro Tag in den ersten zwei Monaten; danach 5 Minuten pro Tag und zusätzlich während des ganzen Tages jeweils 30 Sekunden hier und 30 Sekunden da ... Sie sollten hier und da einige Minuten finden, um *Details* Aufmerksamkeit zu schenken, bis dies fest in Ihrem Unterbewusstsein verankert und ein Automatismus geworden ist. Von Zeit zu Zeit können Sie sich selbst kontrollieren und beobachten, dass Sie ständig von Detail zu Detail blicken, fortwährend auf immer kleinere Details.

- *Palmieren:* täglich 20 Minuten

- *Übungen zu peripherem Sehen:* täglich 10 Minuten

- *Zusatzübung:* Den Ball werfen und fangen

Für diese letzte Übung benötigen Sie einen Tennisball,
eine Sehprobentafel und Ihre
Sonnenbrille, bei der ein Glas
herausgenommen und das
Glas vor dem stärkeren Auge
mit einem dunklen Isolier-
oder Klebeband abgeklebt wurde. Die Sehprobentafel sollte
auf Augenhöhe an der Wand
befestigt werden. Im Grunde
geht es bei dieser Übung darum, dass Sie sich die Brille
aufsetzen, mit dem Tennisball
in Augenhöhe auf die Sehprobentafel zielen und dann versuchen, den Ball wieder zu fangen. Aber es ist in Wirklichkeit
etwas komplizierter.

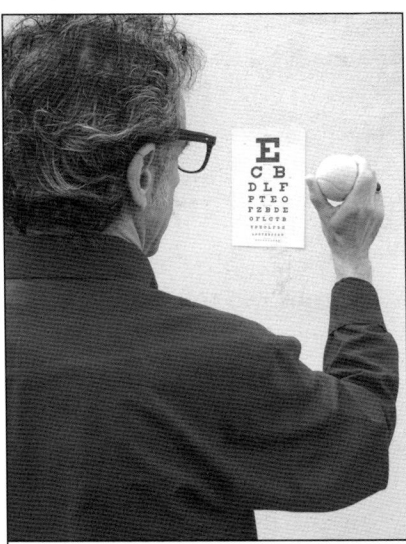

Sie tragen Ihre Abdeckbrille, bei
der das stärkere Auge verdeckt
ist, und zielen mit dem Ball auf
die Sehprobentafel.

Zusatzübung: Den Ball werfen und fangen

- Stellen Sie sich in einem solchen Abstand vor die Sehprobentafel hin, dass Sie die obersten drei Zeilen gut lesen können,
die mittleren Zeilen mit einiger Schwierigkeit und die unteren Zeilen nur verschwommen sehen. Das ist der richtige Abstand, aus dem Sie die Möglichkeit haben, eine Verbesserung
zu erzielen. Sie sollten dabei nicht weniger als 90 cm von der
Tafel entfernt stehen, während jeder Abstand, der darüber
hinausgeht und mit dem Sie zurechtkommen, in Ordnung
sein dürfte. Wichtig ist, nicht zu streng mit sich selbst zu sein.

Wenn 1,50 m Ihr Abstand ist, dann bemühen Sie sich, mit 1,50 m eine Verbesserung zu erzielen; sind 2,10 m der Abstand, mit dem Sie gut zurechtkommen, dann nehmen Sie 2,10 m, um eine Verbesserung zu erzielen. Denken Sie daran, dass Sie etwas sehr Persönliches suchen und sich nur mit sich selbst vergleichen sollten.

• Dann setzen Sie Ihre billige Sonnenbrille auf, bei der die Gläser herausgenommen wurden und die Seite des stärkeren Auges mit einem dunklen Klebeband abgeklebt ist. Nehmen Sie den Tennisball und strecken Sie die Hand Richtung Sehprobentafel aus. Zielen Sie mit dem Ball auf einen der größten Buchstaben auf der Tafel. Ziehen Sie den Arm mehrere Male wieder zurück, um ihn dann wieder auszustrecken, so, als würden Sie sorgfältig zielen. Stellen Sie sich dabei vor Ihrem geistigen Auge vor, wie der Ball auf die Tafel trifft und in Ihre Hand zurückfliegt. Dann werfen Sie den Ball gegen die Tafel und versuchen, ihn wieder zu fangen.

• Versuchen Sie, den Ball aus allen möglichen Winkeln zu werfen, die im Rahmen Ihrer Möglichkeiten liegen. Werfen Sie ihn aus einem Winkel von *einer* Seite, dann aus einem Winkel von der *anderen* Seite. Werfen Sie ihn in einem Bogen, dann geradeaus. Dann nehmen Sie die Brille ab und schauen noch einmal auf die Tafel.

• Nehmen wir an, als Sie mit dem abgedunkelten Brillenglas angefangen haben, konnten Sie die ersten drei Zeilen mit beiden Augen sehen, aber möglicherweise nur die großen Buchstaben, oder die ersten zwei Zeilen mit dem schwächeren Auge. Einige von Ihnen werden die ersten drei Zeilen immer noch sehen, nur verschwommener mit dem schwächeren Auge.
Nachdem Sie den Ball in alle beschriebenen Richtungen geworfen haben, werden Sie, wenn Sie die Brille abnehmen (und wenn Sie zu den 80 Prozent der Menschen in meinem Workshop gehören), sehr wahrscheinlich die vierte Zeile sehen und einen Buchstaben oder zwei von der fünften Zeile. Dann können Sie die sechste Zeile anschauen, die Sie nicht lesen konnten, und die Zwischenräume zwischen den Buch-

staben ansehen. Sie könnten sogar versuchen, sich die siebte Zeile anzusehen, und falls es Sie nicht anstrengt, schauen Sie auf die achte Zeile und konzentrieren Sie sich auf die Zwischenräume zwischen den Buchstaben.

Dann schließen Sie die Augen und rufen sich die Buchstaben und die Zwischenräume in Erinnerung. In meinem Workshop sagt die ganze Gruppe oft mehrmals hintereinander: „Buchstabe, Zwischenraum." Das heißt, wenn Sie in einer Zeile acht Buchstaben haben, sagen Sie acht Mal „Buchstabe" und sieben Mal „Zwischenraum", damit es wirklich klar ist, dass Sie die Buchstaben und die Zwischenräume vor Ihrem geistigen Auge sehen. Sofern es eine Zeile ist, in der Sie die Zwischenräume zwischen den Buchstaben noch sehen können, die Buchstaben selbst aber nicht voneinander unterscheiden können, könnten Sie sagen: „Zeichen, Zwischenraum." Dann lassen Sie den Blick zur vierten Zeile zurückwandern, die jetzt möglicherweise viel klarer erscheint. Dann lassen Sie den Blick zur fünften Zeile zurückwandern und Sie können möglicherweise fast alles lesen. An diesem Punkt wissen Sie, dass sich bei Ihnen eine vorübergehende Verbesserung eingestellt hat, die sich möglicherweise in mehr als 50 Prozent der Fälle, in denen Sie erneut auf die Tafel schauen, wiederholt.

Wenn die fünfte Zeile klarer wird, aber noch nicht jeder Buchstabe klar ist, schließen Sie die Augen und sagen: „Die Buchstaben sind schwarz und die Seite ist weiß." Sagen Sie das fünf Mal, dann öffnen Sie die Augen und schauen sich die Buchstaben noch einmal an. Dahinter steht die Idee, sich nicht anzustrengen, indem Sie versuchen, die Details jedes separaten Buchstabens zu erkennen, sondern stattdessen nur den Zusammenhang zwischen ihnen zu erkennen, der darin besteht, dass das eine ein Zwischenraum und das andere ein Buchstabe ist.

Nun setzen Sie die Brille wieder auf und werfen den Ball erneut an die Tafel. Wenn Sie diese Übung oft genug wiederholen, führt dies zu positiven temporären Ergebnissen und verbessert mit der Zeit bei vielen die Fähigkeit, auch die unteren Zeilen auf der Tafel zu lesen.

Eine abgewandelte Form der Übung besteht darin, dass Sie dabei auf der Stelle laufen. Zusätzlich befestigen Sie einen mittelgroßen Streifen schwarzes Papier auf dem Nasenrücken, sodass dieser Ihr stärkeres Auge verdeckt. Laufen Sie auf der Stelle und werfen den Ball an die Sehprobentafel, um ihn dann wieder zu fangen, wenn Sie können. Mit der anderen Hand winken Sie schnell seitlich von Ihrem stärkeren Auge, sodass es nur der Peripherie Beachtung schenken kann – vorausgesetzt, Sie blicken geradeaus auf das Papier, das das Auge verdeckt. Die Aufgabe besteht darin, die seitlich winkende Hand nie aus den Augen zu verlieren. Das Wichtige hierbei ist, dafür zu sorgen, dass Ihre beiden Augen zusammenarbeiten. Der Grund, warum Sie dabei auf der Stelle laufen, ist der, Sie in Bewegung zu halten, damit Ihr Blick nicht erstarrt. Wenn es gelingt, die Neigung zu unterbinden, den Blick erstarren zu lassen, ist dies der Anfang zu besserem Sehen.

Der nächste Schritt besteht darin, mit dem Papier, das Ihr stärkeres Auge verdeckt, auf der Stelle zu laufen und den Ball mit einer anderen Person hin und her zu werfen. Befestigen Sie das Papier nicht mitten vor den Augen. Achten Sie darauf, dass es Ihr *stärkeres* Auge verdeckt, sodass sie sowohl am peripheren Sehen des stärkeren Auges als auch am zentralen Sehen des schwächeren Auges arbeiten.

Wenn Sie auf die Sehprobentafel schauen, bevor Sie diese Übung beginnen, blicken Sie auf die unterste erkennbare Zeile, in der Sie die meisten Buchstaben, aber nicht alle sehen können. Wählen Sie einen Buchstaben aus, den Sie klar sehen können. Schließen Sie die Augen, dann stellen Sie sich den Buchstaben vor Ihrem geistigen Auge vor und sagen ihn laut. Wenn es zum Beispiel ein Z ist, das Sie klar sehen können, sagen Sie: „Das Z sieht klar aus. Das Z sieht wunderbar aus. Das Z ist schwarz und die Seite ist weiß." Damit verdeutlichen Sie, dass Sie zu würdigen wissen, was Sie sehen. Genießen Sie es, dass Sie den Buchstaben klar sehen. Statt zu sagen: „Ich sehe nicht klar", sagen Sie: „Das ist es, was ich sehe, und es ist wunderbar." Das ist eine positive Verstärkung, aber in einer sehr greifbaren Form. Das Z *ist* wunderbar! Auch wenn es verschwommen aussieht, Sie genießen in jedem Fall, wie es aussieht. Achten Sie das, was Sie bereits haben und können, und arbeiten Sie damit!

Ich bin etlichen Menschen begegnet, die ihr Sehvermögen *ohne* Brille mit dem vergleichen, das sie *mit* Brille haben, und nicht das genießen können, was sie haben. Sich selbst zuzugestehen, das zu genießen, was Sie haben, ist jedoch der Punkt, an dem die Heilung beginnt. Es ist, wie das alte Sprichwort besagt: dass derjenige reich ist, der mit dem zufrieden ist, was er hat. Wir sprechen über einen Bereich, in dem die Menschen so emotional sind und in dem ihnen so sehr bewusst ist, was *nicht* da ist, dass sie nie wirklich dankbar für das sind, was sie tatsächlich schaffen können. Sagen Sie also einfach mal: „Das O ist toll! Das A ist toll!"

Schauen Sie dann wieder auf die Tafel, um zu sehen, ob Sie *mehr* Buchstaben erkennen können. Wenn ja, seien Sie dankbar, weil die Tatsache, dass Sie es können, der Vorstellung widerspricht, in der viele Ärzte gefangen sind, nämlich, dass die Augen sich nicht verbessern können. Das ist falsch! Die Verbesserung mag vorübergehend sein, sie zeigt Ihnen aber die Möglichkeit auf, dass tägliches Wiederholen dieser Übung Ihnen mit der Zeit helfen wird, Ihre Kurzsichtigkeit zu bessern.

Bevor Sie Ihren Abstand zu der Tafel *verändern*, wenn Sie diese Übung machen, sollten Sie eine klare Verbesserung aus *der* Entfernung festgestellt haben, die Sie ursprünglich für sich festgelegt hatten. Manche Menschen sind versucht, ihren Abstand zu schnell zu verändern. Wenn sie zum Beispiel aus der Entfernung von 1,50 m wirklich gut sehen, nachdem sie zuerst aus 1,50 m nicht gut gesehen haben, erhöhen Sie den Abstand schnell auf 3 m. Sie müssen jedoch verstehen, dass das Auge einer kurzsichtigen Person sehr steif ist und der Geist einer kurzsichtigen Person auf das Sehvermögen fixiert ist, das sie hat.

Wenn Sie sich also bei dem Abstand von 1,50 m verbessern, genießen Sie Ihre Verbesserung! Gewöhnen Sie sich an die Klarheit aus dieser Entfernung. Erleben und genießen Sie sie. Genießen Sie die Tatsache, dass Sie besser sehen und dass Sie Ihren Fortschritt messen können. Bleiben Sie sechs Monate bei diesem Abstand, bevor Sie ihn um 60 cm erhöhen. Wenn Sie aus der neuen Distanz eine Verbesserung feststellen, bleiben Sie sechs Monate bei diesem neuen Abstand, dann erhöhen Sie ihn um weitere 90 cm. Was von Dauer ist, ist die allmähliche Verbesserung. Sie müssen täglich daran arbeiten und dürfen das nicht vernachlässigen.

- Eine zusätzliche Übung besteht darin, aus einem Abstand, der gut für Sie ist, auf die Sehprobentafel zu schauen. Blicken Sie auf eine Zeile, die Sie fast lesen können, dann lassen Sie den Blick von dort zwei Zeilen höher zu Buchstaben wandern, die Sie leicht lesen können, die aber nicht scharf sind. Nehmen Sie ein Blatt Papier und füllen Sie eine ganze Seite mit Buchstaben dieser Größe. Erstellen Sie zwei Seiten mit willkürlich gewählten Buchstaben, etwa zwischen 12 und 20 Buchstaben auf jeder Seite. Sollte Ihr Sehvermögen mit so vielen Buchstaben auf einem Blatt sehr gefordert sein, dann nehmen Sie so viele Blätter, dass Sie mindestens 12 verschiedene Buchstaben haben, um sie anzusehen.

- Nun hängen Sie die Blätter neben die Tafel und lesen sie aus der gleichen Entfernung, aus der Sie vorher die Tafel gelesen haben, und geben Ihren Augen Zeit, sich daran zu gewöhnen, sich aus diesem Abstand auf die Buchstaben zu fokussieren. Um sicherzugehen, dass Sie sich wirklich auf diese Buchstabengröße fokussieren, lesen Sie sie von links nach rechts und von rechts nach links, von oben nach unten und diagonal, damit Sie die Buchstaben nicht einfach auswendig aufsagen. Diese Übung lässt sich am besten machen, wenn Sonnenlicht direkt auf das Blatt fällt. Sie können diese Übung auch mit der billigen, abgedeckten Sonnenbrille machen, bei der Sie nur mit dem schwächeren Auge sehen. Dabei müssen Sie erneut bestimmen, welche Buchstabengröße bei dem schwächeren Auge gut, aber nicht scharf ist. Dann wiederholen Sie die vorgenannten Schritte, um anschließend noch einmal mit beiden Augen zu Ihren ursprünglichen Blättern zurückzukehren.

- Schauen Sie die Buchstaben an, die Sie gedruckt haben, und dann sehen Sie wieder auf den Shifter. Lassen Sie den Blick mit viel Geduld auf jedem Streifen – sowohl auf den schwarzen als auch auf den weißen Streifen – nach oben und wieder nach unten wandern. Sofern Sie extrem kurzsichtig sind, schauen Sie auf die dickeren Streifen; wenn Sie nicht so kurzsichtig sind, schauen Sie auf die dünneren Streifen und dann wieder auf die Tafel, um zu sehen, ob Ihr schwächeres Auge die Buchstaben gut verfolgen kann. Manchmal können Sie die Tafel aus der Entfernung, in der Sie davorstehen, mit beiden Augen sehen, aber mit dem schwächeren Auge können Sie nicht einmal mehr zwei Zeilen darüber sehen – und das ist in Ordnung so.

- Sie schauen auf den Shifter und Sie schauen auf die größeren Buchstaben und dann schauen Sie auf die Buchstaben, die Sie gedruckt haben, und Sie sehen den Zwischenraum zwischen den Buchstaben. Sie sehen das Weiß dazwischen und vielleicht können Sie einige der Buchstaben sogar erraten; und dann schauen Sie wieder mit beiden Augen. 80 Prozent der Menschen sehen die Buchstaben dann eine Zeit lang wesentlich klarer.

Sie sollten so lange damit arbeiten, bis die Ergebnisse zufriedenstellend sind. Sie werden manchmal vielleicht eine Pause bei den Übungen einlegen oder sie mitunter ändern. Statt immer das gleiche Programm zu absolvieren, können Sie davon abweichen, um den Geist frisch zu halten und weiterhin engagiert bei der Sache zu sein – auf diese Weise verhindern Sie, sich zu langweilen. Dann kehren Sie wieder zu den ursprünglichen Übungen zurück. Sie sollten Geduld mit sich haben, da jede Verbesserung des Sehvermögens etwas mit Geduld zu tun hat.

- In die Ferne zu schauen ist ebenfalls eine sehr wichtige Übung bei Kurzsichtigkeit. Gehen Sie mindestens einmal am Tag mit einem abgedeckten Brillenglas vor Ihrem stärkeren Auge umher und schauen Sie Dinge in mittlerer oder großer Entfernung an. Winken Sie dabei seitlich des abgedeckten

stärkeren Auges schnell mit der Hand; klopfen Sie gelegentlich ganz sanft mit den Fingern auf das abgedeckte Brillenglas, nur um es zur Kenntnis zu nehmen und seine Existenz zu
bestätigen. Sie können mit dem Ball spielen oder einfach
Fenster und Bäume oder Wolken anschauen. Wenn Sie aus einer kurzen Distanz schauen, befestigen Sie das kleine Stück
Papier auf dem Nasenrücken vor Ihrem stärkeren Auge und
winken seitlich des stärkeren Auges schnell mit der Hand. Sie
können lesen oder Gegenstände aus der Nähe betrachten,
auch im Haus, wobei Sie nur das kleine Abdeckpapier benutzen. Der Grund für diese Übung ist, dass Sie bei Ihrem stärkeren Auge eine maximale Peripherie brauchen, um das schwächere Auge nicht anzustrengen.

- Wenn Sie einmal etwas mehr Zeit haben, um an Ihrem Sehvermögen zu arbeiten, dann schauen Sie mit beiden Augen
offen in die Ferne; anschließend verdecken Sie Ihr stärkeres
Auge für 15 Sekunden mit der Abdeckbrille und nehmen Sie
danach wieder ab. Winken Sie seitlich schnell mit den Händen, schließen Sie die Augen und visualisieren Sie, dass Sie
mit beiden Augen in die Ferne sehen. Dann visualisieren Sie,
dass Sie nur mit dem schwächeren Auge in die Ferne sehen.
Als Nächstes visualisieren Sie, dass Sie nur mit dem stärkeren
Auge in die Ferne sehen, um sich sodann vor Ihrem geistigen
Auge vorzustellen, dass Sie mit *beiden* Augen in die Ferne sehen. Öffnen Sie die Augen und winken Sie seitlich schnell mit
den Händen, damit Sie die Peripherie nicht verlieren. Führen
Sie die Hände dabei zuerst näher an das Gesicht heran und
dann weiter vom Gesicht weg. Immer wieder vom Gesicht
wegführen und dann langsam wieder heranführen und wieder zurück ..., während Sie die Peripherie im Blick behalten.
Achten Sie darauf, dass Ihre Arme dabei nicht ermüden. Massieren Sie die Augen nach einer Weile um die Augenhöhlen
herum oder pausieren Sie, indem Sie einfach nichts tun. Aber
schauen Sie immer wieder in die Ferne, jeweils bis zu 4 oder 6
Minuten oder sogar bis zu 20 Minuten. Wichtig ist, dass Ihre
Augen nicht ermüden, wenn Sie in die Ferne blicken – auf
diese Weise werden Sie Ihre Augen sehr gut entspannen.

Ich habe festgestellt, dass Menschen, die hüpfen – zum Beispiel auf einem Trampolin – oder die auf der Stelle laufen, anschließend aufgrund des zusätzliches Blutflusses zum Gehirn besser sehen können. Deshalb sollten Sie alle diese Übungen nach dem Hüpfen kurz wiederholen. Kinder sprechen besser darauf an als Erwachsene, aber es funktioniert auch gut bei Erwachsenen. Das Hüpfen oder Auf-der-Stelle-Laufen sollte zwar eine Herausforderung sein, aber keine allzu große. Sollten Sie ein wenig übergewichtig sein, hüpfen Sie nicht so viel, sondern laufen Sie stattdessen nur auf der Stelle. Wenn Sie normalgewichtig und schlank sind, hüpfen Sie auf einem großen Trampolin (sofern Sie eines zur Verfügung haben) und arbeiten anschließend mit der Sehprobentafel. Wenn Sie kein Trampolin haben, hüpfen Sie auf dem Boden oder laufen schnell auf der Stelle – und Sie werden feststellen, dass die Augenübungen effektiver werden.

Nachbemerkung

Die meisten Menschen mit Kurzsichtigkeit haben irgendwo einen Brennpunkt, an dem sie gut sehen können. Sagen wir, jemand sieht aus der Entfernung von 30 cm gut. Diese Person sollte dann die Augenübungen mit Sehprobentafeln und Bildern und darüber hinaus aus einer Entfernung von rund 33 cm alles machen, was hilfreich sein kann, um sich Details anzusehen und den Fokus zu verlagern, und anschließend den Abstand auf etwa 35 cm erhöhen. Mit der schrittweise erfolgenden Erhöhung des Abstandes um jeweils etwa 2,5 cm kann das Sehvermögen entwickelt werden, sodass man mit der Zeit aus einer immer größeren Entfernung besser sieht. Das heißt, jeweils 2,5 cm mehr Abstand von der Sehprobentafel oder der Seite mit der Groß- und Kleinschrift, wobei ein Abstand von 2,5 cm von der Seite mit dem Groß- und Kleingedruckten vergleichbar ist mit   einem Abstand von 60 cm von der Sehprobentafel. Mit jeder Strecke von 2,5 cm, um die Sie den Abstand vergrößern, können Sie eine weitere Zeile mit *kleinerer* Schrift lesen.

Und vergessen Sie nicht, die Übungen bei starkem Licht (wie Sonnenlicht oder im Haus mit einer Glühbirne von 200 Watt / E27 oder mehr) zu machen. Sie werden feststellen, dass das Licht Ihre Fähigkeit verbessert, kleinere Details aus einer etwas größeren Entfernung zu sehen. Und das ist es, was Sie erreichen möchten: immer etwas besser zu sehen. Die allmähliche Verbesserung ist eine dauerhafte Verbesserung, aber Sie müssen täglich daran arbeiten. Sie dürfen nicht nachlässig sein, sondern sollten unermüdlich daran arbeiten. Sie wechseln vielleicht die Übungen oder konzentrieren sich auf andere Bereiche – wichtig ist jedoch, dass Sie *kontinuierlich* daran arbeiten. Denken Sie an die Sehprobentafeln hinten in diesem Buch, mit denen Sie intensiv üben können. Wählen Sie *eine* Tafel aus, um damit Ihre Fortschritte zu messen (ohne dass Sie deren Text auswendig lernen!), und *üben* Sie mit den übrigen Tafeln.

Weitsichtigkeit

Bei Weitsichtigkeit handelt es sich um eine Fehlsichtigkeit, bei der der Augapfel zu kurz ist. Weil der Augapfel zu kurz ist, wird das ins Auge gespiegelte Bild erst hinter der Netzhaut abgebildet und auf der Netzhaut erscheint es unscharf. Da der Augapfel zu kurz ist, kann es sein, dass Sie nah oder weit verschwommen sehen und dass Sie weder beim Nah- noch beim Weitsehen einen Brennpunkt haben, an dem Sie gut sehen.

Bei Kurzsichtigkeit werden normalerweise Minuslinsen verordnet (Reduzierung). Weitsichtigkeit wie auch Alterssichtigkeit (Presbyopie) werden, bevor sie durch Übungen zur Verbesserung des natürlichen Sehvermögens geheilt werden, mit Positivlinsen oder Pluslinsen korrigiert (Vergrößerung). Positivlinsen werden auch verordnet, wenn Ihre Augenlinsen, die Ihr inneres Vergrößerungsglas sind, operativ entfernt werden, weil sie von Geburt an durch Grauen Star getrübt sind. Bei alledem kann mit Übungen zur Verbesserung des natürlichen Sehvermögens geholfen werden.

Viele Kinder unter sechs Jahren sind weitsichtig, das heißt, dass sie von Weitem gut sehen, von Nahem aber nicht so gut. Bei Kindern, die mit Grauem Star geboren werden und bei denen die Linsen operativ entfernt wurden, wird das Sehvermögen mit Plusgläsern oder Pluskontaktlinsen korrigiert, die wie Vergrößerungslinsen wirken. Bei Kindern ist es also genauso wie bei Erwachsenen: Weil unsere Linse eine Vergrößerungslinse ist, ist ihre Linse auch eine Vergrößerungslinse. Deshalb ist es so wichtig, zu bedenken, wenn Sie Ihrem Kind vor dem Alter von sechs Jahren das Lesen beibringen möchten, dass dies zu einer Überanstrengung der Augen führen kann. *Vor diesem Alter* ist es für Kinder besser, Bilder und Formen zu betrachten, als Buchstaben anzuschauen. Wenn Ihr Kind dennoch früh lesen lernen soll, verwenden Sie Großdruck.

Nach allgemein vorherrschender Auffassung wird es als normal angesehen, wenn Menschen ab Mitte Vierzig weitsichtig werden. Es wird nicht einmal als ein Augenproblem angesehen, sondern als Teil des Alterungsprozesses. Diese Ansicht ist ebenso erstaunlich wie falsch und ich persönlich kann sie nicht akzeptieren. Sind Arthritis oder Typ-II- und Typ-III-Diabetes auch Teil des Alterungsprozesses? In Wahrheit können Sie, wenn Sie die richtigen Gewohnheiten entwickeln, bis ans Ende Ihres Lebens leben, *ohne* eine dieser Krankheiten zu entwickeln.

Und es gibt auch die Möglichkeit, der Weitsichtigkeit vorzubeugen. Sorgen Sie dafür, dass Ihr Nacken und Ihr Kopf sehr geschmeidig und beweglich sind, und absolvieren Sie jeden Tag das nachfolgende Übungsprogramm. Denken Sie daran: Nicht einfach nur *einen* Zeitblock am Tag reservieren, um an Ihren Augen zu arbeiten! Finden Sie vielmehr während des ganzen Tages immer wieder Zeit, um Ihre Augen zu trainieren, sodass diese Übungen ein fester Bestandteil Ihres Lebensstils werden, eine permanente Erinnerung, durch die Sie immerzu bewusst an Ihrem Sehvermögen arbeiten.

Das Übungsprogramm bei Weitsichtigkeit
(90–120 Minuten pro Tag)

- *Sonnenbaden:* täglich 20 Minuten
- *Übungen für peripheres Sehen:* Achten Sie immerzu auf die Peripherie und machen Sie mindestens 20 Minuten am Tag intensive Übungen für peripheres Sehen.
- *Palmieren:* 18 Minuten oder besser eine halbe Stunde pro Tag, zuerst in Intervallen von jeweils 6 bis 10 Minuten, sofern Sie nicht schon sehr entspannt sind, und dann in Intervallen von jeweils 10 bis 20 Minuten
- *Weit in die Ferne schauen:* täglich 20 Minuten
- *Extremes Nahsehen:* täglich 20 Minuten
- *Melissa-Übung:* täglich 10 Minuten

Extremes Nahsehen – eine Extra-Übung bei Weitsichtigkeit

Bevor Sie diese letzte Übung machen, sollten Sie unbedingt zuerst weit in die Ferne blicken; dann mindestens sechs Minuten palmieren. Da Sie weitsichtig sind, ist es unerfreulich für Sie, sich Objekte von Nahem anzusehen, und Sie haben sich daran gewöhnt, sich Objekte von Weitem anzusehen. Jetzt sollten Sie trainieren, das Gegenteil zu tun.

- Suchen Sie sich ein Objekt aus, dessen Betrachten Ihnen Freude macht, etwa eine Blume oder ein Gemälde. Stellen Sie sich in einem Abstand von 30 cm vor das gewählte Objekt. Nun winken Sie seitlich von Ihrem Gesicht schnell mit den Händen, wobei Sie mit dem Gesicht sehr nah an das Objekt herangehen (bis auf einen Abstand von 5 oder 8 cm) und sich die verschiedenen Details anschauen. Dann gehen Sie auf den Abstand von 30 cm zurück, um zu sehen, ob Sie das Objekt jetzt etwas besser sehen können. Wenn ja, bedeutet dies, dass Sie die Linsenmuskeln vorübergehend entspannt haben und dass Ihre Linse vorübergehend beweglicher geworden und weniger steif ist. Bei Altersweitsichtigkeit (Presbyopie) bedeutet es auch, dass sich Ihr Augapfel möglicherweise vorübergehend verlängert hat.

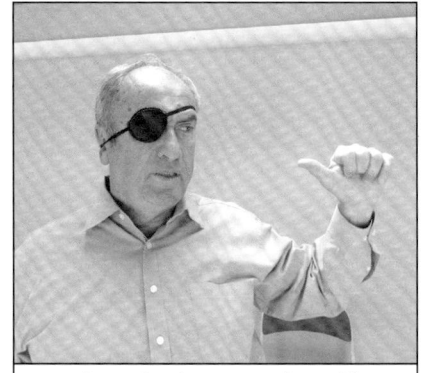

Decken Sie ein Auge ab und bewegen Sie die Augen abwechselnd in alle Richtungen. Folgen Sie Ihrem Daumen in alle Richtungen.

- Nun decken Sie ein Auge ab und bewegen die Augen kreisförmig in alle Richtungen: Folgen Sie Ihrem Daumen, schauen Sie auf Ihren Daumennagel, bis er verschwindet; dann bringen Sie ihn wieder ins Blickfeld zurück, sodass Sie ihn sehen

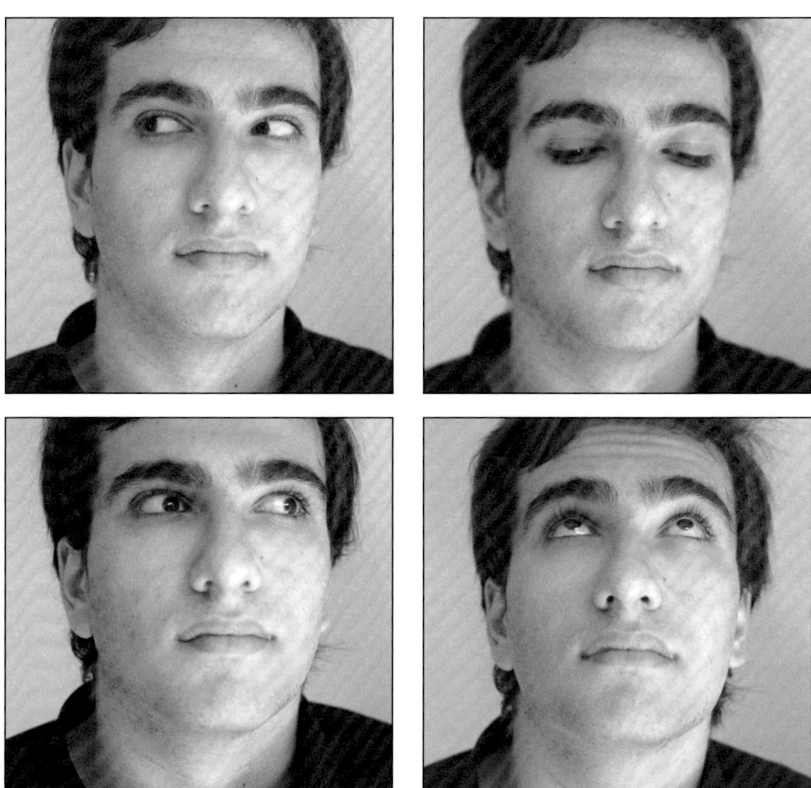

Bewegen Sie die Augen abwechselnd in alle Richtungen.

können; dann lassen Sie ihn wieder seitlich verschwinden. Wenn Sie mit dem linken Auge schauen, dann schauen Sie auf Ihren linken Daumennagel. An einem bestimmten Punkt, wenn Ihr rechtes Auge ihn normalerweise sehen würde, verschwindet er. Bringen Sie Ihren Daumen wieder ins Blickfeld zurück, sodass Sie ihn sehen können, und bewegen Sie ihn nach hinten und nach vorne, wobei Sie die Augenmuskeln dehnen – Sie werden feststellen, dass Sie die Augenmuskeln immer mehr dehnen können. Nun machen Sie genau das Gleiche mit dem rechten Auge und dann bewegen Sie beide Augen wieder kreisförmig in alle Richtungen.

- Als Nächstes bewegen Sie beide Augen noch einmal kreisförmig in alle Richtungen. Schauen Sie nach oben, schauen Sie zur Seite, schauen Sie nach unten und zur anderen Seite.

- Dann legen Sie den Daumen und den Zeigefinger auf den Nasenrücken. Schieben Sie die Finger über die ganze Nasenlänge aufwärts und abwärts, während Sie dabei auf Ihre Fingernägel sehen. Während Sie auf die Nägel schauen, lassen Sie sie langsam vom Nasenansatz bis zur Nasenspitze gleiten und dann wieder zurück. Wenn Sie auf die Nägel sehen, werden Sie merken, dass Sie sich ziemlich stark anstrengen müssen. Die meisten Menschen (das heißt 99,9 Prozent) können beide Nägel nicht gleichzeitig sehen, wenn sie sie auf der Nase aufwärts- und abwärtsgleiten lassen.

- Benutzen Sie beide Finger und lassen Sie Ihre Augen schnell von einem Nagel zum anderen wandern – und innerhalb von ein oder zwei Monaten werden Sie hoffentlich beide Nägel gleichzeitig sehen können. Sie beginnen mit den beiden Fingern am Ansatz des Nasenrückens an der Stirn. Dann bewegen Sie sie bis 1 cm unterhalb der Nase und bewegen sie immer weiter, hinauf und hinunter, hinauf und hinunter, während Sie versuchen, auf die Nägel zu achten. Nachdem Sie dies 2 Minuten gemacht haben, schauen Sie sich das Objekt wieder von Nahem an, und zwar aus einem Abstand von 30 cm, um zu sehen, ob es Ihnen jetzt klarer erscheint. Dann bli-

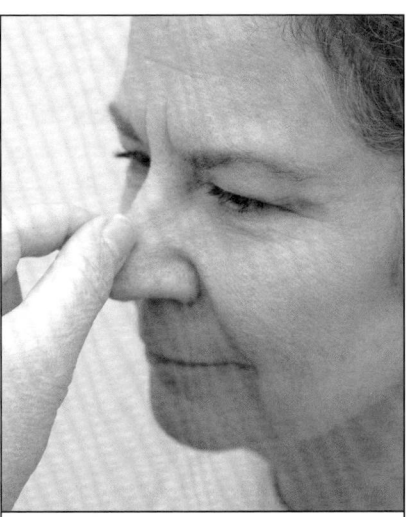

Legen Sie den Daumen und den Zeigefinger auf den Nasenrücken und blicken Sie auf die Fingernägel, während Sie mit den Fingern die Nase hinauf- und hinuntergleiten.

cken Sie zwei Minuten lang weit in die Ferne; dann schauen Sie noch einmal das Objekt vor Ihnen an. Ihre Augen dürften sich erheblich entspannt haben.

- Nachdem Sie in Schritt 2 von Kapitel 2 festgestellt haben, welches Auge bei Ihnen beim Nahsehen dominiert, kleben Sie ein kleines Stück Papier auf den Nasenrücken, sodass nur das zentrale Sehen des stärkeren Auges verdeckt ist, winken mit der Hand seitlich von diesem Auge und halten dann die andere Hand sehr nahe an das andere Auge, so als ob Sie die Linien Ihrer Handfläche sehen könnten. Tun Sie dies bei möglichst starkem Tages- oder Sonnenlicht und atmen dabei zehn Mal langsam ein und aus; dann entfernen Sie das Papier von Ihrem Nasenrücken. Ihr Sehvermögen wird jetzt etwas besser sein.

- Als Nächstes nehmen Sie die Seiten mit dem Groß- und Kleindruck, machen eine Kopie davon und halten sich den extrem großen Druck direkt vor die Wimpern. Lassen Sie den Blick von einem Buchstaben zum nächsten wandern, indem Sie das Papier bewegen, um sich jeden Buchstaben jeweils einzeln anzusehen. Dann bewegen Sie die Seite rückwärts von einem Buchstaben zum nächsten; und anschließend schauen Sie sich die Buchstaben umgekehrt, auf dem Kopf stehend, an, wobei Ihre Wimpern die Seite berühren. Sie werden merken, dass dies sehr anstrengend ist. Vergessen Sie nicht, seitlich von dem abgedeckten, stärkeren Auge zu winken, sodass Sie mit diesem Auge weiterhin auch die Peripherie sehen, während Sie die Buchstaben mit dem zentralen Sehen Ihres schwächeren Auges lesen. Dann entfernen Sie das Papier, blinzeln mit den Augen und

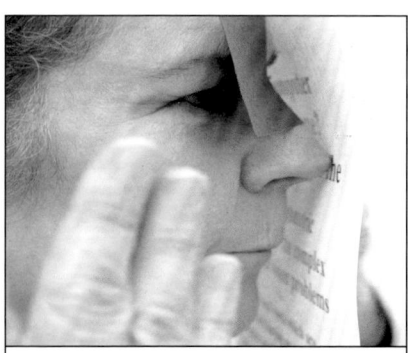

Lassen Sie den Blick von einem Buchstaben zum nächsten wandern und winken Sie dabei mit der Hand seitlich von Ihrem stärkeren Auge.

schauen wieder normal auf das Papier. Sie werden jetzt viel besser sehen.

Ihnen sollte dabei bewusst sein, dass Sie Übungen machen. Denn so gebrauchen Sie Ihre Augen normalerweise nicht. Diese Übung ist auch bei Alterssichtigkeit (Presbyopie) sehr gut.

Alterssichtigkeit

Zunächst eine Warnung: Sie sollten daran denken, dass bei Weitsichtigkeit und Alterssichtigkeit auch eine Hornhautverkrümmung (Astigmatismus) vorliegen könnte. Deshalb ist es gut, bevor oder während Sie diese Übungen machen, zuerst die bei Hornhautverkrümmung empfohlenen Übungen zu praktizieren. Besonders gut ist die Übung, bei der Sie mit dem Blatt mit dem Großdruck vor Ihren Augen winken, während Sie auf die Sehprobentafel sehen. Damit wird die Hornhautverkrümmung behoben.

Bei Weitsichtigkeit und Alterssichtigkeit handelt es sich um vergleichbare Formen von Fehlsichtigkeit. Der Unterschied ist, dass bei Alterssichtigkeit eine Versteifung der Linse vorliegt, die durch die Inanspruchnahme der Augen auftritt, für gewöhnlich, wenn jemand um die Vierzig ist. Dadurch ist es schwierig, Objekte aus der Nähe zu fokussieren. Menschen, die Alterssichtigkeit entwickeln, beginnen oft, sich mit Lesebrillen zu helfen, um Bücher und Zeitungen oder andere Objekte aus der Nähe zu fokussieren. Demgegenüber ist bei Weitsichtigkeit der Augapfel zu kurz – eine Fehlsichtigkeit, mit der man entweder geboren wird oder die auftritt, wenn die Akkommodationsfähigkeit der Augen sich verändert. Letzteres ist meines Erachtens auf eine fehlerhafte Nutzung der Augen zurückzuführen.

Nach der bei den meisten Ärzten vorherrschenden Meinung kann eine Augenlinse, wenn sie erst einmal steif geworden ist, nie wieder flexibel werden. Das ist der Grund, warum Menschen nicht daran arbeiten, mehr Flexibilität zu gewinnen: weil ihnen fälschlicherweise gesagt wurde, es sei unmöglich!

Wenn Sie sich dieser Behauptung widersetzen können und begreifen, dass Ihre Linsen sehr wohl ausgesprochen leistungsfähig und in der Lage sind, auf diese Übungen anzusprechen, werden Sie nie wieder unter Alterssichtigkeit leiden. Darüber hinaus werden Sie bis Mitte Neunzig oder Anfang Hundert eine gute Lesefähigkeit behalten.

Bei Alterssichtigkeit machen wir intensive Übungen zum Nahsehen und deshalb müssen wir die Augen vorher ausruhen lassen, indem wir in die Ferne sehen. Jemand, der von Alterssichtigkeit betroffen ist, hat normalerweise kein Problem, Dinge in der Ferne zu sehen. Deshalb schlage ich diesen Menschen zum Beispiel vor, auf das Meer, auf Boote, auf Wellen zu sehen, die ans Ufer kommen; Sie können auch Gebäude oder den Himmel anschauen, und erst danach machen Sie die Übungen für Alterssichtigkeit. Sie schauen dorthin, wo die Buchstaben nicht sehr klar sind, aber klar genug, um sie lesen zu können. Machen Sie die Übungen, und zwar gewissenhaft!

Wenn Sie zuerst in die Ferne schauen und dann von ganz nah auf die Buchstaben, werden Sie feststellen, dass diese Buchstaben leichter zu lesen sind. Sie sollten dies mehrfach wiederholen, damit die Linse Ihres Auges flexibler wird – dann wird Ihnen das Lesen leichter fallen, besonders bei starkem Licht.

Das Übungsprogramm bei Alterssichtigkeit
(90–120 Minuten pro Tag)

(Arbeiten Sie zuerst überwiegend draußen. In dem Maße, wie Sie Verbesserungen erzielen, arbeiten Sie dann in zunehmend gedämpftem Licht. Und denken Sie daran: Nicht die Augen zusammenkneifen!)

- *Extremes Nahsehen* (eine Übung aus dem Abschnitt über Weitsichtigkeit): 10 Minuten pro Tag

- *Übungen für peripheres Sehen* (mit dem undurchsichtigen Stück Papier zwischen den Augen): 10 Minuten pro Tag

- *Den Ball werfen und fangen* (aus dem Abschnitt über Kurzsichtigkeit): 5 Minuten pro Tag

- *Weit in die Ferne blicken:* 20 Minuten pro Tag, in zwei oder drei Abschnitte unterteilt

- *Die Augen abwechselnd in alle Richtungen bewegen:* 5 Minuten pro Tag

- *Extremes Nahsehen* (aus dem vorherigen Abschnitt über Weitsichtigkeit): mindestens 20 Minuten pro Tag
- *Massieren rund um die Augen:* 10 Minuten pro Tag
- *Zusatzübungen bei Alterssichtigkeit:* 10 Minuten pro Tag
- *Die Melissa-Übung:* 10 Minuten pro Tag

Es ist mir wichtig, immer wieder darauf hinzuweisen, dass Sie den ganzen Tag über mit diesen Übungen arbeiten sollten. Auch wenn ich bei einer bestimmten Übung 10 Minuten vorschlage, ist es besser, ein paar Minuten hier und ein paar Minuten dort einzulegen, damit das ständige Bemühen um die Verbesserung Ihres Augenlichts zur Gewohnheit wird.

Zusatzübung 1 bei Alterssichtigkeit:
Mit einem Auge blinzeln

Bei dieser Übung lernen Sie, mit jedem Auge einzeln zu blinzeln. Wie bereits erwähnt, lernt Ihr Gehirn, wenn Sie jeweils ein Auge schließen, beide Augen unabhängig voneinander funktionieren zu lassen.

- Schließen Sie ein Auge, als ob Sie damit blinzeln würden, und decken es dann mit einer Hand ab. Nun nehmen Sie die Hand weg und öffnen das Auge. Wiederholen Sie dies 100 Mal bei jedem Auge. Danach werden Sie feststellen, dass Sie etwas mehr Kontrolle über jedes einzelne Auge haben. Auch wenn Sie dies als konzentrierte Übung machen, vergessen Sie nicht, den ganzen Tag über immer wieder sanft zu blinzeln.

Zusatzübung 2 bei Alterssichtigkeit:
Bei gedämpftem Licht lesen

- Als Erstes üben Sie, jedes Mal, wenn Sie lesen, bei zunehmend gedämpftem Licht zu lesen. Dann bitten Sie jemanden, das Licht ein- und auszuschalten, während Sie versuchen, zu lesen. Als Nächstes machen Sie auch einige der anderen Übungen bei gedämpftem Licht, etwa Groß- und Kleingedrucktes lesen oder den Ball werfen und fangen.

Durch diese Übung wird Ihr Sehvermögen bei starkem Licht innerhalb von vier Monaten verbessert. Es wird auch bei normalem Licht innerhalb von zehn Monaten verbessert und die Übung wird Ihnen helfen, innerhalb von 16 Monaten bei gedämpftem Licht zu sehen. Sie werden nicht mehr von Ihrer Brille abhängig sein – eine großartige Sache!

Zusatzübung 3 bei Alterssichtigkeit:

Nahsehen / Weitsehen

- Für diese Übung suchen Sie sich etwas, was Sie sehr gerne anschauen, etwa ein schönes Bild. Schauen Sie sich das Objekt sehr nahe an. Dann befestigen Sie einen kleinen Streifen schwarzes Papier auf dem Nasenrücken, sodass er Ihr stärkeres Auge verdeckt. Dann sehen Sie sich das Bild von Nahem an, während Sie seitlich von Ihrem stärkeren Auge mit der Hand winken.

- Als Nächstes wenden Sie den Blick von dem Bild ab und blicken weit in die Ferne. Winken Sie dabei weiterhin mit der Hand schnell seitlich von Ihrem stärkeren Auge. Nun wenden Sie den Blick wieder dem Bild zu, wobei Sie dieses Mal sehr nahe an das Bild herangehen. Dann nehmen Sie das Papier von der Nase und blicken mit beiden Augen wieder in die Ferne.

Schauen Sie mit beiden Augen wieder das Bild vor sich aus der Nähe an. Dieses Mal bemerken Sie möglicherweise mehr Details. Um Ihre Augen zu entspannen, wäre es gut, zunächst 6 Minuten zu palmieren. Vergessen Sie nicht, jedes Mal, wenn Sie sich angespannt fühlen, innezuhalten und sich zu entspannen. Das Objekt sollte Ihre Augen, Ihren Nacken und Ihren Körper nicht anstrengen, sondern entspannen.

Überschriften, Großgedrucktes und Kleingedrucktes

Es folgen sechs Seiten mit Überschriften sowie Groß- und Kleingedrucktem. Danach folgt die Anleitung zur *Zusatzübung 4 bei Altersichtigkeit*. Bei einigen anderen Übungen in diesem Buch werden Ihnen diese Textseiten mit den stufenweise kleiner werdenden Schriftgrößen ebenfalls nützlich sein.

- 1 -

Was ist das *Computer Vision Syndrom*? Dem amerikanischen Augenoptiker- verband zufolge

- 2 -

ist darunter der
Komplex
von Augen- und
Sehproblemen
im Zusammenhang
mit Naharbeit zu
verstehen,

- 3 -

die in Verbindung mit dem
Benutzen von Computern entstehen. Der Verband entwickelte
diese Diagnose, nachdem er
eine Zunahme der Anzahl an
Patienten festgestellt hatte,

- 4 -

deren Augen aufgrund von Symptomen untersucht werden mussten, die bei Computerarbeit auftraten. Der visuelle Stress bei Computerarbeit kann zu Kurzsichtigkeit führen oder diese verschlimmern und er kann auch Weitsichtigkeit bei Personen mittleren Alters verschlimmern.

- 5 -

Beim *Computer Vision Syndrom* handelt es sich um eine Verletzung durch wiederholte Belastung. Ein Muskel im Auge, der dabei belastet wird, ist der Ziliarmuskel, der die Form der Linse verändert und die Brennweite bestimmt. Pixel, aus denen die Bilder bestehen, die wir auf dem Bildschirm sehen, sind in der Mitte hell und am Rand verschwommen.

- 6 -

Das Gehirn ist hier nicht in der Lage, eine Brennweite zu bestimmen, und bemüht sich endlos, dies zu tun. Die Irismuskulatur im Auge, die den Lichteinfall in das Auge reguliert, wird durch unangemessene Beleuchtung und Blendlicht belastet – bei Computerarbeit ein häufiges Problem – und das Ergebnis ist Lichtempfindlichkeit.

1

GROSS- UND KLEINGEDRUCKTES

Nichts ist überraschender als eine Änderung, wenn sie eintrifft – aber nichts ist vorhersehbarer. Wenn wir in unsere Vierziger kommen, bekommen die meisten von uns Probleme, Kleingedrucktes zu lesen. Die Zeitung ist jetzt leichter zu lesen, wenn wir sie eine Armlänge weit weg halten.

2

GROSS- UND KLEINGEDRUCKTES

Menschen, die immer ein Sehvermögen von 20/20 hatten, beginnen, mit Lesebrillen in ihren Hemdtaschen oder an einer Brillenschnur um den Hals herumzulaufen, und diejenigen, die kurzsichtig sind, wechseln zu Bifokalbrillen (Zweistärkengläser). Ärzte versichern uns, dass dies im mittleren Alter eine übliche Veränderung sei; unsere Ziliarmuskeln, die die Form der Linse verändern, um das Auge für Nahsehen zu fokussieren, werden schwächer, und die Linsen werden mit zunehmendem Alter steifer. Was sie uns *nicht* sagen, ist, dass die Linsen noch schlechter werden können, sodass wir am Ende Grauen Star bekommen können, die Hauptursache von Blindheit auf der ganzen Welt.

3

GROSS- UND KLEINGEDRUCKTES

Es ist nicht mangelndes Mitgefühl, das Ärzte bewegt, immerzu immer dickere Gläser zu verschreiben, ohne uns vor den Gefahren zu warnen, die daraus erwachsen können. Sie glauben einfach, es sei hoffnungslos und dass unsere Augen nur schlechter werden könnten. Schneider und andere Sehlehrer sind hingegen der Überzeugung, dass die Augen auch besser werden können. Sie sagen, dass Augenärzte nur ein Ende eines kontinuierlichen Spektrums sehen – ob Sie nichts mehr sehen als nur noch Licht und Schatten oder eine Sehschärfe von mehr als 20/20 haben, Sie sind irgendwo auf dem Kontinuum anzusiedeln, und eine Veränderung in die eine wie in die andere Richtung ist möglich.

4

GROSS- UND KLEINGEDRUCKTES

Selbst wenn Ihre Augen Schwerstarbeit leisten und beispielsweise versuchen, das Kleingedruckte in gedämpftem Licht zu erkennen, ist es von entscheidender Bedeutung, dass sie aus einem entspannten Gefühl heraus funktionieren müssen. Darum ist die Massage des Oberkörpers so wichtig für eine gute Pflege der Augen.

Die ureigene Massage des Auges, das Blinzeln, wird durch den erstarrten Blick eingeschränkt, der bezeichnend für schlechtes Sehvermögen ist. Blinzeln benetzt und erfrischt das Auge, lässt ihm zeitweilig Ruhe und Erholung zukommen und fördert eine flexible Beanspruchung des Auges. Wenn Sie zum Beispiel beim Spazierengehen blinzeln, öffnen sich Ihre Augen jedes Mal für eine etwas andere Szene.

Unausgewogene Seh-/Bewegungsmuster führen zu einer Anspannung der Augen und zu schlechtem Sehvermögen; Massagetherapeuten können Klienten somit helfen, ihr Augenlicht zu verbessern, indem sie mit ihnen an ihrer Haltung arbeiten. Die Haltung des mittleren Rückenbereichs, der Schultern und des Kopfes ist besonders wichtig; wenn der Kopf gewohnheitsmäßig nach vorne geneigt ist, geht das Gehirn beispielsweise davon aus, dass das Weitsehvermögen eingeschränkt ist, und es verschlechtert sich tatsächlich.

5

GROSS- UND KLEINGEDRUCKTES

Die Augenübungen bringen uns bei, das Auge entspannt in Anspruch zu nehmen:

- das Auge durch Entspannung jeder Lichtintensität anzupassen
- beide Augen zusammen ausgewogen zu nutzen

(Nicht ausgewogene Beanspruchung führt zu einer enormen Anspannung; die Dominanz des stärkeren Auges muss eingeschränkt und das schwächere Auge muss gestärkt werden. Wenn ein Auge oder ein Teil eines Auges geschädigt ist — selbst bis an den Punkt, an dem es nur die Präsenz von Licht registrieren kann —, sollte es stimuliert werden; das stärkere Auge wird sich entspannen und seine Sehkraft wird sich verbessern, wenn das Gehirn ein größeres Gleichgewicht wahrnimmt.)

– das zentrale Sehen durch peripheres Sehen auszugleichen. Wenn wir gewohnheitsmäßig stundenlang ununterbrochen auf Bücher oder Bildschirme starren, neigen wir dazu, die Informationen, die das periphere Sehen uns liefert, zu ignorieren, bis die Peripherie tatsächlich schrumpft.

– für ein flexibles, sich flüssig bewegendes Auge zu sorgen, sodass es problemlos zwischen Nahsehen und Weitsehen wechseln kann.

– den Blick nicht mehr erstarren zu lassen und das Auge problemlos von einem kleinen Detail zum anderen wandern zu lassen und die Welt wie ein Schmetterling leicht zu überfliegen.

6
GROSS- UND KLEINGEDRUCKTES

Sie haben vielleicht das Gefühl, dass es Ihre Augen entspannt, eine Brille zu tragen; manche sagen, ohne Brille fühlten sie sich „unbekleidet" und nicht bereit, sich der Welt zu präsentieren. Eine Brille schafft jedoch Probleme – sie bringt uns bei, dass wir ohne ihre Hilfe nur schlecht sehen können. Sie trägt in der Regel auch dazu bei, dass wir unser peripheres Sehen verlieren, da wir gewohnt sind, unsere Realität auf das zu beschränken, was innerhalb der Brillenfassung zu sehen ist.

7
GROSS- UND KLEINGEDRUCKTES

Von allen Augenübungen ist Palmieren – eine Visualisierung von Schwärze gekoppelt mit bewusstem sanftem, langsamem, tiefem Ein- und Ausatmen – die wichtigste. Eine Art Meditation, die die Augen entspannen, die Sinne beruhigen und ein überreiztes Nervensystem zur Ruhe bringen kann. Sie können Klienten passiv palmieren, ihnen den Nacken und die Schultern massieren, während sie palmieren. Es ist ein wirksames Instrument. Bei Grünem Star (Glaukom) können lange Sitzungen mit Palmieren jedoch schädlich sein. Massieren ist ein guter Ersatz. In der Kombination mit Atem- und Bewegungsübungen kann Massieren ein tiefes Bewusstsein für Verspannungen im oberen Körperbereich schaffen, insbesondere um die Augen herum, sodass der Klient lernt, sie zu lösen.

8
GROSS- UND KLEINGEDRUCKTES

Die Zäpfchenzellen der Netzhaut sorgen für die Farbwahrnehmung bei Helligkeit in scharf realisierten Details. Um zentrales Sehen zu ermöglichen, ist das normalsichtige Auge kontinuierlich in Bewegung, es wandert spielend und präzise von einem kleinen, klaren Detail zum anderen – dieses Verhalten wird als Fokusverlagerung bezeichnet. Peripheres Sehen wird durch Stäbchen ermöglicht. Auch wenn unsere Augen hochaufgelöste Bilder liefern – wir haben 100 bis 200 Millionen Stäbchen und Zäpfchen –, sehen wir nicht sämtliche Teile des Gesichtsfeldes gleichermaßen gut. Bei normalem Sehvermögen sehen wir ein kleines Detail am besten, in einem Feld zunehmender Unschärfe. Für kurzsichtige Personen, die Verschwommenheit oft als unangenehm empfinden, kann es schwer sein, dies zu akzeptieren. Da das Gehirn das füllt, was wir zu sehen erwarten, scheint die ganze Peripherie eine Farbe zu haben, was aber nicht so ist. Versuchen Sie, sich in einen Ihnen unvertrauten Raum mit vielen kleinen bunten Objekten zu stellen, und blicken Sie geradeaus; Sie werden die Farben an den Rändern Ihres Gesichtsfeldes nicht erkennen können.

Zusatzübung 4 bei Alterssichtigkeit:
Den Ziliarmuskel durch kontrollierte Anstrengung stärken

Diese Übung sollte idealerweise an einem sonnigen Tag im Freien gemacht werden, wenn das Sonnenlicht dabei direkt auf das Blatt fällt. Die nächstbeste Methode wäre, sie bei hellem Tageslicht ohne direkte Sonneneinstrahlung zu machen. Und der am wenigsten ideale Weg wäre, sie drinnen bei starkem Licht zu machen, was aber auch noch funktionieren dürfte.

- Schauen Sie sich die Seiten mit dem Groß- und Kleingedruckten an (siehe oben). Lesen Sie die normale Schriftgröße in einem normalen Abstand, bei dem die Buchstaben klar, aber nicht gestochen scharf und nicht ganz leicht zu lesen sind. Vielleicht können Sie ein oder zwei Buchstaben oder vielleicht sogar ein Wort oder zwei nicht erkennen; das meiste davon sollten Sie aber lesen können. Strengen Sie sich nicht an, sondern sehen Sie einfach nur die Buchstaben an. Achten Sie darauf, zu blinzeln und mit einer Hand seitlich zu winken, um sicherzugehen, dass Sie sich nicht anstrengen. Machen Sie sich keine Gedanken, wenn die Buchstaben verschwommen sind. Lassen Sie sie verschwommen sein. Wenn Sie mit der Hand schnell seitlich winken, werden sie in 50 Prozent der Fälle etwas klarer, weil dadurch mehr Teile des Gehirns zu arbeiten beginnen, auch der Teil, der für peripheres Sehen zuständig ist. Dies wird auch dazu beitragen, dass Sie gut sehen, weil das Gehirn dadurch angeregt wird, von der Peripherie mehr zur Kenntnis zu nehmen und das zentrale Sehen nicht übermäßig zu belasten.

- Als Nächstes decken Sie Ihr stärkeres Auge mit einem kleinen Stück schwarzen Papiers ab (5 cm x 5 cm) und sehen Sie auf den Text mit der größten Schrift. Führen Sie die Seite an Ihr Gesicht heran, bis sie fast die Wimpern berührt, noch über die Nasenspitze hinaus. Lesen Sie das Gedruckte, Buchstabe für Buchstabe, oder einen Teil von jedem Buchstaben, Punkt für Punkt; lesen Sie laut und winken Sie dabei seitlich von dem abgedeckten stärkeren Auge mit der Hand, sodass Sie die Peripherie sehen können. Statt Ihre Augen so zu bewegen, wie Sie es normalerweise tun, wenn Sie lesen, bewegen Sie das Papier so, dass jeder Buchstabe direkt vor Ihrem Auge ist, im Brennpunkt Ihres Auges. Winken Sie seitlich schnell mit der Hand, um dem Auge die Belastung zu nehmen, die durch das nahe Lesen entsteht. Machen Sie dies 2 Minuten lang.

Dann halten Sie das Papier wieder in einem Abstand von etwa 45 cm vor Ihr Gesicht und lesen die normale Schriftgröße. Dies ist eine *bewusst* herbeigeführte Belastung für das Auge – statt einer Belastung, der wir uns *nicht* bewusst sind und die das Auge überanstrengt. Der Ziliarmuskel wird dadurch gestärkt. Bei 80 Prozent meiner Klienten und Schüler funktioniert das sowohl spontan als auch langfristig mit fortgesetzter Praxis.

Sie können die gleiche Übung auch mit dem *Shifter* machen, wobei die Buchstaben allerdings wichtiger sind. Den Shifter zwei Mal in der Woche zu nutzen kann Ihnen auf einem neutralen Wege helfen, Ihr schwächeres Auge nach oben und nach unten zu bewegen und den Ziliarmuskel dieses Auges (und reflexartig auch den des stärkeren Auges) dazu zu veranlassen, dass er besser arbeitet und stärker wird. Die Linse wird dann konvexer und flexibler.

Zusatzübung 5 bei Alterssichtigkeit:
Erstarrung lösen

Es ist erstaunlich, wie sehr unsere Muster uns steuern und kontrollieren. Wenn Sie sich im Allgemeinen nicht viel bewegen, weil sie viel vor dem Fernseher sitzen, den ganzen Tag am Computer arbeiten oder sich als Fahrer ihren Lebensunterhalt verdienen, kann dies schließlich zu verspanntem Rücken, erstarrtem Blick, steifem Aussehen und ziemlich oft zu repetitiven Gedankenmustern in Ihrem Kopf führen. Selbst wenn Sie sehr gebildet sind, können Sie in Ihrem Blick, Ihrem Aussehen und Ihren Bewegungen erstarren.

Wenn Sie Langstreckenläufer sind, laufen Sie möglicherweise ständig mit einer gewissen Erstarrung, das heißt, dass Sie Ihre Schultern, Ihren Nacken, Ihre Brust und den unteren Rückenbereich beim Laufen anspannen. Oder wenn Sie Gewichte heben, verspannen Sie möglicherweise jeden Teil Ihres Körpers, um sie zu heben. Eine gewisse Erstarrung kann somit der Ausgangspunkt sein, von dem an Sie funktionieren.

Zu den wichtigsten Dingen, die Sie lernen müssen, gehört, wie Sie eine solche Erstarrung lösen können. Egal, welchen Lebensstil Sie haben, es könnte sein, dass Sie steif und erstarrt sind.

Sofern Sie einen sitzenden Lebensstil haben, ist es wichtig für Sie, dass Sie *bequem* sitzen und sich wohlfühlen und nicht nur *denken*, dass Sie bequem säßen. Ihr Stuhl sollte Ihre Wirbelsäule angemessen stützen, damit Sie sich Ihren Rücken und Nacken nicht durch eine starre Haltung schädigen. Ebenso wichtig ist, dass Ihre Augen entspannt und nicht erstarrt sind. Woran erkennen Sie, dass Ihre Augen entspannt sind? Ganz einfach: Erstens blinzeln Sie; zweitens nehmen Sie auch von der Peripherie etwas wahr, wenn Sie geradeaus blicken.

Augenübungen sind ein *Anfang*, um Erstarrung zu lösen. Körperliche Bewegung ist ebenso ein Anfang, um Erstarrung zu lösen. Allerdings: Erstarrungen zu lösen geht über das reine Tun hinaus – es ist eine Philosophie, die Sie teilen.

Es ist so wichtig, Ihre Alterssichtigkeit zu verbessern, weil dies eine der besten Maßnahmen zur Prävention von Grauem Star ist. Grauer Star tritt auf, wenn wir uns nicht um die Alterssichtigkeit kümmern. Wir lassen zu, dass die Linse steif wird, dass die Ziliarmuskeln der Linse schwach werden und dass die Linse starrer wird; das führt schließlich zu einer zellulären Veränderung und dann kann der Graue Star auftreten. Vergessen Sie nicht, dass in die Ferne zu blicken eine der besten Übungen ist, die wir machen können, um der Tatsache entgegenzuwirken, dass das Leben uns zwingt, so vieles ganz nah zu sehen, wie beim Lesen oder am Computer oder Smartphone.

Entscheidend ist, dass wir der Linse die Chance geben, so flexibel wie möglich zu sein, und nicht zulassen, dass die Alterssichtigkeit immer weiter zunimmt. Genau so, wie Ärzte Ihnen sagen, dass es mit Vierzig normal sei, altersweitsichtig zu werden, so werden sie Ihnen auch sagen, dass es mit Sechzig normal sei, den Grauen Star zu bekommen. Aber das stimmt nicht. *Dieser* Graue Star ist, im Unterschied zu dem, mit dem ich geboren wurde, das Ergebnis unseres Lebensstils und davon, dass wir so viel nah sehen, insbesondere Pixel. Dies liegt daran, dass sie am Rand verschwommen und nur in der Mitte klar sind – eine Belastung für die Augen. Das Ergebnis ist im Grunde eine erstarrte Linse. Und genau so, wie ein erstarrtes Gelenk, das sich nicht gut bewegen lässt, zu Arthritis führt, kann eine erstarrte Linse zu Grauem Star führen.

Sie sollten Ihre Linse mobilisieren, schützen und wertschätzen, damit ihre Funktionsfähigkeit nicht auf der Strecke bleibt. Sie zu entfernen ist für kompetente Fachärzte kein Problem. Ihre Funktionsfähigkeit aufrechtzuerhalten erfordert hingegen Arbeit.

Hornhautverkrümmung

Eine Hornhautverkrümmung (auch: Astigmatismus) wird durch die unregelmäßige Formung der Hornhaut oder die ungleichmäßige Formung der Linse verursacht. Es ist schwer zu beschreiben, wie die Welt für Menschen aussieht, bei denen Hornhautverkrümmung vorliegt. Sie haben oft das Gefühl, mehrere Bilder von Objekten gleichzeitig zu sehen. Wenn sie den Mond anschauen, sehen sie beispielsweise vielleicht das Bild eines klaren Mondes zusammen mit *einem* Mondschatten, mit *zwei* Mondschatten oder mit mehreren Mondschatten nebeneinander. Selbst wenn sie ein Auge schließen, sehen sie möglicherweise mehr als *einen* Mond.

Kurzsichtigkeit oder Weitsichtigkeit gehen oft mit einer Hornhautverkrümmung einher. Der optimale Weg, Ihre Augen zu korrigieren, wäre somit, gleichzeitig an der Korrektur der Kurzsichtigkeit, der Weitsichtigkeit oder Alterssichtigkeit und an der Korrektur der Hornhautverkrümmung zu arbeiten.

Nachdem Sie das bei einer Hornhautverkrümmung empfohlene Übungsprogramm zwei Monate absolviert haben, verschwindet die Hornhautverkrümmung möglicherweise. Danach ist es ratsam, einige Jahre lang alle sechs Monate jeweils für eine Woche auf diese Übungen zurückzukommen, um einem neuerlichen Wiederauftreten der Hornhautverkrümmung vorzubeugen.

Hinweis für Leser mit Hornhautverkrümmung

Zusätzlich zu Ihrem Übungsprogramm sollten Sie während des ganzen Tages immer wieder in die Ferne blicken, palmieren und sich sonnen. Selbst wenn Sie das empfohlene Programm absolvieren, geht ein Teil der nutzbringenden Effekte, die Sie durch diese Übungen gewinnen, wieder verloren, wenn Sie direkt anschließend etwa wieder 4 Stunden am Computer sitzen. Wenn Sie dagegen regelmäßig in die Ferne schauen und palmieren, geben Sie Ihren Augen die Chance, sich zu erholen und mehr von den Fortschritten aufrechtzuerhalten, die Sie gemacht haben.

Deshalb sollten Sie sich den ganzen Tag über immer wieder einige „Augenblicke" (buchstäblich!) zusätzlich zu Ihrem normalen Übungsprogramm vornehmen. Nachdem Sie 1 Stunde vor Ihrem Computerbildschirm gesessen sind, nehmen Sie sich ein wenig Zeit, um in die Ferne zu schauen. Palmieren Sie zwei oder drei Mal am Tag, jeweils nicht weniger als 6 Minuten, und vergessen Sie nicht, zu blinzeln und frei und tief zu atmen.

Das Übungsprogramm bei Hornhautverkrümmung

- *Sonnenbaden:* täglich 10 Minuten

- *Palmieren:* mindestens 45 Minuten (jeweils 6–7 Minuten)

- *Überschriften* (siehe unten): täglich 20 Minuten

- *Phosphoreszierender Ball:* täglich 20 Minuten

Zusatzübung 1 bei Hornhautverkrümmung: Überschriften

Anmerkung: Wenn Sie weitsichtig sind, ist dies eine sehr gute Übung, bevor Sie anfangen, Ihre anderen Übungen zu praktizieren.

Für diese Übung benötigen Sie eine Sehprobentafel (die in Augenhöhe an der Wand befestigt wird), Ihre billige Sonnenbrille mit dem (auf der Seite des beim Weitsehen schwächeren Auges) herausgenommenen Glas und dem (auf der Seite des stärkeren Auges) abgeklebten Glas sowie die Seiten aus diesem Buch mit dem Groß- und Kleingedruckten (eventuell 1 Seite als vergrößerte Kopie) oder eine Zeitung mit einer groß gedruckten Überschrift.

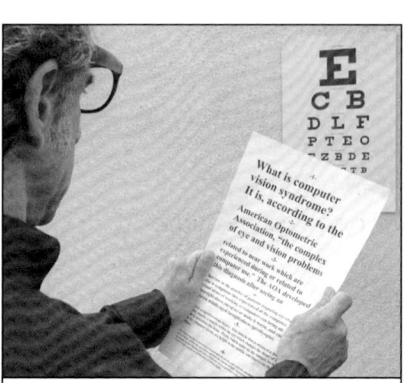

Die Übung „Überschriften" bei Hornhautverkrümmung

- Stellen Sie sich in einem solchen Abstand vor die Sehprobentafel, dass Sie das obere Drittel der Zeilen ohne große Anstrengung klar sehen können, sich aber anstrengen müssen, um die unteren zwei Drittel zu sehen. Die Übung besteht im Grunde darin, dass Sie auf die Sehprobentafel schauen, während Sie vor Ihrem Gesicht schnell mit den Überschriften wedeln (also mit der Zeitung oder mit der entsprechenden, eventuell kopierten Buchseite). Schauen Sie über die verschwommenen Überschriften, die vor Ihrem Gesicht wedeln, *hinweg* und versuchen Sie, die Sehprobentafel zu lesen.

- Alle paar Sekunden hören Sie auf, mit den Überschriften zu wedeln, und werfen einen schnellen Blick darauf. Sprechen Sie den ersten Buchstaben, den Sie klar sehen können, laut aus. Dann wedeln Sie wieder und fangen wieder an, die Sehprobentafel zu lesen. Das Ziel ist, den Fokus schnell vom Weitsehen zum Nahsehen und wieder zurück zum Weitsehen zu verlagern.

- Wenn Sie jemanden haben, der mit Ihnen zusammen diese Übung macht, können Sie sie leicht abwandeln: Während Sie die Sehprobentafel lesen, kann Ihr Partner oder Ihre Partnerin blitzartig Finger vor Ihrem Gesicht, sehr nahe vor Ihren Augen, hochschnellen lassen und Sie müssen Ihrem Partner oder Ihrer Partnerin dann sagen, wie viele Finger er oder sie hochgehalten hat. (Wenn Sie allein sind, ergibt diese Methode natürlich keinen Sinn, da Sie sich mit Ihren eigenen Fingern nicht „überraschen" können.)

- Wenn Sie die Übung alleine machen, nehmen Sie die Seite mit der großen Überschrift und wedeln damit vor Ihren Augen schnell hin und her, während Sie auf die Sehprobentafel schauen. Lesen Sie den Text auf der Tafel laut vor, auch wenn Sie nur die ersten drei Zeilen lesen können; wiederholen Sie die Übung mehrfach. Dann hören Sie für weniger als eine halbe Sekunde auf, mit der Überschrift zu wedeln, blicken auf das Großgedruckte und sagen den ersten Buchstaben, den Sie sehen können. Wenn Sie in einer Phase sind, in der Sie wegen der Schnelligkeit halb sehen können und halb raten müssen, dann ist das genau das, wo Sie hinkommen möchten. Danach wedeln Sie wieder mit der Seite hin und her.

Sagen wir, Sie lesen die Buchstaben in der obersten Zeile der Sehprobentafel. Während Sie die Zeitung mit der Überschrift vor Ihrem Gesicht sehr schnell wedeln, sehen Sie in Ihrer Peripherie vielleicht das Wort „Wirtschaft". Was Sie erreichen sollten, ist, dass Sie mit dem Papier so schnell wedeln, dass Sie – wenn Sie damit aufhören – vielleicht nur das W sehen; dann wedeln Sie weiter und sagen den Buchstaben W, während Sie Ihren Blick wieder der Tafel zuwenden und noch einmal die oberste Buchstabenzeile lesen. Dann hören Sie auf, mit dem Papier zu wedeln, und sehen vielleicht nur den Buchstaben i oder den Buchstaben r. Sprechen Sie ihn jeweils laut aus; dann wedeln Sie wieder mit dem Papier und lesen erneut die oberste Zeile auf der Tafel. Bei diesen Augenübungen ist es gut, mit lauter Stimme zu sprechen, da das hilfreich ist, um Sie davon abzulenken, sich auf die Übung selbst zu konzentrieren. Dadurch wird sie viel effektiver.

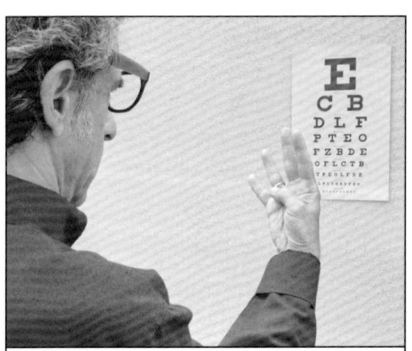

Abwandlung der Übung „Überschriften" bei Hornhautverkrümmung

In der nächsten Phase geht es darum, Ihr Nahsehen zu verbessern, indem Sie versuchen, ebendiese Übung mithilfe der Seiten mit dem Groß- und Kleingedruckten auf den Seiten 161–166 dieses Buches zu machen statt mit der Sehprobentafel. Auf diese Weise arbeiten Sie mit der Sehprobentafel, um Ihre Sehfähigkeit für weiter *entfernte* Objekte zu verbessern, und mit den Seiten aus dem Buch für nahe Objekte.

- Setzen Sie Ihre billige Sonnenbrille auf, bei der das Glas auf *der* Seite herausgenommen wurde, auf der Sie mit dem schwächeren Auge hindurchsehen, und die auf der Seite des stärkeren Auges mit einem undurchsichtigen Klebeband ab-geklebt ist. Dann wedeln Sie wieder mit dem Papier mit dem Großgedruckten vor Ihrem schwächeren Auge, während Sie auf die Sehprobentafel blicken. Lesen Sie die oberste Zeile der Tafel laut vor, während Sie mit den Überschriften vor Ihrem Gesicht wedeln.

- Von Zeit zu Zeit hören Sie für eine halbe Sekunde auf zu wedeln, um einen Buchstaben zu erraten, den Sie sehen. Nach-dem Sie dies zehn Mal gemacht haben, schauen Sie mit dem schwächeren Auge auf die Tafel, aber *ohne* mit den Über-schriften in der Luft zu wedeln. Möglicherweise können Sie jetzt eine zusätzliche Zeile auf der Tafel klar lesen. Dann neh-men Sie die Brille ab und können vielleicht *zwei* zusätzliche Zeilen auf der Tafel lesen.

Das heißt, wenn wir diese Übung bei Hornhautverkrümmung ma-chen, versuchen wir nicht, auf das Kleingedruckte zu sehen, sondern auf das Großgedruckte auf der Sehprobentafel, von Weitem und von Nahem, und auf eine normal große Schrift – wie in diesem Buch – aus einem normalen Abstand oder auch von weiter weg, wenn es für uns dann einfacher ist, die Schrift zu sehen. Das Entscheidende ist, nicht auf etwas Kleines zu sehen, sondern problemloser auf etwas Großes. Wenn das Gehirn aufhört, so zu tun, als hätten Sie Horn-hautverkrümmung, wird diese langsam verschwinden, da das Auge dann den geeigneten Mechanismus findet, um *ohne* die Hornver-krümmung zurechtzukommen. Eine Arbeitshypothese, die aller-dings noch nicht bewiesen ist, ist die, dass der Ziliarmuskel vor dem Muskel und auf der Hornhaut Flüssigkeit ansammelt, die die Horn-haut langsam glättet und abflacht und somit wieder kugelförmig macht.

Zusatzübung 2: Phosphoreszierender Ball

Wir empfehlen diese Übung, weil wir erreichen möchten, dass die Augen sich bewegen und umherwandern. Wir haben festgestellt, dass es vielen Menschen *im Dunkeln* leichter fällt, ihre Augen in alle Richtungen zu bewegen.

Die Idee dabei ist, leuchtenden Objekten mit dem Auge zu folgen, und zwar nicht, indem Sie den ganzen Kopf bewegen. Bewegen Sie nur die Augen, damit Ihre Augenmuskeln sich dehnen. Die dehnende Bewegung verändert mit der Zeit die Struktur des Auges. Viele sagen, die Hornhaut könne ihre Form nicht verändern – doch das ist ein Irrtum.

Für diese Übung benötigen Sie einen phosphoreszierenden Ball, einen dunklen Raum und einen Streifen Papier, den Sie auf der Nase befestigen. Das Papier sollte oben von Ihrer Stirn bis zu Ihrem Kinn reichen, genau wie bei der an früherer Stelle erwähnten *Melissa-Übung* und auch wie im nächsten Kapitel über das Schielen.

Am Anfang wird es Ihnen vielleicht schwerfallen, diese Übung auszuführen, aber schließlich wird sie Ihnen leichtfallen:

- Befestigen Sie das Papier von Ihrer Stirn bis zum Kinn, sodass es die ganze Nase bedeckt und das erste Drittel beider Augen blockiert. Verdunkeln Sie den Raum, in dem Sie üben (indem Sie das Licht ausschalten oder die Fenster verdunkeln). Dann werfen Sie den phosphoreszierenden Ball hoch und fangen ihn wieder. Werfen Sie den Ball über den Kopf von einer Hand in die andere, sodass er das Blickfeld vor Ihrem Gesicht kreuzt. Dabei sollte er kurz verschwinden, wenn er vor dem in Ihrem Gesicht befestigten Papierstreifen vorbeifliegt.

- Sie können den Ball auch von der Wand zurückprallen lassen, ihn mit der einen Hand werfen und mit der anderen auffangen. Achten Sie darauf, nicht den ganzen Kopf zu bewegen, um den Ball zu verfolgen; nur die Augen bewegen, sodass sie sich in ihrem ganzen Bewegungsspektrum in beide Richtungen dehnen können!

Zum Vergleich: Stellen Sie sich vor, Sie würden Ihren Bizeps spielen lassen, indem Sie die Arme nur *ein wenig* beugen. Auf diese Weise würden Sie nicht den vollen Nutzen aus der Übung ziehen und vielleicht sogar genau den Teil Ihres Körpers schädigen, den Sie aufzubauen versuchen. Genau wie beim Bizepstraining oder Gewichtheben mit Teilspannung bewegen wir die Augen nicht voll und üben nur auf einen Teil der äußeren Augenmuskeln großen Druck aus. Trainieren Sie die Augenmuskeln, indem Sie den phosphoreszierenden Ball im Dunkeln verfolgen und die Augen dabei in ihrem *gesamten* möglichen Bewegungsspektrum bewegen; dadurch wird Ihre Hornhaut gedehnt und mit der Zeit sogar die Form der Hornhaut verändert.

KAPITEL 5

Schielen und Schwachsichtigkeit überwinden

Schwachsichtigkeit (Amblyopie) geht häufig mit Schielen (Strabismus) einher und beide haben etwas gemeinsam: Beide weisen auf ein – salopp gesagt – „faules Auge" hin. Bei Schwachsichtigkeit liegt allerdings keine Fehlstellung der Augen vor, sodass sie äußerlich nicht so offensichtlich ist. Beim Schielen sieht man die Fehlstellung der Augen jedoch deutlich.

Im Zusammenhang mit Schielen habe ich Leute manchmal scherzen hören, die meinten, das eine Auge sei so schön, dass das andere Auge es einfach die ganze Zeit anschauen möchte! Es ist gut, wenn man (als Betroffener) sich einen gewissen Sinn für Humor bewahrt. Aber auch das ist wirklich wahr: *Jeder* Teil von Ihnen ist schön, auch Ihr Schielen!

Bei Schwachsichtigkeit und beim Schielen klammert das Gehirn sozusagen die Informationen aus, die von einem Auge kommen, aber nur beim Schielen ist die Fehlstellung des Auges für den äußeren Beobachter zu sehen. Die Bezeichnung „faules Auge" ist in Wirklichkeit eine falsche. Denn in Wirklichkeit ist es einfach so, dass *ein* Auge vom Gehirn nicht in Anspruch genommen wird.

Wenn Sie schielen, haben Sie zwei Probleme. Das eine ist, dass Ihr Gehirn *ein* Auge gegenüber dem anderen bevorzugt und mit diesem Auge arbeitet, während es das andere Auge daran hindert, überhaupt zu arbeiten (oder es so gut wie gar nicht arbeiten lässt). Darum heißt es manchmal, dass Menschen, die schielen, ein „faules Auge" hätten.

Das andere Problem beim Schielen oder bei Schwachsichtigkeit ist, dass Ärzte nicht glauben, dass Sie Ihren Zustand in irgendeiner Weise bessern könnten. Sie meinen fälschlicherweise, dass Menschen, die schielen, nach dem achten Lebensjahr nicht mehr lernen könnten, wie sie ihre beiden Augen dazu bewegen können, zusammenzuarbeiten.

Die Debatte über die Plastizität oder Elastizität des Gehirns dauert weiter an, alte Vorstellungen weichen jedoch zunehmend neuen Erkenntnissen. Immer mehr Menschen begreifen, dass das Gehirn sich verändern kann, wenn es angemessen trainiert wird.

Wie bereits erwähnt, war der älteste Mensch, mit dem ich bisher gearbeitet habe, 101 Jahre alt. Er erlebte großartige Veränderungen durch seine Übungen, sodass er besser sehen und seine Gehirn- und Augenfunktionen erheblich verbessern konnte. Ich habe auch mit mehreren älteren Patienten, die in den Achtzigern und Neunzigern waren, gearbeitet und positive Veränderungen bei ihren visuellen Systemen erlebt. Es gibt meines Erachtens keinen Zweifel – egal, wie alt Sie sind –, dass Sie die Funktion Ihrer Augen verändern können; Ihr Gehirn verfügt über genügend Elastizität, um dies zu unterstützen.

Das Problem ist nicht das Alter, sondern ob die jeweilige Person die richtigen Übungen für ihr Alter macht oder nicht. Bei einem fünfjährigen Kind mag es leichter funktionieren, 4 oder 8 Stunden am Tag beim Spielen eine Augenklappe zu tragen, damit sich das schwächere Auge daran gewöhnt, selbst auch zu arbeiten. Die Plastizität des Gehirns ist im Alter von fünf Jahren tatsächlich größer als mit 75. Es gibt jedoch gute, altersgerechte Übungen, die Sie in jedem Alter praktizieren können, um Ihr visuelles System zu verändern.

Zusätzlich zu den in diesem Abschnitt genannten Übungen ist es wichtig, auch einige der vorher beschriebenen Übungen zu machen; dazu gehören die zehn Schritte in Kapitel 2. Insbesondere hilfreich bei Schielen ist die im Abschnitt über Hornhautverkrümmung beschriebene Übung mit dem phosphoreszierenden Ball. Wie ich in der Einleitung zu Kapitel 4 bereits sagte, ist es wichtig, für eine ausführliche Erklärung der Übungen, die ich in diesem Abschnitt empfehle, zu diesem Kapitel zurückzugehen. Zusätzlich zur ausführlichen Beschreibung der Übungsschritte finden Sie dort wichtige Informationen über die nutzbringenden Effekte der empfohlenen Übungen.

Eine weitere wunderbare Übung für Sie ist, sich zwei Mal am Tag hinzulegen und ein warmes Handtuch über die geschlossen Augen zu legen. Dabei empfehle ich normalerweise, das Handtuch mit warmem Kräutertee zu tränken. Nehmen Sie dabei kein kochendes Wasser, nur warmes Wasser. Das Handtuch kühlt im Allgemeinen innerhalb von 2 bis 3 Minuten ab und anschließend legen Sie sich ein kaltes Handtuch über die geschlossenen Augen, das nass 2 Minuten im Gefrierschrank oder 15 Minuten im Kühlschrank war, und lassen es 1 oder 2 Minuten über den Augen liegen. Dieses angenehme Gefühl kann Ihren Kreislauf fördern und Ihnen zu einer tieferen Entspannung verhelfen, wenn Sie anfangen, an einer weiteren Verbesserung zu arbeiten. Der Grund, warum Sie das mit den Handtüchern machen sollten, ist, dass dies die Belastung lindert, die Sie bei Ihren Augen hervorgerufen haben, nachdem Sie die anderen Übungen absolviert haben. Entspannung muss etwas sein, dem Sie Priorität einräumen, nachdem Sie alle Übungen gemacht haben. Lindern Sie die Belastung mit einem feuchten Handtuch!

Darüber hinaus sollten Sie – und das ist bei *Schielen* besonders wichtig – unbedingt täglich Atemübungen machen und mindestens einmal im Monat, vorzugsweise jedoch öfter, bei einem Massagetherapeuten Gesichts-, Nacken- und Rückenmassagen bekommen.

Das Übungsprogramm bei Schielen
(mindestens 90 Minuten pro Tag)

- *Sonnenbaden:* 10 Minuten pro Tag
- *Palmieren:* 12 Minuten pro Tag
- *Großer Schwung:* 10 Minuten pro Tag
- *Phosphoreszierender Ball:* 10 Minuten pro Tag

- *Rückwärts gehen:* 5 Minuten pro Tag

- *Mit jedem Auge separat blinzeln:* 5 Minuten pro Tag

- *Zusatzübung bei Schielen:* 30 Minuten pro Tag

Ich kann nicht genug betonen, wie wichtig es ist, diese Übungen zu einem regelmäßigen Bestandteil Ihrer alltäglichen Routine zu machen. Was immer Sie tun, Sie können dabei sehr oft auch Ihre Augenübungen machen. Zum Beispiel: Während Sie auf den Bus warten, können Sie das Sonnenbaden machen. Während Sie im Bus fahren, können Sie weit in die Ferne blicken. Sie können sich jederzeit Details ansehen. Bei der Arbeit nutzen Sie Ihre Pausen, um den Großen Schwung zu machen oder zu palmieren, statt Zigaretten- oder Kaffeepausen zu machen. Fast überall gibt es einen Raum, den sie verdunkeln und wo Sie den phosphoreszierenden Ball werfen können. Üben Sie nicht nur 1 oder 2 Stunden zu Hause. Integrieren Sie diese Übungen in Ihr Leben. Auf diese Weise werden Sie ein Leben lang gut sehen!

Als zusätzliche tägliche Übung können Sie eine oder mehrere von den nachfolgenden Übungen auswählen. Das Hauptanliegen bei Schielen ist, das Gehirn darin zu trainieren, beide Augen zu nutzen und nicht eines gegenüber dem anderen zu bevorzugen. Alle nachfolgenden Zusatzübungen erfüllen genau diesen Zweck.

Zusatzübungen bei Schielen

Die Augen kreisen lassen und in die Dunkelheit schauen

- Setzen Sie sich in einen dunklen Raum und blicken Sie geradeaus. Diese Übung wird ausgeführt, indem Sie sich aufrecht hinsetzen und nicht legen. Nun bewegen Sie die Augen in der Dunkelheit in alle Richtungen. Innerhalb weniger Minuten scheint selbst ein dunkler Raum etwas heller zu sein. Lassen Sie die Augen in dem dunklen Raum von einem Bereich zum nächsten wandern. Schauen Sie nach oben und lassen Sie die Augen von einer Seite des Raumes zur anderen wandern.

- Dann senken Sie den Blick und lassen die Augen von einer Seite zur anderen wandern, während Sie nach unten schauen. Dann schließen Sie ein Auge und bewegen das offene Auge langsam in seinem ganzen Bewegungsspektrum: nach oben, zur Seite und nach unten.

Dann wechseln Sie das Auge und wiederholen die Übung mit dem anderen Auge. Als Nächstes können Sie die folgende Übung im Dunkeln machen (oder auch nicht):

- Palmieren, aber nicht richtig, sondern nur drei Atemzüge lang. Nehmen Sie die Hand von dem schwachsichtigen oder schielenden Auge und halten Sie das stärkere Auge zu. Dann schauen Sie auf Ihren Daumen, während Sie mit dem Daumen einen großen Kreis beschreiben. Selbst im Dunkeln können Sie zumindest die dunkle Form des Daumens sehen. Beschreiben Sie mit dem Daumen volle Kreise, in beide Richtungen, während Sie ihm mit dem Auge folgen. Nun wechseln Sie das Auge und wiederholen die Übung mit dem anderen Auge.

Wir tun dies, um die äußeren Augenmuskeln zu dehnen, die in gewisser Hinsicht für das Schielen verantwortlich sind.

Spiegelübung

Für die nächste Übung brauchen Sie einen Spiegel:

- Sofern Ihr linkes Auge dasjenige ist, das nach innen gerichtet ist, schauen Sie in den Spiegel, während Sie das rechte Auge abdecken. Wenn das rechte Auge abgedeckt ist, dürfte das linke Auge normalerweise absolut geradeaus gerichtet sein, da die beiden Augen und die Netzhaut beider Augen nicht miteinander konkurrieren; manchmal ist es jedoch nicht so. In diesem Fall neigen Sie den Kopf etwas nach rechts und schauen intensiv auf die linke Seite, sodass das Auge mehr geradeaus gerichtet sein kann. Tun Sie dies mehrmals und palmieren Sie 30 Sekunden, um die Augen zu entspannen.

● Dann blicken Sie auf den Nasenrücken. Schauen Sie nicht auf das rechte Auge und schauen Sie nicht auf das linke Auge. Richten Sie den Blick auf den Nasenrücken zwischen beiden Augen – und Sie werden beide Augen sehen.

Wenn Sie dazu neigen, zu schielen, wird Ihr Gehirn genau das automatisch korrigieren. Denn dem Gehirn ist das Schielen nicht so bewusst, wie Sie vielleicht denken. Sie sehen es vielleicht auf Bildern. Von Zeit zu Zeit bemerken Sie es vielleicht sogar. Aber wenn Sie den Spiegel direkt vor sich haben und zwischen Ihre Augen sehen, sodass Ihr Blick beim zentralen Sehen auf Ihren Nasenrücken gerichtet ist und Sie beidseitig peripher sehen, können Sie das Schielen genau erkennen. Es ist erstaunlich, wie sehr das Gehirn dazu neigt, das zu korrigieren, was falsch zu sein scheint, sodass das Schielen zurückgehen kann. Wenn das Auge zu leichtem Zucken neigt, wird das Zucken aufhören.

● Zusätzlich zu dieser Übung bewegen Sie, während Sie vor dem Spiegel stehen, die Hüften in einer kreisenden Bewegung. Hören Sie nicht auf, weiter in den Spiegel zu schauen, während Sie die Hüften bewegen. Die Bewegung hilft, Sie abzulenken, sie hilft aber auch, den Blutstrom zu Ihren Augen zu verbessern. Sind die Hüften locker, wird auch der Brustkorb lockerer und Ihre Atmung wird tiefer. Ihr Nacken wird auch locker werden und die Blutzufuhr zu Ihren Augen erhöht sich.

Dass ein Augenmuskel verkürzt und sein Gegenspieler demgegenüber verlängert ist, hat ziemlich oft etwas mit schlechter Blutzufuhr zu diesem Muskel zu tun. Vergessen Sie also nicht, oft in den Spiegel zu schauen, während Sie mit Ihren Hüften eine kreisende Bewegung machen. Wenn Sie gut sehen, können Sie das bei jedem Licht machen. Das Beste ist allerdings, es bei gedämpftem Licht zu tun, da die Augen sich dabei ausruhen können. Sofern Sie schlecht sehen können, benötigen Sie Licht, um Ihr Gesicht im Spiegel zu sehen.

Inzwischen wissen Sie sicher, dass Sie jedes Mal palmieren sollten, wenn es bei dieser Übung oder bei einer anderen Anzeichen von Anstrengung gibt. Palmieren hilft Ihnen, die Belastung zu reduzieren und die Arbeit wieder aufzunehmen. Sie können auch in die Ferne blicken, bevor Sie diese Spiegelübung machen.

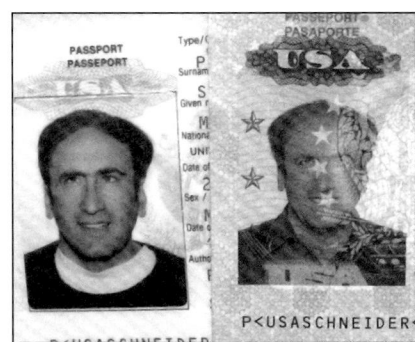

Zwei Passfotos, die im Abstand von zehn Jahren gemacht wurden. Meine Augen hatten sich um 75 Prozent mehr geradeaus gerichtet.

Ich habe festgestellt, dass meine Spiegelübung eine der besten Übungen war, um mein Schielen zu verringern. Ich hatte in sehr jungen Jahren bereits mit Schielen zu kämpfen. In meinem Fall haben die Augen in Wirklichkeit nie miteinander kommuniziert, weil ich in der Zeit, in der bei den meisten Menschen die Augen lernen, zusammenzuarbeiten – das heißt, im Alter zwischen vier und sechs Monaten –, blind war. Da ich während dieser Zeit blind war, hat mein Gehirn nie gerade ausgerichtete Augen entwickelt.

1992, im Alter von 38 Jahren, erhielt ich mein Passfoto, und beide Augen wiesen eine starke Fehlstellung auf. Sechs Monate vor Ablauf dieses Passes stellte das brasilianische Konsulat ein Visum für fünf Jahre aus, das in diesen Pass gestempelt wurde. 2002, als ich 48 war, wurden neue Fotos gemacht, sodass ich zwei Pässe hatte, die ich miteinander vergleichen konnte. Ich nahm diese Pässe mit in meine Schule. Bevor ich zum brasilianischen Konsulat ging, um mich rückzuversichern, dass ich beide Pässe benutzen konnte, schaute sich ein guter Kollege und Schüler von mir die Passfotos an und sagte: „Mein Gott, sieh mal, wie sich deine Augen verbessert haben!" Mein Schielen war deutlich zurückgegangen und meine Augen hatten sich in zehn Jahren um 75 Prozent mehr geradeaus gerichtet.

Seither lache ich über die Tatsache, dass meine Haarpracht spärlicher geworden und ich zehn Jahre älter geworden war, denn meine Augen hatten sich trotz meines Alters mehr geradeaus gerichtet. Jetzt, Jahre später, sind meine Augen noch mehr geradeaus gerichtet. Im Alter von 57 Jahren musste ich noch einmal ein Passfoto für ein brasilianisches Visum machen lassen. Bevor ich das Foto machen ließ, fuhr ich zum Mount Tamalpais – einem schönen Berg in Marin County, unweit von San Francisco –, ließ den Blick über die ganze Bucht schweifen und sah in die Ferne; dies half mir, meine Augen geradeaus zu richten. Es ist ein sehr dynamischer Prozess. Manchmal schiele ich etwas und ein andermal sind meine Augen geradeaus gerichtet. Und jetzt, Jahre später, sind meine Augen noch mehr geradeaus gerichtet. Das heißt, dass es zwischen Ihren Vierzigern und Fünfzigern definitiv möglich ist, Ihre Augen geradeaus zu richten – aber genauso ist es in Ihren Siebzigern und Achtzigern möglich. Sie müssen nur entsprechend daran arbeiten. Jetzt, da ich in den Sechzigern bin, schiele ich nur noch, wenn meine Augen ermüdet sind, und wenn sie entspannt sind, sind sie voll geradeaus gerichtet.

In den Spiegel zu schauen war eine meiner Hauptübungen. Wenn ich in Aufzügen stand und sie gutes Licht hatten, schaute ich für einen Augenblick in einem Spiegel auf meinen Nasenrücken zwischen beiden Augen. Andere Menschen, die schielen, blicken oft weit in die Ferne und auch dadurch wird ihr Schielen gemindert, manchmal verschwindet es sogar. Der Grund ist die tiefe Entspannung der Augen.

Die Melissa-Übung

Die wunderbarste Übung bei Schielen ist die *Melissa-Übung*. Melissa war zehn Jahre lang Direktorin meiner *School for Self-Healing*. Heute praktiziert und lehrt sie Selbstheilung in Texas und war in dem Film *Happy* zu sehen. Sie wurde in dem Dokumentarfilm aufgrund ihrer Fähigkeit interviewt, trotz der Tragödie, die sie erlebt hatte, ein sehr glücklicher Mensch zu sein. Wie bereits erwähnt hatte Melissa einen Unfall, bei dem ihr Gesicht und ihr Brustkorb von einem Transporter zerquetscht und viele Schädelknochen und Rippen gebrochen wurden. Sie musste sich sehr vielen Gesichtsoperationen unterziehen, um ihr Gesicht wiederherzustellen. Nach einer dieser Operationen stellte sich ein Auge nach innen und sie verlor einen großen Teil ihres Sehvermögens. Darüber hinaus sah sie auch doppelt. Sie interessierte sich für meine Arbeit schon, bevor sie mit ihrem intensiven Training und langen Einzelsitzungen begann. Die Übung, zuerst ein *kleines* Stück Papier auf dem Nasenrücken zu befestigen, dann ein *großes* Stück Papier, und seitlich mit den Händen zu winken, war hilfreich, aber unter und über den Papieren sah sie doppelt. Dann nahm ich einen langen Streifen Papier, der von der Stirn bis zum Kinn reichte. Ich befestigte ihn oben und unten mit Klebeband und ließ sie Bälle über den Kopf von einer Hand in die andere werfen. Sie konnte den Ball mit jedem Auge sehen und sie sah eine Weile *nicht*

doppelt. Dies bedeutete eine große Entlastung für ihr visuelles System und für ihren Nacken, da sie aufgrund der Ungleichheit ihrer Augen unter ständigen Nackenschmerzen litt.

Dies ist eine großartige Übung, die Menschen hilft, die schielen. Wenn Sie einen Streifen Papier zwischen Ihren Augen befestigen und einen Ball von einer Seite zur anderen werfen, etwa 2 Minuten lang mindestens 100 Mal, verschwindet der Ball für den Bruchteil einer Sekunde (den Sie aufgrund der Geschwindigkeit des Balls nicht wahrnehmen), bevor Sie ihn mit dem

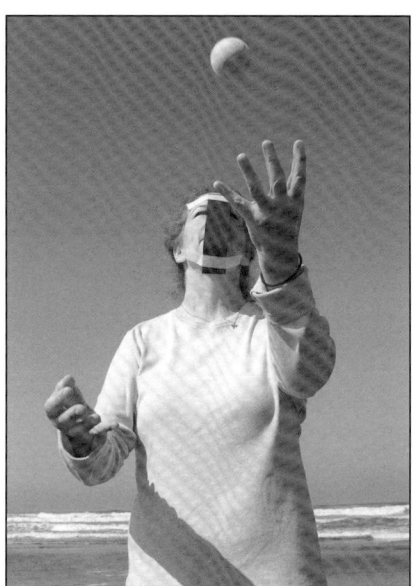

Wenn Sie die Melissa-Übung machen, nimmt das Gehirn beide Augen unabhängig voneinander in Anspruch.

anderen Auge wieder sehen. Dies bewirkt, dass die Augen ganz anders als sonst genutzt werden, und das ist sehr gut. Das dominante Auge kontrolliert das andere Auge jetzt nicht mehr, das den Ball verfolgt.

Der Punkt, um den es bei jeder Schwachsichtigkeit (Amblyopie) und jedem Schielen (Strabismus) im Wesentlichen geht, ist das sogenannte „faule Auge". Ein „faules Auge" ist nicht von sich aus faul. Es ist oft ein Auge, das nicht gut sieht. Manchmal ist es jedoch auch ein Auge, das zwar sehr gut sieht, aber vom Gehirn nicht in Anspruch genommen wird. Das Gehirn hat nicht gelernt, beide Augen zusammen zu nutzen; es nutzt nur das stärkere oder dominante Auge. Wenn Sie die hier beschriebene Übung machen, wird das Gehirn beide Augen unabhängig voneinander in Anspruch nehmen.

Bei dieser Unterteilung zwischen beiden Augen schaut jedes Auge und sieht den Ball *eigenständig*. Das rechte Auge sieht den Ball in der rechten Hand und das linke Auge sieht ihn in der linken Hand. Hier gibt es eine Körper-Augen-Verbindung, die für den Körper und die Augen sehr real ist. Dies ist keine Übung für peripheres Sehen. Schauen Sie wirklich auf den Ball. Wenn Sie den Ball von rechts nach links oder von links nach rechts werfen, gibt es einen Moment, in dem Sie den Ball *nicht* sehen, wenn er über Ihrem Kopf fliegt. Das ist gut, denn einen kurzen Moment später sehen Sie den Ball wieder und Ihre Hand muss auf das reagieren, was Sie sehen. Die Augen-Hand-Koordination ist in diesem Fall sehr wertvoll, weil es dadurch für Ihr Gehirn real wird, dass Sie das „faule Auge" tatsächlich benutzen, ebenso wie das Auge, das Sie sonst *immer* benutzen. Der Sinn unserer Übung ist nicht, das „faule Auge" *mehr* als das andere Auge zu benutzen, das sonst immer in Anspruch genommen wird. Der Sinn dieser Übung besteht darin, beide Augen gleichermaßen in Anspruch zu nehmen.

Die Inanspruchnahme beider Augen kann für Sie eine große Entlastung bedeuten. Sofern es Ihnen schwerfällt, die Übung 100 Mal zu wiederholen, beginnen Sie mit zehn Mal und palmieren, nachdem Sie das Papier abgenommen haben. Wenn es Ihnen leicht fällt, machen Sie sie weiterhin drei oder vier Mal am Tag. Und wenn es wirklich ganz leicht ist, dann machen Sie sie einen Monat lang drei Mal am Tag jeweils 10 Minuten lang. Sie werden sich viel lockerer fühlen und Ihre Muskeln werden viel besser arbeiten. Das hat zwei Gründe: erstens, weil jedes Auge eigenständig arbeitet, was ein großer, wichtiger erster Schritt ist; zweitens, weil jedes Auge nach unten und nach oben schaut, um dem Ball zu folgen.

Die Melissa-Übung ist bei Schielen sehr wichtig und ich empfehle Ihnen, sie oft zu machen. Probieren Sie auch die folgenden Abwandlungen:

- *Klatschen:* Nachdem Sie einen Streifen Papier von der Stirn bis zum Kinn befestigt haben, werfen Sie den Ball über den Kopf von einer Hand in die andere und klatschen jeweils in die Hände, bevor Sie den Ball fangen. Dadurch werden Sie abgelenkt und in einer Weise aktiviert, die es Ihrem Gehirn ermöglicht, neue Bahnen zu bilden, um mit dem schwächeren Auge besser sehen zu können.

Sofern Ihr linkes Auge beispielsweise Ihr schwächeres Auge ist und Sie in die Hände klatschen, bevor Sie den Ball mit einer Hand fangen, wird es Ihnen leichter fallen, den Ball auf der rechten Seite als auf der linken Seite zu fangen. Mit ausreichend Übung wird es Ihnen jedoch leichtfallen, ihn auf *beiden* Seiten zu fangen, und es wird natürlich für Sie werden, auch mit Ihrem schwächeren Auge zu sehen.

- *Gehen:* Als Nächstes *gehen* Sie, während Sie den Ball über den Kopf von einer Hand in die andere werfen und die Melissa-Übung machen. Gehen Sie vorwärts, während Sie den Ball über den Kopf von einer Hand in die andere werfen. Gehen Sie rückwärts. Gehen Sie seitwärts. Dies sollte für die Augen eine zunehmend größere Herausforderung sein, aber auch zunehmend entspannender sein.
- *Hüpfen:* Nun versuchen Sie zu hüpfen, während Sie den Ball über den Kopf von einer Hand in die andere werfen. Hüpfen

Sie auf dem Boden oder vorzugsweise auf einem Trampolin, wenn Sie die Möglichkeit dazu haben, denn dies ist die beste Methode. Sie werden die Peripherie sehen, die sich im Hintergrund bewegt, während Sie den für die Melissa-Übung typischen Streifen Papier auf dem Gesicht haben. Sie werfen den Ball über den Kopf von einer Hand in die andere und versuchen, ihn jedes Mal zu fangen, wenn Sie hochhüpfen.

● *Kombinationen:* Fordern Sie sich selbst damit heraus, dass Sie alle Ebenen der Melissa-Übung miteinander kombinieren. Gehen Sie, während Sie den Ball über den Kopf von einer Hand in die andere werfen, und dann klatschen Sie in die Hände, bevor Sie den Ball fangen. Gehen Sie rückwärts und seitwärts, und klatschen Sie dabei. Kombinieren Sie Klatschen mit Hüpfen oder Trampolinspringen. Oder versuchen Sie schließlich die schwierigste Variante der Melissa-Übung, bei der Sie beide Augen offen halten, den Ball hoch werfen und dann das Auge schließen, das den Ball nicht sehen soll.

Werfen Sie zum Beispiel, während Sie beide Augen offen haben, den Ball von der rechten Hand in die linke. Wenn der Ball den Bereich über Ihrem Kopf erreicht, schließen Sie das rechte Auge – und mit dem linken Auge sehen Sie den Ball. Fangen Sie den Ball mit der linken Hand, dann öffnen Sie beide Augen. Nun werfen Sie den Ball wieder über den Kopf, und wenn er den Bereich über Ihrem Kopf erreicht, wo beide Augen nicht sehen können, schließen Sie Ihr linkes Auge und fangen den Ball mit der rechten Hand.

Machen Sie dies eine Weile, dann kehren Sie zur ursprünglichen Melissa-Übung zurück. Machen Sie die Grundübung, bei der Sie beide Augen offen halten, während Sie den Ball über den Kopf werfen und mit der anderen Hand fangen. Sehen Sie, wie viel Sie sich verbessert haben und wie einfach diese ursprüngliche Methode jetzt zu sein scheint, nachdem Sie Ihre „Komfortzone" erweitert und sich neuen Herausforderungen gestellt haben.

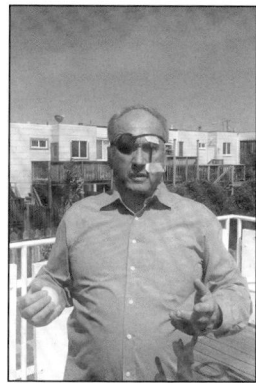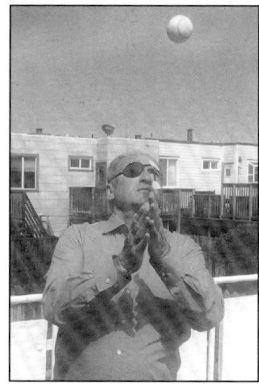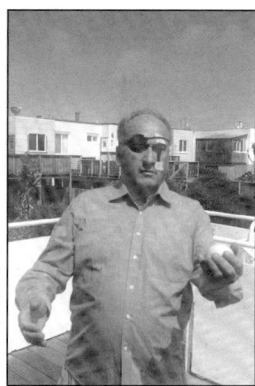

Den Ball über den Kopf von einer Seite zur anderen werfen, genau wie bei der Melissa-Übung.

Die Melissinia-Übung

Ich empfehle diese Variante der Melissa-Übung selbst Menschen, die mit beiden Augen sehen können, da in jedem Auge ein Gleichgewicht bestehen muss. Die Melissinia-Übung wurde ursprünglich für Menschen erfunden, die nur mit *einem* Auge sehen können; bei den meisten Menschen ist es jedoch so, dass ein Auge schwächer ist. Was ich empfehle, ist, mit dem schwächeren Auge mehr zu tun, aber auch mit dem stärkeren Auge Übungen zu machen. Auf diese Weise trainieren Sie beide Augen. Aber was Sie auch immer tun, wichtig ist, mit dem schwächeren Auge drei Mal so viel zu tun. Sie können zum Beispiel 3 Minuten mit dem schwächeren Auge sehen und 1 Minute mit dem stärkeren Auge. Auf diese Weise wird ein neues Gleichgewicht in jedem Auge geschaffen, was wiederum hilfreich ist, um jedes Auge ausgewogener zu beanspruchen.

- Als Erstes decken Sie Ihr stärkeres Auge ab. Dann befestigen Sie einen sehr schmalen, circa 3 mm breiten, aber ausreichend langen Streifen Bastelpapier über Ihrem schwächeren Auge, von der Stirn bis zum Wangenknochen; der Streifen soll so schmal sein, damit er nur einen kleinen Teil Ihres zentralen Sehfeldes verdeckt. Nun nehmen Sie einen Ball und werfen ihn über den Kopf von einer Hand in die andere.

- Als Nächstes nehmen Sie einen etwas breiteren, circa 8 mm breiten Streifen Papier und verfahren genauso, wie vorher beschrieben. Beim dritten Mal versuchen Sie es mit einem knapp 9 mm breiten Streifen Papier. Und jedes Mal werfen Sie den Ball von einer Seite zur anderen, genau wie bei der Melissa-Übung, außer dass Sie diesmal nur *ein* Auge benutzen.

Sie können beide Augen abwechselnd abdecken, um diese Übung zu machen – ich empfehle jedoch, es mit dem schwächeren Auge viel öfter zu machen. Führen Sie die Übung jeweils 5 Minuten lang aus. Der Grund für diese Übung ist, dass sie mehr Teilen des Auges ermöglicht, aktiv zu sein. Wenn Sie mit einem Auge mehr oder weniger gut sehen und das andere Auge Bereiche mit gemindertem Sehvermögen hat – Skotome, das heißt, blinde Flecken –, dann ist dies eine sehr gute Übung, vorausgesetzt, Ihr Auge kann den Ball sehen; für ältere Menschen ist diese Übung nicht relevant. Zuerst sollten Sie sie einmal in der Woche praktizieren, aber schließlich nur noch einmal im Monat, um sicherzugehen, dass jedes Auge sich genügend kreisförmig bewegt.

Aufgrund der neuesten Entdeckung und Erfahrung, die wir mit der Melissa-Übung bei einem neurologischen Patienten machten, denke ich, dass Menschen, die schielen, diesen Ansatz auch von Zeit zu Zeit nutzen könnten. Ich empfehle, ein Auge abzudecken, aber auch zu versuchen, eine Melissa-Übung zu nutzen, bei der Sie den langen Streifen Papier, den Sie vorher auf Ihrer Nase befestigt hatten, jetzt über einem Auge befestigen. Sie decken das Auge auf diese Weise zwar ab, aber nicht ganz, Sie blockieren nur das zentrale Sehen und einen Teil des peripheren Sehens. Dann machen Sie die Melissa-Übung, die wir gerade erörtert haben – mit den drei verschiedenen Streifen und einem Ball. Was dann geschieht, insbesondere wenn Sie mit dem schwächeren Auge arbeiten, ist dies, dass etwas Licht in das stärkere Auge eindringt und das Gehirn nicht so in Anspruch genommen wird. Dies liegt daran, dass Sie das stärkere Auge nicht vollständig abdecken und davon abhalten zu arbeiten, sondern es nur

davon abhalten, etwa 80 bis 90 Prozent zu arbeiten, das heißt, das
Gehirn realisiert, dass das stärkere Auge immer noch etwas tut. Wenn
Sie das schwächere Auge mit der Melissa-Übung abdecken und mit
der Melissinia-Übung und dem stärkeren Auge etwa ein Drittel oder
ein Viertel der Zeit arbeiten, die Sie mit dem schwächeren Auge arbeiten, kann dies auch einen großen Unterschied bewirken.

Eine Schnur mit aufgefädelten Perlen

Ihre Aufgabe bei dieser Übung besteht darin, Ihrem Gehirn beizubringen, worauf es sich konzentrieren soll und worauf nicht.

- Zunächst nehmen Sie eine Schnur, auf der Sie Perlen oder
  kleine Kugeln in fünf verschiedenen Farben auffädeln. (An
  unserer *School for Self-Healing* haben wir solche Schnüre mit
  Perlen, die Sie für diese
  Übung benutzen können.)
  Befestigen Sie ein Ende
  der Schnur an etwas, das
  sich vor Ihnen befindet,
  etwa an der Lehne eines
  Stuhls oder am Geländer
  Ihrer Veranda.

- Nun halten Sie die Perlen-
  schnur vor Ihren Augen
  fest. Konzentrieren Sie
  sich auf die verschiedenfarbigen Perlen. Während
  Sie sich auf jede einzelne
  Perle konzentrieren, sollte
  jede Perle, auf die Sie sich
  konzentrieren, als einzelne Perle erscheinen. Jede
  Perle, auf die Sie sich nicht
  konzentrieren, sollte doppelt erscheinen.

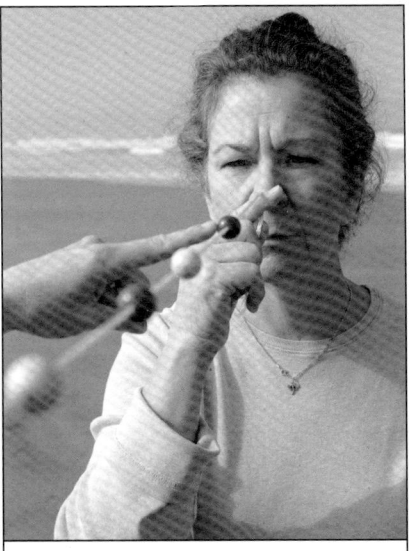

Ihre Aufgabe bei dieser Perlen-
übung besteht darin, dem Gehirn
beizubringen, worauf es sich konzentrieren soll und worauf nicht.

Beispiel: Wenn Sie fünf Perlen auf der Schnur haben, dann sollten – während Sie sich auf die erste Perle konzentrieren – die zweite, dritte, vierte und fünfte Perle doppelt erscheinen. Wenn Sie sich auf die dritte konzentrieren, sollten die ersten beiden und die letzten beiden doppelt erscheinen und die mittlere sollte als einzelne Perle erscheinen. Konzentrieren Sie sich auf fünfte Perle, sollten die ersten vier doppelt erscheinen und die letzte sollte als einzelne Perle erscheinen.

Bei Menschen, die schielen, ist es oft so, dass sie zunächst einmal die Perlen, die in der Peripherie ihres Blickfeldes sind, möglicherweise nicht doppelt, sondern alle als einzelne Perlen sehen. Die beste Übung, um dies zu korrigieren, ist, *eine* Perle anzusehen – sagen wir, diejenige, die Ihnen am nächsten ist – und jeweils ein Auge zu schließen, während Sie sie ansehen. Wenn Sie jeweils ein Auge schließen, können Sie eine Veränderung, eine Bewegung der Perlen von einer Seite zur anderen sehen. Während Sie dies tun, denken Sie weiter an die Perle vor sich und konzentrieren sich darauf, jeweils separat mit jedem Auge. Das heißt, dass Sie weiter auf diese Perle schauen, aber sehen, wie sich alle Perlen verändern, weil jedes Auge die Perle aus einem anderen Winkel sieht und sogar aus einer anderen Entfernung. Nur wenn beide Augen geöffnet sind, kann Ihr Gehirn die Entfernungen genauer messen. Nachdem Sie dies 40 Mal gemacht haben, öffnen Sie beide Augen, und wenn Sie nun die erste Perle ansehen, dürften die restlichen doppelt erscheinen.

Die Perle, auf die Sie sich konzentrieren, erfassen Sie mit Ihrem *zentralen* Sehen. Diejenigen, die Sie nicht direkt ansehen, erfassen Sie mit ihrem *peripheren* Sehen. Das Nervensystem und das Gehirn erhalten ein Bild durch das *zentrale* Sehen und *zwei* separate Bilder durch das *periphere* Sehen. Wenn Sie ein Objekt direkt vor sich anschauen, sich aber auf ein anderes Objekt konzentrieren, das sich *vor diesem* Objekt befindet, erscheint das Objekt, auf das Sie sich konzentrieren, einzeln und das, auf das Sie sich *nicht* konzentrieren, erscheint doppelt. Sie möchten dahin kommen, dass Sie zwischen dem Objekt, das Sie direkt anschauen, und dem, das Sie nicht direkt anschauen, unterscheiden können, sodass das Objekt, das Sie ansehen, einzeln erscheint, und dasjenige, das Sie nicht ansehen, doppelt erscheint.

Ihr Ziel ist, sehr entspannt zu sein, wenn Sie *eine* Perle anschauen und den Rest doppelt sehen. Sie dürfen sich dabei nicht anstrengen, denn das würde gar nichts bringen. Eine Möglichkeit, die Augen nicht anzustrengen, ist die, entweder zu Beginn oder während der Übung in die Ferne zu schauen, dabei vielleicht seitlich schnell mit den Händen zu winken und dann zur Übung zurückzukehren.

Eine andere Möglichkeit ist, eine Hand zu bewegen: Sagen wir, die linke Hand hält die Schnur an den Nasenrücken und die rechte Hand würden Sie von rechts nach links und wieder von links nach rechts bewegen, sodass Sie ein Gefühl von Peripherie bekommen. Sie wissen ja: Wenn Sie mit beiden Augen zusammen sehen, entsteht normalerweise keine Belastung; in die Ferne zu sehen oder Ihre Peripherie wahrzunehmen sind somit gute Möglichkeiten, die Augen nicht anzustrengen.

Selbst wenn Sie dies jeweils nur für ein paar Sekunden tun, werden Ihre Augen sich fast vollständig entspannen. Wenn Sie dann merken, dass Ihre Augen völlig entspannt sind, verlängern Sie die Zeit, die Sie auf die Perlen schauen. Die Zeitspanne kann manchmal bis zu 5 Minuten ausgedehnt werden; längere Sitzungen – oder Marathonsitzungen, wie wir sie nennen – können sogar 10 Minuten dauern, falls Sie nicht die Geduld verlieren. Der Zweck dieser Übung ist, durch ausgewogene Inanspruchnahme eine tiefe Entspannung der Augen zu erreichen. Wenn Sie sich dabei anstrengen, brechen Sie die Übung ab und machen stattdessen eine andere Übung.

Doppeltsehen – Doppelbilder halten

Wenn Sie doppelt sehen konnten, besteht der nächste Schritt darin, das Doppelbild zu halten. Sie werden feststellen, dass die meisten Menschen, die ein Doppelbild entstehen lassen können, es 30 Sekunden halten können, vielleicht sogar eine ganze Minute, bevor sie müde werden. Wenn Sie dies erreichen, sollten Sie natürlich die

Partie um Ihre Augen herum massieren, palmieren oder sonnenbaden, in die Ferne schauen oder den Großen Schwung machen, bis die
Müdigkeit verschwunden ist. Sie können bei dieser Übung blinzeln,
ohne (hoffentlich) das Doppelbild dabei zu verlieren.

- Ihr Ziel ist, ein Doppelbild volle zehn langsame Atemzüge
  lang halten zu können. Sie können von *einem* Doppelbild
  zum nächsten übergehen. Sie können die vorderste Perle einzeln und alle anderen vier als Doppelbilder sehen. Sie können
  die fünf Perlen durchgehen und den Blick von einer zur anderen wandern lassen und dabei jedes Doppelbild zehn Atemzüge lang halten. Auf diese Weise müssen Sie nicht die vollen
  zehn Atemzüge an *einem* Punkt stehen bleiben, sondern
  können in dieser Zeit kontinuierlich von einer Perle zu anderen wandern.

Solange dies nicht zu anstrengend wird, ist es eine großartige Übung
für gute Koordination zwischen den beiden Augen. Manchmal werden Sie vielleicht nur 30 Sekunden und ein andermal 7 oder 8 Minuten Zeit haben, diese Übung zu machen. Wie auch immer, Sie sollten
sie jeden Tag so oft wie möglich machen. Diese Übung wenigstens
einmal am Tag zu machen und das Doppelbild für zehn Atemzüge
pro Perle zu halten, das wird in jedem Fall einen großen Unterschied
ausmachen.

Wenn Ihre Augen vom Doppelsehen nicht müde werden, ist dies
ein sehr gutes Zeichen für Entspannung und für gute Inanspruchnahme beider Augen. Sollten sie jedoch aus irgendeinem Grund ermüden, dann schauen Sie in die Ferne und dann wieder zurück auf
die Perlen; oder bewegen Sie Ihre Hand von einer Seite zur anderen,
von rechts nach links und von links nach rechts, den ganzen Weg an
Ihrer Peripherie. Wenn beide Peripherien aktiviert sind, dürfte es
keine Müdigkeit geben. Ebenso gilt: Wenn die beiden Zentren gleichzeitig in Anspruch genommen werden und ein Zentrum das andere
nicht unterdrückt oder zumindest nicht stark unterdrückt, dann
kann es keine Müdigkeit geben. Diese beiden Dinge sind parallel und

arbeiten zusammen und deshalb sollten Sie diese Übung oft wiederholen. Eine „Marathonsitzung", in der Sie das Doppelbild beim Atmen längere Zeit halten, ist mitunter ausgesprochen nutzbringend. Beispielsweise bis zu 7 oder 8 Minuten lang am Stück Doppelbilder zu halten – das wird einen enormen Unterschied ausmachen.

Die Zwei-Farben-Übung („Schnabelbrille")

Bei dieser Übung wird ein Hilfsmittel genutzt, das wir manchmal als „Schnabelbrille" bezeichnen. Wir sprechen von einer „Schnabelbrille", weil es sich um eine Brille handelt, bei der die Gläser entfernt und am Brillensteg zwei verschiedenfarbige Streifen Papier so befestigt werden, dass sie *zwischen* den Fassungen der beiden Brillengläser geradeaus nach vorne stehen. Wenn Sie die Brille aufsetzen, sieht es so aus, als hätten Sie einen zweifarbigen Schnabel.

Die Papierstreifen sollten also zwei unterschiedliche Farben haben; einer könnte zum Beispiel orange und der andere gelb sein.

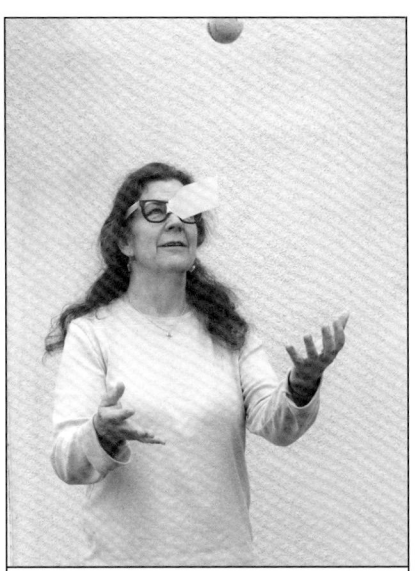

- Setzen Sie die Brille auf, und blicken Sie geradeaus in die Ferne. Nun werfen Sie einen Tennisball von einer Hand in die andere und versuchen, den Ball zu fangen. Werfen Sie den Ball mehrmals hin und her.

Da Sie das Papier am Brillensteg befestigt haben, ist gewährleistet, dass Sie bei dieser Übung *beide* Augen in Anspruch nehmen. Ist der Ball auf

„Schnabelbrille": Ist der Ball auf der rechten Seite, verdeutlicht er dem rechten Auge, dass die rechte Farbe existiert.

der linken Seite Ihres Körpers, verdeutlicht er dem linken Auge, dass die linke Farbe existiert. Ist der Ball auf der rechten Seite, verdeutlicht er dem rechten Auge, dass die rechte Farbe existiert. Wenn der Ball über den Kopf von einer Seite zur anderen wandert, wird das periphere Sehvermögen beider Augen einzeln in Anspruch genommen; das zentrale Sehen ist dabei weiterhin geradeaus in die Ferne gerichtet. Vergessen Sie nicht, dass das zentrale Sehen weitgehend ein Standbild erfasst, während das periphere Sehen Bewegung erfasst.

Interessant bei dieser Übung ist, festzustellen, welche Farbe jedes Auge zu sehen scheint. Wenn Ihre Augen völlig entspannt und voll funktionsfähig sind, werden Sie, wenn Sie in die Ferne blicken, zwei Farben sehen, jede jeweils auf der *anderen* („falschen") Seite. Dies ist ein Zeichen dafür, dass sie gut zusammenarbeiten.

Verschwindet eine dieser Farben, können Sie auch nahe an Ihrem Auge schnell mit der Hand winken – nicht so nahe, dass es gefährlich ist, aber unmittelbar vor dem Auge. Die Farbe erscheint dann oft wieder. Mit beiden Augen zwei verschiedene Farben zu sehen kann insbesondere für jemanden, dem es schwerfällt, beide Augen zusammen zu nutzen, eine sehr entspannende Übung sein.

Zusätzlich zu der Brille mit den zwei Farben haben wir auch einen kleinen Stab mit zwei Farben, den wir auf den Nasenrücken halten, während wir in die Ferne schauen. Wir schauen nicht *auf* die beiden Farben, wir *sehen* sie. Das heißt, *wir schauen in die Ferne*, während

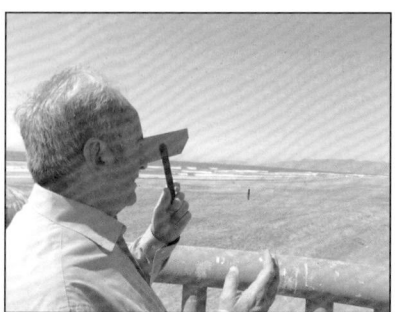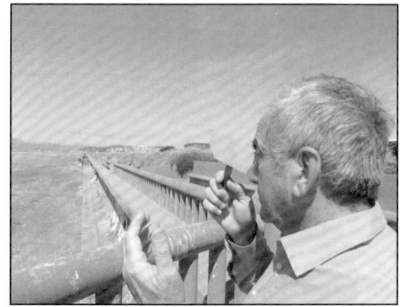

Bei dieser Übung halten wir einen kleinen Stab mit zwei Farben auf den Nasenrücken, während wir in die Ferne schauen.

wir gleichzeitig diese beiden Farben sehen, was genau wie das Doppeltsehen ein Zeichen für tiefe Entspannung und dafür ist, dass beide Augen zusammenarbeiten. Darüber hinaus ist die Tatsache, dass Sie Ihre Augen beim Weitsehen und beim Nahsehen ausruhen und relativ schnell wechseln können – weniger als 30 Sekunden vom Nahsehen zum Weitsehen –, auch ein Zeichen für die Entspannung der Augen.

Und vergessen Sie nicht, auch bei Schwachsichtigkeit (Amblyopie) und Schielen (Strabismus) ist Entspannung eine Seltenheit – aber die Entspannung der Augen zu erreichen, das könnte Ihnen in Ihrem Leben in vieler Hinsicht helfen. Dies gilt aber auch für Menschen, die *nicht* schwachsichtig sind oder schielen. Wir alle brauchen diese Übungen, weil wir unsere Augen während unseres ganzen Lebens steif werden lassen, und diese Steifheit sollten wir reduzieren, so gut es geht.

Rote und grüne Brillengläser

Jede Farbe hat unterschiedliche Wellenlängen. Die Farbe Rot hat zum Beispiel lange Wellenlängen und die Farbe Grün kurze Wellenlängen. Wenn Sie durch eine Brille sehen, die ein grünes und ein rotes Glas hat, scheinen die Farben der Objekte, die Sie anschauen, durch das rote Glas sehr oft anders zu sein als durch das grüne Glas. Manche Farben kann man leichter mit dem roten Glas sehen und andere leichter mit dem grünen.

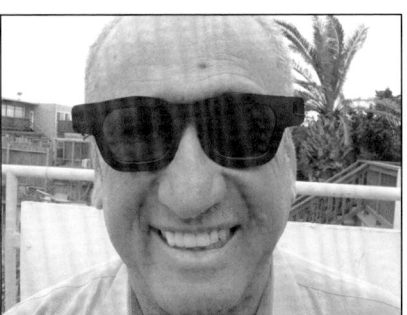

Eine Brille mit einem roten und einem grünen Glas machte es mir möglich, teilweise dreidimensional zu sehen.

- Wenn Sie die Welt mit beiden Augen durch den roten und den grünen Filter betrachten, werden Sie einige erstaunliche Dinge sehen. Wenn Sie zum Beispiel mit dieser Brille in einem Park oder in Ihrem Garten spazieren gehen, werden Sie feststellen, dass die Blumen durch das rote Glas rosafarben aussehen, das Grün der Blätter mit dem grünen Glas gleichzeitig aber viel klarer wirkt.

- Schließen Sie deshalb von Zeit zu Zeit ein Auge und sehen Sie sich Farben mit dem offenen Auge an; dann schließen Sie dieses Auge und öffnen das andere, um zu sehen, welche Farben Sie wahrnehmen. Verschwinden die rosafarbenen Blütenblätter, wenn Sie das Auge schließen, das durch das rote Glas sieht? Verschwinden die grünen Blätter, wenn Sie nur durch das rote Glas schauen? Dann sehen Sie sich mit beiden (geöffneten) Augen um. Nehmen Sie sich einige Minuten Zeit, um das dreidimensionale Sehen zu genießen.

- Sie werden feststellen, wenn Sie das Auge schließen, das durch das rote Glas sieht, und die rosafarbene oder rötliche Blume nur durch das grüne Glas anschauen, dass sie für Sie nicht rot oder rosafarben aussieht, sondern dunkel – was von ihrer wirklichen Farbe weit entfernt ist. Wenn Sie das Auge mit dem grünen Glas schließen und nur durch das rote Glas schauen, werden die grünen Blätter dunkel aussehen.

Auf diese Weise beginnen Sie in der Tat, beidseitiges Sehen und dreidimensionales Sehen zu entwickeln. Sie verdeutlichen sich selbst den Unterschied zwischen den beiden Augen. Ihre beiden Augen sind unabhängig voneinander. Kein Auge sieht, was das andere sieht, deshalb kontrolliert kein Auge das andere. Jedes ist vielmehr unabhängig vom anderen und das Gehirn verschmilzt die beiden Bilder zu einem Bild.

In der Vergangenheit konnte ich nicht dreidimensional sehen. Ich wusste nicht, ob ein Objekt nahe bei mir oder weit weg war. Nachdem ich jedoch meine Sehschärfe verbessert hatte und große Verkehrsschilder erkennen konnte, wollte ich auch Auto fahren können. Eine Brille mit einem roten und einem grünen Glas machte es mir möglich, teilweise dreidimensional und schließlich gut genug zu sehen, um Auto fahren zu lernen und zu erkennen, wo genau ich auf der Straße war.

Bei Ihnen wird die Veränderung möglicherweise nicht ganz so deutlich ausfallen, aber besser dreidimensional sehen und zwischen beiden Augen unterscheiden zu können, das ist ein sehr guter Weg, um Ihr Schielen zu reduzieren.

Objekt und Linie

Der erste Schritt besteht darin, zunächst eine vollständige Trennung zwischen beiden Augen zu vollziehen und deren Funktionen dann im Gehirn wieder zusammenzuführen und zu vereinen. Wenn Sie die Brille mit dem roten und dem grünen Glas tragen, sehen Sie möglicherweise mit dem einen Auge Licht und mit dem anderen ein Objekt. Manche sehen kein Licht oder Objekt. Das Ziel dieser Übung ist, beide Augen zum Zusammenarbeiten zu bringen.

- Für diese Übung benötigen Sie einen roten Kugelschreiber oder Filzstift, ein weißes Blatt Papier und eine kleine Taschenlampe mit roter Glühbirne. Wenn Sie keine rote Glühbirne haben, können Sie auch eine normale Taschenlampe nehmen und sie mit rotem (transparentem) Klebeband überkleben, um einen roten Filter zu simulieren.

- Zeichnen Sie auf dem weißen Blatt Papier einen roten Kreis. Halten Sie das Papier mit einer Hand vor sich hoch, sodass es parallel zum Boden ist, im Abstand von etwa 30 cm vor Ihren Augen. Schalten Sie die Taschenlampe ein und halten Sie sie unter das Papier, sodass das Licht durchscheint. Schauen Sie auf den Kreis, während das Licht durch das Papierblatt scheint. Sie sollten den Kreis *und* auch das Licht sehen.
Es ist sehr wichtig, vor Ihrem schwächeren Auge das rote Glas zu haben, weil das Gehirn sehr viel stärker auf Licht als auf Formen reagiert. Der Kreis oder die Linien – vertikal, horizontal –, das wären lauter Formen, während das Gehirn sich weitaus mehr für Licht interessiert. Genauso werden Sie feststellen, dass – wenn Sie die Straße entlanggehen und in einem

Geschäft Licht sehen – Ihre Augen zu *diesem* Geschäft viel stärker hingezogen werden als zu einem *ohne Licht*.

- Jetzt schließen Sie das Auge mit dem roten Glas. Das Auge, das durch das grüne Glas sieht, dürfte den Kreis, aber nicht das Licht sehen, da das rote Licht nicht durch das grüne Glas dringen kann. Demgegenüber verhindert das grüne Glas nicht, dass Sie den roten Kreis sehen.

- Schließen Sie umgekehrt das Auge, das durch das grüne Glas sieht, und schauen nur durch das rote Glas, so sehen Sie das Licht, aber nicht den roten Kreis. Das Auge mit dem grünen Filter sieht nur das Objekt und das Auge mit dem roten Filter nur das Licht. Diese Art der Unterteilung ist sehr wichtig, weil Sie mit dem Auge mit dem roten Filter und mit dem Auge mit dem grünen Filter *gleichzeitig* jeweils ein *separates* Bild sehen.

- Nun bewegen Sie das Licht unter dem Blatt um den Umriss des Kreises herum, so, als ob Sie dem Rand des Kreises folgen würden. Wenn Ihre Augen zusammen folgen können, werden Sie das Licht auf dem Rand des Kreises halten können. Können Ihre Augen nicht zusammen folgen, obwohl Sie vielleicht denken, das Licht sei auf dem Rand des Kreises, so ist es in Wirklichkeit woanders. (Bei mir war es so, wenn ich dachte, das Licht sei auf dem Kreis, dass es in Wirklichkeit außerhalb oder innerhalb des Kreises war.) Um festzustellen, was mit Ihrem Licht ist, schließen Sie ganz plötzlich das Auge mit dem grünen Filter. Wenn Sie dies tun, sehen Sie genau, wo das Licht ist. Wenn Sie das Auge mit dem grünen Filter öffnen, sehen Sie, ob das Licht genau dort bleibt, wo es war,

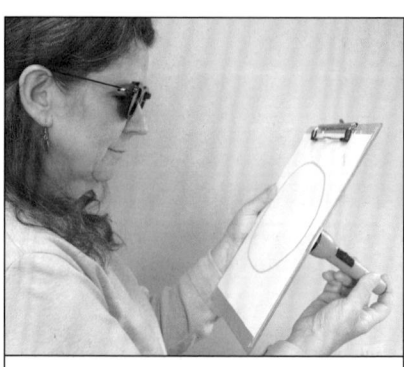

Schalten Sie die Taschenlampe ein und halten Sie sie unter das Papier, sodass das Licht hindurchscheint.

als das Auge geschlossen war, oder ob es sich bewegte. Selbst wenn es sich bewegte, korrigieren Sie es nicht! Schließen und öffnen Sie die Augen zehn bis zwanzig Mal oder so oft, bis beide Augen das Licht an der Stelle sehen, wo es wirklich ist. Wenn es an derselben Stelle bleibt, bedeutet dies, dass Ihre Augen ihm folgen. Denn es spielt keine Rolle, ob es im Kreis oder außerhalb des Kreises ist; entscheidend ist, dass beide Augen zusammen auf dieselbe Stelle sehen.

Mitten in der Übung merken Sie vielleicht, dass es angebracht wäre, zu palmieren. Palmieren Sie so lange, wie es nötig ist, um ausreichend zu entspannen und die Übung wieder aufnehmen zu können.

Dann wechseln Sie die Gläser. Das heißt, wenn Sie das rote Glas zuerst vor dem linken Auge hatten und das grüne Glas vor dem rechten, setzen Sie das grüne Glas jetzt links und das rote rechts ein. Wiederholen Sie die Übung.

Eine Möglichkeit, sich zu vergewissern, ob das Licht im Kreis ist, besteht darin, jemanden zu bitten, es ihnen zu sagen, da Menschen, die schielen oder schwachsichtig sind, oft selbst nicht wissen, wo das Licht ist. Sie denken vielleicht, es sei im Kreis, während es jedoch außerhalb des Kreises ist. Eine andere Möglichkeit ist, den Kopf ein wenig zu heben und unter dem Brillenglasrand hindurchzuschauen; dann erkennen Sie, ob das Licht im Kreis ist.

Ich habe festgestellt, dass viele Menschen sehr irritiert sind, wenn das Licht nicht dort ist, wo sie es vermutet haben – und das ist die größte Hürde, an der wir arbeiten müssen, weil Sie jetzt einen guten Indikator haben, der Ihnen zeigt, ob Ihre Augen zusammenarbeiten. Und wenn sie es nicht tun, ist dies ein guter Weg für Sie, dafür zu sorgen, dass sie zusammenarbeiten.

Möglicherweise müssen Sie noch viele andere Übungen machen, wie die Melissa-Übung (wobei Sie einen langen Streifen Papier zwischen den Augen befestigen) und die Entspannungsübungen, die wir erwähnt haben, damit dies schließlich funktioniert. Es lohnt sich aber, sich die Zeit dafür zu nehmen und die vorstehende Übung nicht direkt zu machen, sondern einfach dort anzusetzen, wo Sie heute stehen, und dies zu korrigieren. Diese Übungen sind ein Weg, wie Sie allmählich erkennen werden, wo sich das Licht im Verhältnis zum Kreis befindet; einige Formen von Fehlsichtigkeit machen es schwierig, genau zu unterschieden, wo es sich befindet.

- Eine andere Übung, die Sie mit der Brille mit den roten und grünen Gläsern machen können, besteht darin, jemanden eine Linie mit dem roten Stift zeichnen zu lassen und zu versuchen, die Linie mit einem roten Stift nachzuziehen, während Ihr stärkeres Auge durch das rote Glas sieht. Der Grund ist, dass Sie durch das rote Glas rote Linien oder rote Schrift nicht sehen können (es sei denn, Sie gehören zu den 2 Prozent der Bevölkerung, die eine rote Linie oder rote Schrift durch ein rotes Glas sehen können – in diesem Fall sind die anderen Übungen zweckmäßig für Sie, diese hier aber nicht.)

Sie lassen bewusst das stärkere Auge durch das rote Glas sehen, damit das schwächere Auge die rote Linie sieht oder die rote Schrift liest, während das stärkere Auge die rote Linie oder rote Schrift nicht sieht. Beide Augen werden zusammen die meisten anderen Farben sehen, wobei das Auge mit dem roten Glas jedoch nicht das sehen kann, was rot ist, und das verändert die Dominanz für einen „Augenblick" – dieses Phänomen kann aber auch einmal 5 bis 8 Minuten dauern! Das schwächere Auge übernimmt eine Führungsrolle und infolgedessen lernt das Gehirn, es bei Ihren Alltagsaktivitäten mehr zu nutzen.

Die Tatsache, dass Sie gegenwärtig Ihr schwächeres Auge bevorzugen, bedeutet nicht, dass es nicht schwächer bleibt, es bedeutet nur, dass Sie es jetzt mehr in Anspruch nehmen. Und es wird mehr in das Sehen beider Augen einbezogen. Genau so, wie es einfacher ist, auf *zwei* Beinen zu stehen statt auf einem, ist es einfacher, *beide* Augen zu nutzen, als eines zu unterdrücken und das andere sehr viel mehr zu nutzen. Denn das Auge, das unterdrückt ist, wird sehr schwach, und dasjenige, das immer arbeitet, ermüdet sehr stark; und mit der Zeit sind dann beide schwach.

- Sie können auch eine vertikale und eine horizontale Linie zeichnen; diese Linien können sehr lang sein und Sie sollten ihnen mit den Augen folgen können, während Sie das rote Licht so darunterhalten, dass es durch das Papier hindurchscheint. Manche Menschen können der horizontalen Linie folgen, nicht aber der vertikalen. Ich hatte das Problem, dass ich mit beiden Augen leicht einer *horizontalen* Linie folgen konnte, aber Schwierigkeiten hatte, einer *vertikalen* zu folgen. Bei manchen Menschen ist es genau umgekehrt. Was auch immer für Sie eine Herausforderung ist, üben Sie immer weiter!

Vielleicht stellen Sie fest, wenn Sie das rote Glas vor Ihrem stärkeren Auge haben, dass Sie der Linie besser folgen können, dass Sie ihr aber nicht so gut folgen können, wenn Sie das rote Glas vor Ihrem schwächeren Auge haben. Dies liegt wiederum daran, dass das Gehirn stärker auf Licht als auf Formen reagiert. Wichtig ist, dass Sie es in einem neutralen Zustand machen. Machen Sie die Übung nicht sehr lange, nur jeweils etwa 3 bis 4 Minuten an jedem zweiten Tag, bis es Ihnen leichtfällt, sie zu machen.

- Ich habe in manchen Fällen auch schon erlebt, dass das Licht verschwindet, wenn man versucht, einen Kreis oder eine Linie zu verfolgen. Dann müssen Sie nur Ihr stärkeres Auge schließen und das Licht ist sofort da. Aber wenn Sie das Auge wieder öffnen, kann das Licht erneut verschwinden. In diesem Fall öffnen und schließen Sie Ihr stärkeres Auge zehn Mal. Sie können mit der Taschenlampe auch gegen das Papier klopfen oder das Papier auf einem roten, durchsichtigen Klemmbrett befestigen und mit der Taschenlampe gegen das Klemmbrett klopfen. Viele sehen dann das Licht und den Kreis oder die Linien gleichzeitig. Bei manchen verschmelzen die beiden von den Augen gelieferten Bilder nicht richtig zu einem Bild, sodass sie das Licht an *einer* Stelle lokalisieren und den Kreis oder die Linien an einer *anderen* Stelle. Das ist für sie der Ausgangspunkt. Wenn Sie üben, können Sie Linienformen zeichnen, die Sie nützlich oder hilfreich finden. Egal, ob Sie es zuerst richtig oder falsch machen – mit der Zeit wird es besser und Sie werden feststellen, dass Ihre Augen sich viel mehr gerade ausrichten.

● Es ist auch eine wirklich gute Übung, sich im Tageslicht oder in der Sonne hinzusetzen und rote Schrift zu lesen. Sehen Sie sich das rot bedruckte Blatt im Anhang zu diesem Buch an. Sie können sich davon zum Beispiel eine Farbkopie anfertigen und diesem Beispiel folgend an Ihrem Computer selbst in verschiedenen Schriftgrößen den Text vervielfältigen und dann lesen.

Eine unserer Klientinnen fand es langweilig, die rote Schrift in Englisch mit ihrem schwächeren Auge zu lesen. Da Französisch ihre zweite Muttersprache war, entschlossen wir uns, eine französische Übersetzung der Geschichte *Der kleine Prinz* in Rot zu drucken, und dies weckte ihr Interesse. Je mehr Sie mit Ihrem schwächeren Auge lesen, während das stärkere Auge durch die rote Farbe blockiert wird, desto besser.

Es ist auch hilfreich für Sie, mit einem roten Stift zu zeichnen oder zu schreiben und das, was Sie geschrieben haben, dann vom anderen Ende her nochmals zu schreiben. Sie schreiben zum Beispiel von links nach rechts eine ganze Seite voll (Namen von Personen und Tieren, die Sie mögen, oder irgendetwas anderes), und dann schreiben Sie die gleichen Buchstaben von unten nach oben, jeweils von rechts nach links. Falls Sie Hebräisch sprechen, das ja von rechts nach links geschrieben wird, sollten Sie es umgekehrt machen. Sehr wichtig ist, dass Sie in starkem Licht sitzen; das macht einen großen Unterschied.

In unserer Schule haben wir einen Balkon und wir nehmen einen Klapptisch mit nach draußen, sodass die Kursteilnehmer mithilfe des hellen Lichts draußen die rote Linie durch das grüne Glas sehen können. Wichtig ist natürlich auch, dass Sie die Augen nicht belasten oder anstrengen. Von Zeit zu Zeit können Sie sich auch hinlegen und sich ein kaltes Handtuch über die Augen legen, um sicherzugehen, dass sich die Augen nicht entzünden oder anstrengen.

Kartenspiel

Diese Übung macht Spaß und ist effektiv, um das Gleichgewicht zwischen beiden Augen herzustellen, weil Sie nicht einmal merken, dass Sie eine Übung machen, und darüber hinaus arbeiten Sie auch an Ihrer Augen-Körper-Koordination. Sagen wir, das linke Auge sei das schwächere Auge; hier hat es aber *nicht weniger* als das rechte Auge zu arbeiten, das in dieser Situation *keine* Kontrolle über das linke Auge hat.

- Sie beginnen mit einem Kartenset, das speziell für die Übung mit den roten und den grünen Brillengläsern geeignet ist. (Zu beziehen bei der *School for Self-Healing*. Wenn Sie mit *mehreren* Personen spielen, brauchen Sie zwei Kartensets.) Der Kartenstapel besteht aus Karten mit zwei unterschiedlichen Farben: Der halbe Stapel besteht aus roten Karten mit schwarzen Zahlen und die andere Hälfte aus weißen Karten mit roten Zahlen. Mit dem grünen Glas können Sie nur die weißen Karten sehen und mit dem roten Glas nur die roten Karten.

- Dieses Spiel läuft so ab, dass Sie und Ihr Mitspieler die Brille aufsetzen und beide gleichzeitig eine Karte von ihrem jeweiligen Stapel in die Mitte werfen. Wenn Sie bestimmte Zahlen erkennen, reagieren Sie mit einer entsprechenden körperlichen Reaktion. Wenn Sie beispielsweise eine Karte mit einer Neun sehen, klatschen Sie in die Hän-

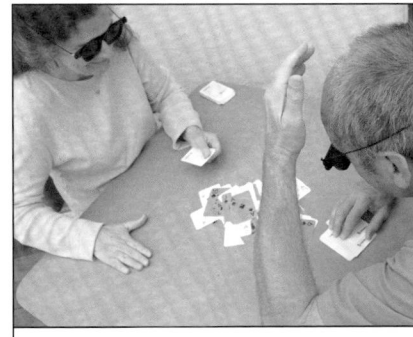

Eine Variante des Kartenspiels „Leben und Tod"

de; sehen Sie eine Sieben, tippen Sie sich an die Stirn; sehen Sie eine Eins, stampfen Sie mit den Füßen auf den Boden und klopfen an den Tisch usw.

- Legen Sie für vier ausgewählte Karten (egal welche) solche Reaktionen fest, die Sie sich selbst ausdenken. Der Punkt ist, dass Sie als Reaktion auf die Zahlen etwas mit Ihrem Körper tun.

- Derjenige, der am schnellsten reagiert, wenn eine dieser ausgewählten Karten auf den Tisch geworfen wird, bekommt die abgeworfenen Karten aus der Tischmitte. Wenn etwa die Hälfte der Karten auf den Tisch geworfen worden ist, tauschen Sie Ihre Gläser aus, sodass jedes Auge die Chance hat, sowohl durch das rote als auch durch das grüne Glas zu sehen.

Es ist besser und macht mehr Spaß, dieses Spiel zusammen mit zwei oder drei Personen zu spielen. Zusätzliche Brillen sinKapitel 5: Schielen und Schwachsichtigkeit überwindend nicht teuer und können wie die Karten selbst bei der *School for Self-Healing* bezogen werden. Dieses Spiel macht nicht nur Spaß, es hat auch bemerkenswerte Ergebnisse erzielt: Bei Menschen, die es gespielt haben, ist eine vorübergehende Verbesserung des Sehvermögens von 50 Prozent festgestellt worden!

Augenzittern

Beim Augenzittern (Nystagmus) handelt es sich um ein unwillkürliches Flackern der Augen, eine schnelle, unkontrollierbare Bewegung der Augen, die in unterschiedlichster Form auftreten kann, nach oben und unten (vertikaler Nystagmus), von einer Seite zur anderen (horizontaler Nystagmus) oder im Kreis (rotatorischer Nystagmus). Je nach der Ursache können diese Bewegungen bei beiden Augen oder nur bei einem Auge auftreten. Sie können aufgrund der Unfähigkeit, sich auf das zu konzentrieren, was man anschaut, zu einem begrenzten Sehvermögen führen. Augenzittern kann durch Erbkrankheiten verursacht sein (etwa Albinismus, eine Pigmentstörung, und Grauer Star, der nicht rechtzeitig operiert wurde), es kann erworben werden oder auf Störungen des Zentralnervensystems, auf

Toxizität, Medikamente, Alkohol oder rotierende Bewegung zurückzuführen sein.

Es gibt Möglichkeiten, das Augenzittern zu überwinden, egal, ob
es das Ergebnis einer Operation an Grauem Star oder von Albinismus oder irgendeiner anderen Ursache ist:

- Sie können etwa jeden Tag sehr viel palmieren, sich oft in einen dunklen Raum legen und alle zehn Schritte der Sehübun-
  gen machen. Nachdem Sie etwa zwei Monate lang die zehn
  Schritte praktiziert haben, schauen Sie im Spiegel auf den Nasenrücken zwischen Ihren beiden Augen, wie im Abschnitt
  über das Schielen beschrieben. Sie werden in Ihrem peripheren Gesichtsfeld beide Augen sehen können und Sie werden
  das Zittern in den Augen spüren. Es wird sich verlangsamen,
  einfach weil Sie es im Spiegel sehen. Wenn das Gehirn ein De-
  fizit wahrnimmt, neigt es dazu, dieses automatisch zu korrigieren. Es ist eine wunderbare Erfahrung, das zu erleben.

Ich habe diese Übung oft gemacht und sie hat mein Augenzittern erheblich verlangsamt: Wenn es früher 300 Bewegungen in der Minute
waren, sind es jetzt nur noch null bis zwölf.

Wenn Sie zwischen die Augen schauen, ist dies der beste Indikator
dafür, dass die Augen sich bewegen. Als Reaktion darauf wird das Gehirn die Bewegung der Augen sofort verlangsamen. Während Sie
zwischen die Augen schauen, sind diese an der Peripherie; Ihr Fokus
muss dann auf den Nasenrücken oder einen kleinen Punkt auf dem
Nasenrücken gerichtet sein, wenn Sie scharf sehen.

Mein Sehvermögen war sehr schlecht. Wenn ich von sehr nah auf
den Nasenrücken zwischen den Augen sah, schien diese Fläche bei
mir groß zu sein. Ich fand selten einen Patienten, der Augenzittern
und dennoch ein perfektes Sehvermögen hatte. Augenzittern ist
meist ein Zeichen für beeinträchtigtes Sehvermögen; oder es ist die
Ursache für beeinträchtigtes Sehvermögen und es führt bisweilen zu
schlechtem Sehvermögen und zu Blindheit

Einmal traf ich jedoch einen Mann, dessen Sehvermögen sehr scharf und durch sein Augenzittern nicht beeinträchtigt war; das ist ungewöhnlich. Er schaute auf eine kleine Fläche auf dem Nasenrücken aus einer sehr viel größeren Distanz als ich – aus einem Abstand von mehr als 60 cm – und konnte sein Augenzittern einfach stoppen, indem er dorthin schaute, während die beiden Augen an der Peripherie waren und das Gehirn beide wahrnehmen konnte.

Sofern Sie ein *gutes* Sehvermögen haben, können Sie bei starkem oder gedämpftem Licht problemlos aus einem Abstand von 60 oder 90 cm in einen Spiegel schauen. Bei *schlechtem* Sehvermögen schauen Sie nur bei starkem Licht und aus einem Abstand von nur 2,5 cm oder weniger in den Spiegel.

Das Ergebnis der Übung, zwischen die Augen zu schauen, ist produktiv. Denn wenn Sie auf ein Auge schauen, werden Sie das Flattern nicht sehen, weil das Auge sich *mit* dem Augenzittern bewegt. Während Sie die vorgenannte Übung machen, können Sie auch Ihre Hüften kreisen lassen, ohne dabei den Kopf zu bewegen. Dies kann hilfreich sein, um das Flattern allmählich zu reduzieren.

Das Augenzittern lässt sich auch mit Fokussieren verlangsamen, sodass alle Übungen, bei denen es um eine Fokusverlagerung geht, einen sehr großen Unterschied ausmachen können. Die Übungen mit der roten und der grünen Brille können ebenfalls hilfreich sein, um Augenzittern zu reduzieren. Viele, die unter Augenzittern leiden, erleben womöglich eine Verstärkung, wenn sie aufgeregt oder verärgert oder nervös sind. Palmieren ist dann hilfreich, genauso wie sich in einen dunklen Raum zu setzen oder zu legen und die Augenlider so sanft wie möglich zu berühren, sodass Sie das Flattern in den Fingerspitzen spüren. Dieses Gefühl kann das Augenzittern reduzieren:

- Wenn Sie die Augenlider berühren, atmen Sie langsam tief ein und aus und zählen dabei bis acht. Dann palmieren Sie. Nach dem Palmieren berühren Sie die Augenlider erneut, um festzustellen, ob die Bewegung sich beruhigt hat. Wenn Sie diese Empfehlungen genau befolgen, wird Ihr Augenzittern stark zurückgehen, und zwar innerhalb weniger Monate oder Jahre, je nach Schweregrad des Problems.

- Eine der besten Übungen, die ich zur Reduzierung des Augenzitterns gemacht habe, war die, mich so nah vor einen Spiegel zu stellen, dass meine Nase ihn fast berührte, und die Hüften in beide Richtungen kreisen zu lassen. Das bewirkte einen enormen Unterschied. Ich schaute dabei auf mein Spiegelbild, und zwar auf die Stelle zwischen meinen Augen, denn wenn ich ein Auge angeschaut hätte, hätte ich die Bewegung des Auges nicht gesehen. Zwischen meine Augen zu sehen half mir, die Bewegung an der Peripherie zu sehen und das Augenzittern zu verlangsamen. Ich bewegte meine Hüften im Kreis und beugte das Becken, sodass es eine J-Form und dann eine S-Form hatte, nach hinten und nach vorn, hauptsächlich nach vorn und dann ein wenig nach hinten. Dadurch wurden mein ganzer Körper und meine Haltung sehr gelockert. Mit dem – dank meines gelockerten Körpers – besseren Blutfluss zu meinem Kopf beruhigten sich meine Augen.

Wir wissen alle, dass die Augen von Menschen, die unter Augenzittern leiden, sich schneller bewegen, wenn sie sehr aufgeregt oder aufgebracht sind. Störend für sie kann auch Licht sein. Deshalb ist Sonnenbaden eine so gute Übung. Nach einem langen Sonnenbad kann Ihr Augenzittern zwar vorübergehend etwas stärker sein; wenn Sie es jedoch in ausreichendem Maße machen und mit Palmieren kombinieren, werden Sie feststellen, dass die Lichtempfindlichkeit nachlässt und Ihr Augenzittern sich verlangsamt. Ich habe auch beobachtet, dass langes Palmieren das Augenzittern im Laufe der Jahre reduzieren kann – das Palmieren setzt allerdings voraus, dass Ihr ganzer Körper locker ist und Sie nicht zusätzlich auch noch ein geschlossenes Winkelglaukom haben.

Auch wenn Ihr Sehvermögen dadurch nicht beeinträchtigt wird, ist eine Verlangsamung oder Behebung des Augenzitterns ein guter Schritt für Ihr gesamtes Zentralnervensystem. Ist Ihr Sehvermögen aber beeinträchtigt, wie in 95 Prozent aller Fälle von Augenzittern, dann sind diese Übungen – zusammen mit allen anderen Übungen – Ihr Weg zum Erfolg. Halten Sie sich an die zehn Schritte in Kapitel 2 … und immer wieder palmieren, palmieren …!

Seien Sie optimistisch. Ich erinnere mich, dass die Leute, wenn ich meine dunkle Brille aufsetzte, dachten, ich sei auf Drogen, weil meine Augen sich willkürlich bewegten. Inzwischen gibt es Momente, in denen andere mir sagen, dass meine Augen so ruhig seien, dass sie sich gar nicht bewegten.

KAPITEL 6

Augenerkrankungen: Was Sie selbst tun können

Grauer Star

Beim Grauen Star handelt es sich, einfach formuliert, um eine Trübung der Augenlinse. Eine Theorie lautet, dass Grauer Star das Ergebnis des Verklumpens von Proteinen in der Linse sei, wodurch verhindert werde, dass weiter Licht eindringen könne. Dies wiederum führe zu einer Behinderung, die den Blick trüben oder schließlich zur völligen Erblindung führen könne. Eine andere Theorie ist die, dass die „Wasserpumpe", die die Zellen mit Flüssigkeit versorgt, irgendwann defekt sei und es zu einer Linsenschwellung und einer Ansammlung der Zellen in der Linse komme.

Die Linse hat zwei Hauptfunktionen: Licht an die Netzhaut weiterzuleiten und das Licht ordnungsgemäß anzupassen. Es leuchtet ein, dass ein trüber Fleck auf der Linse es schwierig machen wird, zu sehen. Die meisten Menschen stellen fest, dass sie, wenn sie Mitte Sechzig oder Mitte Siebzig sind, unscharf oder verschwommen sehen. Wenn sie dann ihren Augenarzt aufsuchen, erfahren sie, dass sie Grauen Star oder eine Trübung der Augenlinse haben.

Es gibt eine Reihe von Gründen für Grauen Star, unter anderem Mangelernährung und schlechter Stoffwechsel des Körpers. Es ist deshalb wichtig, sich ausgewogen und gesund zu ernähren und sich die Zeit zu nehmen, regelmäßig Sport zu treiben oder sonst etwas für die körperliche Bewegung zu tun, insbesondere, wenn wir älter werden.

Viele andere Gründe für Grauen Star sind unbekannt und die meisten Menschen interessiert es nicht wirklich, was die Ursache dafür ist, da die medizinische Lösung bei den meisten gut zu funktionieren scheint. Diese besteht einfach darin, die Linse operativ entfernen zu lassen. Es ist so normal geworden, dass Grauer Star auftritt, dass wir denken, dies sei natürlich und es gebe keine Möglichkeit, ihn aufzuhalten oder die Linse zu retten. Wird die Linse operativ entfernt und durch eine künstliche Intraokularlinse ersetzt, gewinnen die meisten Menschen den überwiegenden Teil ihres Sehvermögens zurück. Sie sehen schließlich nicht mit Ihrer Linse – Sie sehen mit Ihrer Netzhaut und Ihrem Gehirn.

Das ist im Allgemeinen die Behandlung, die uns heutzutage gefällt: Wir entfernen gerne Teile, die für unsere alltäglichen Funktionen nicht lebenswichtig sind, und ersetzen sie entweder oder leben ohne sie; und dann bejubeln wir die konventionelle Medizin dafür, dass sie dazu imstande ist. Ich bin zwar froh, dass es Kataraktoperationen gibt (insbesondere, da manche Menschen mit ihrem Grauen Star nicht zurechtkommen und die Linse in jedem Fall entfernt werden muss), dennoch wage ich zu behaupten, dass Grauer Star in 80 Prozent der Fälle, wenn er einzusetzen beginnt, aufgehalten und sogar für Dutzende von Jahren gestoppt, wenn nicht gar ganz eliminiert werden kann. Darüber hinaus kann dem Grauen Star vorgebeugt werden. In unserem modernen Leben hat die Linse keine Chance, voll zu funktionieren. Sie wird dick und unklar, weil sie sich nicht so bewegt, wie die Natur es eigentlich vorgesehen hat.

Abgesehen von Operationen bei Kindern, deren Linse bereits im Kleinkindalter trübe ist (wobei sich die Medizin für viele Kinder als große Erleichterung erwiesen hat), sollten wir um jede Linse kämpfen, wenn Grauer Star einsetzt. Ich glaube, wenn wir dies täten, würden die meisten derjenigen, die heutzutage eine Operation des Grauen Stars vor sich haben, in Wirklichkeit nicht in diese Situation kommen. Durch die Operation werden die Augen oft noch schlechter, weil sich dadurch auf der Linsenkapsel Narbengewebe bildet. Ein andermal kommt es zu Glaukomanfällen, durch die das Auge erblinden könnte, oder es kommt infolge einer Kataraktoperation zu einer Blutung in der Netzhaut.

Darüber hinaus gibt es auch die Möglichkeit einer Netzhautablösung, insbesondere dann, wenn jemand zuerst sehr stark kurzsichtig ist (Myopie). Das Auge zu heilen dauert nur ein paar Wochen, aber jede Operation schwächt den Körper in einem gewissen Maße und in diesem Fall kann das Auge geschwächt werden, sofern Sie durch die Operation nicht vollständig geheilt werden. Hierbei können Augenübungen Ihnen helfen, weil die Gesundheit Ihrer Augen sich mit der Zeit infolge des Entfernens Ihrer Linse verschlechtern kann, trotz des Wunders, dass Ihr Sehvermögen, wenn die Linse entfernt und durch eine Intraokularlinse ersetzt worden ist, so extrem klar zu sein scheint, als ob Sie Jahre gutgemacht hätten. Dennoch geht dies auf Kosten eines entscheidenden Teils Ihres Auges.

Einer meiner Patienten, Brett, hatte Diabetes. Sein linkes Auge wurde erfolgreich operiert und hatte eine Sehkraft von 20/20. Als sein rechtes Auge operiert wurde, erwartete er ebenfalls eine Sehkraft von 20/20, aber er erblindete. Mithilfe einer Lichttherapie konnte ich bei seinem rechten Auge einen Teilerfolg erzielen, sein Arzt negierte die Ergebnisse jedoch, sodass der kleine Fortschritt, den Brett bei mir gemacht hatte, ebenfalls zunichtegemacht wurde. Die Suggestionen von Ärzten können eine sehr starke Wirkung haben. Aus diesem Grund bin ich bei meiner Therapie mit Brett gescheitert und es war zum Verzweifeln, weil ich diesen wunderbaren Menschen mochte und mir sehr wünschte, bei ihm Erfolg zu haben.

Demgegenüber hatte einer meiner besten Freunde und Klienten, Hannan, ein Auge, mit dem er sehen konnte, während er auf dem anderen fast blind war. Wir arbeiteten zehn Jahre daran und schafften es, dahin zu kommen, dass er mit dem blinden Auge etwas sehen und mit dem anderen Auge besser sehen konnte, als er seit seiner Kindheit gesehen hatte. Dann ging

Hannan ins *Bascom Palmer Eye Institute*, eine der besten Augenkliniken der USA, und ließ sich am Grauen Star operieren. Bei der Operation gab es Komplikationen. Aber nach der viereinhalbstündigen Operation, die eigentlich nur hätte 40 Minuten dauern sollen, hatte er zum Erstaunen aller behandelnden Ärzte eine Sehkraft von 20/25, also 95 Prozent von 20/20.

Wir wissen nie genau, was bei einem medizinischen Verfahren oder Eingriff herauskommt. Manchmal ist es schlimmer, als wir es uns vorgestellt haben, wie bei Brett, der sich bei seinem rechten Auge eine Sehkraft von 20/20 erhofft hatte. Seine Ärzte hatten nicht berücksichtigt, dass sein Bein vom Knie abwärts wegen diabetischer Grangrän hatte amputiert werden müssen und dass sein Kreislauf unmöglich noch der gleiche sein konnte wie zu der Zeit, als sie ihn am rechten Auge operiert hatten. Deswegen war das Ergebnis der Operation seines rechten Auges nicht annähernd so positiv wie bei der vorhergehenden Operation seines linken Auges. Aber in Hannans Fall, bei dem die Ärzte sicher waren, dass mit der Operation keine guten Ergebnisse erzielt würden, war es Hannans Beharrlichkeit zu verdanken, dass sie einwilligten, die Operation dennoch vorzunehmen, nachdem er seit vielen Jahren am Grauen Star gelitten hatte. Am Ende hatte er, wie gesagt, eine Sehkraft von 20/25.

Was für ein erstaunlicher Widerspruch: Wenn sie erwarten, Erfolg zu haben, scheitern sie; erwarten sie aber zu scheitern, so haben sie Erfolg.

Wenn *ein* Auge übermäßig viel arbeitet und das *andere* wegen Grauen Stars übermäßig wenig, bemüht sich das Gehirn, die Informationen zu unterdrücken, die das übermäßig wenig arbeitende Auge ihm liefert. Die Belastung ist unermesslich. Das Auge, das übermäßig viel arbeitet, wird überanstrengt und ermüdet, während das unterforderte Auge schwach wird.

- Wenn Sie mit Grauem Star in die Ferne schauen, ist es wichtig, mit den Händen seitlich schnell zu winken und um Ihr Auge herum zu massieren, um das Sehen zu erleichtern. Und wenn Sie mit dem Licht Schwierigkeiten haben, sollten Sie mindestens 5 Minuten sonnenbaden, bevor Sie in die Ferne schauen – dann prüfen, ob es leichter geworden ist. Sofern das Licht Ihnen weiterhin zu schaffen macht, setzen Sie die Abdeckbrille auf, sodass Ihr stärkeres Auge verdeckt ist, und schauen mit Ihrem schwächeren Auge in die Ferne, wobei Sie in der Ferne zwölf verschiedene Punkte erfassen. Dann schauen Sie einige an, die etwa um ein Viertel der Distanz näher sind. Als Nächstes schauen Sie etwas an, was noch näher liegt, um ein weiteres Viertel der Distanz. Dann nehmen Sie die Brille ab und schauen wieder mit *beiden* Augen, während Sie seitlich schnell mit den Händen winken und sanft um Ihre Augenbrauen und Wangenknochen herum massieren.

Nun prüfen Sie, ob Ihre Lichtempfindlichkeit nachgelassen hat. Wenn ja, bedeutet dies, dass Ihr Gehirn um das Hindernis in Form des Grauen Stars „herumsieht" und damit beginnt, die Linse viel flexibler zu machen.

Nie werde ich eine Patientin vergessen, die mit beginnendem Grauem Star zu mir kam. Neun Jahre später sagte ihr Arzt zu ihr: „Machen Sie weiter das, was Sie da machen (= die Übungen). Ihr Grauer Star hat sich kein bisschen verschlechtert." So wird es höchstwahrscheinlich auch bei Ihnen sein. Wenn Sie beginnenden Grauen Star haben und Sie halten sich fleißig an die zehn Schritte und an diese Übungen, wird er sich nicht verschlechtern und Ihr Sehvermögen wird Ihnen erhalten bleiben, mit einer geringfügigen Lichtempfindlichkeit. Dies dürfte für Sie ein sehr befriedigendes Gefühl sein.

Sofern Ihr Grauer Star erst dabei ist, sich herauszubilden, ist dies ein guter Zeitpunkt, daran zu arbeiten. Unsere Bilanz bei gerade erst *einsetzendem* Grauem Star ist ausgesprochen gut. Es kann sogar gut sein, dass er viele Jahre lang gar nicht ausgeprägter wird. Sie sollten dafür ein intensives Übungsprogramm absolvieren, bei dem Sie bis zu 40 Minuten am Tag in die Ferne schauen.

Manchmal müssen Sie Ihre Linse aufgeben, aber oft können Sie sie auch erhalten und eine Eintrübung verhindern; das hat sowohl physisch als auch psychisch positive Auswirkungen: Sie fühlen sich stark. Sie sprengen alle Grenzen dessen, was möglich ist, weil jeder meint, Sie müssten Ihren Grauen Star doch operieren lassen. Aber mit dieser Arbeit, mit der Intensität des In-die-Ferne-Schauens, mit Palmieren und mit allen zehn Schritten, die wir erörtert haben, werden Sie feststellen, dass Sie Ihren Grauen Star kontrollieren können.

Wenn Sie Grauen Star haben, ist mein Rat, einfach selbst daran zu arbeiten, und zwar zunächst mit den in diesem Kapitel empfohlenen Übungen. Vergessen Sie nicht, wegen der konkreten Anweisungen für jede Übung nochmals zu Kapitel 4 zurückzugehen. Das Ziel ist, zu erreichen, dass beide Augen zusammenarbeiten und das schwächere Auge seinen angemessenen Beitrag leistet und nicht vom stärkeren Auge dominiert wird. Nur wenn Sie mit Ihren Selbsthilfemaßnahmen die gewünschten Ergebnisse nicht erreichen können, sollten Sie Hilfe bei Chirurgen suchen.

Das Übungsprogramm bei Grauem Star

- *In die Ferne blicken:* täglich 30 Minuten, drei Intervalle à 10 Minuten oder einmal 20 Minuten und dann 10 Minuten
- *Details anschauen:* täglich 10 Minuten
- *Palmieren:* täglich 60 Minuten
- *Zusatzübung: Hüpfen und fangen:* täglich 10 Minuten

Anmerkung zu Operationen bei Grauem Star

Wenn Sie erwägen, sich einer Kataraktoperation zu unterziehen, besteht der Zweck dieser Übungen darin, festzustellen, ob Sie die Operation verschieben oder sogar ganz vergessen können. Während Sie dieses Programm absolvieren, sollten Sie sich fragen, ob Sie Verbesserungen feststellen. Wenn ja, verschieben Sie die Operation. Viele Menschen haben Verbesserungen erzielt oder beginnenden Grauen Star gestoppt, sodass sie keine Operation benötigten. Manche konnten jedoch keine Verbesserungen erzielen.

Sofern Sie zu denjenigen gehören, bei denen sich *keine* Besserung eingestellt hat, kann eine Operation angezeigt sein. Ein paar Wochen nach der Operation können Sie dann wieder mit den Augenübungen anfangen – Ihre Augen und Ihr Sehvermögen werden davon profitieren. Ich habe beobachtet, dass manche Menschen nur auf *ganzheitlichem* Wege heilen möchten, selbst wenn sie extrem schlecht sehen und ihr Leben dadurch beeinträchtigt wird. Ich empfehle immer einen ausgewogenen, pragmatischen Ansatz: Wenn Sie Ihr Sehvermögen nicht auf ganzheitlichem Wege heilen können, dann „reparieren" Sie es allopathisch, um die volle Lebensqualität wiederzugewinnen.

Aber selbst für diejenigen, die keine Verbesserung erzielten, war es in jedem Fall gut, die Übungen zu praktizieren. Auch wenn es Ihnen nicht gelingt, den Grauen Star zu stoppen, hören Sie nicht auf, die Übungen zu machen.

Diese Übungen sind gut für die Gesundheit des Auges insgesamt. Das ist Ihr Ziel. Das Ziel ist nicht, eine Operation zu vermeiden; Ihr Ziel ist die Gesundheit Ihres Auges. Wenn Sie eine Operation vermeiden können, dann ist das großartig, und das ist bei über der Hälfte der Personen der Fall, die sich an dieses Programm halten!

Wir arbeiten vom Säuglingsalter bis in die frühe Kindheit hart daran, eine ausgewogene Inanspruchnahme beider Augen zu erreichen. Kinderaugenärzte wissen, wie wichtig es ist, beidseitiges Sehen zu entwickeln. Was mir jedoch ein Rätsel ist: dass die meisten Augenärzte das *eine* Auge mit einer Kataraktoperation korrigieren, um das

Nahsehen zu verbessern, und das *andere* Auge, um das *Weitsehen* zu verbessern. Diese Korrektur ist ein Fehler, da er dem Willen der Natur, dass beide Augen zusammenarbeiten, völlig zuwiderläuft. Dies führt zu einer Überanstrengung des Auges und zu einer Verspannung des ganzen Körpers.

Die beste Lösung ist, von Ihrem Chirurgen zu verlangen, dass er beide Augen so korrigiert, dass sie gut weitsehen und mit Brille gut nahsehen können. Mit etwas Zeit und Übung benötigen Sie die Brille dann vielleicht nicht mehr.

Zur Erinnerung: Denken Sie daran, diese Übungen in Ihren ganzen Tagesablauf zu integrieren. Absolvieren Sie die Übungen nicht in einem Block von eineinhalb Stunden, sondern verteilen Sie sie so über den ganzen Tag, dass es Ihnen zur Gewohnheit wird, die ganze Zeit an Ihrem Sehvermögen zu arbeiten. Ihre Gewohnheiten prägen Ihr Schicksal.

Zusatzübung bei Grauem Star: Hüpfen und Fangen

- Für diese Übung benötigen Sie das undurchsichtige Stück Papier, das Sie sich auf den Nasenrücken kleben, außerdem einen Ball und, wenn möglich, ein Trampolin. Sofern Ihnen kein Trampolin zur Verfügung steht oder Ihre körperliche Verfassung es Ihnen nicht erlaubt, ein Trampolin zu benutzen, können Sie einfach versuchen, auf der Stelle zu laufen, statt zu hüpfen. Der Zweck des Hüpfens ist, Ihren Geist und Körper abzulenken, während Sie die Übung machen, und Ihr peripheres wie auch zentrales Sehen dynamisch und unterschiedlich in Anspruch zu nehmen.

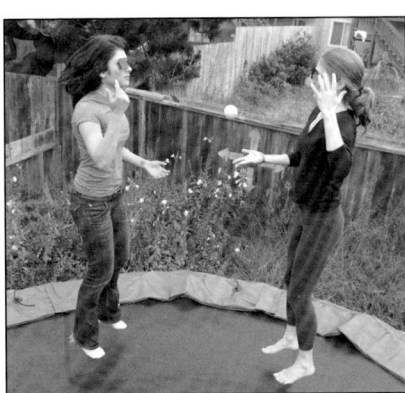

Zweck des Hüpfens ist, Geist und Körper abzulenken, während Sie die Übung machen.

- Befestigen Sie das Papier so auf dem Nasenrücken, dass das zentrale Sehen Ihres stärkeren Auges blockiert ist, und spielen Sie mit jemandem Ballfangen, während Sie hüpfen. Winken Sie dabei seitlich mit der Hand, oberhalb und auch unterhalb des Auges, das blockiert ist. Stellen Sie sicher, dass Sie Ihre Hand nur mit peripherem Sehen wahrnehmen können. Hüpfen und fangen Sie 5 Minuten lang, dann machen Sie eine Pause und sonnenbaden 1 Minute. Dann hüpfen und fangen Sie weitere 5 Minuten lang.

Danach nehmen Sie das Stück Papier ab, um zu sehen, inwieweit die Welt anders aussieht. Achten Sie auf die größere Peripherie, die sich um Sie herum erweitert hat. Achten Sie auf die Intensität der Farben und Formen. Es ist auch hilfreich, diese Übung mit einem Streifen Papier wie bei der Melissa-Übung (der von der Stirn bis zum Kinn reicht) zu versuchen.

Diabetes

Diabetes ist eine Erkrankung, die auftritt, wenn der Körper kein Insulin produzieren kann oder das Insulin nicht richtig verwertet. Insulin ist eigentlich ein Hormon. Die Grundfunktion von Insulin besteht darin, Blutzucker (Glucose) in die Zellen des Körpers zu transportieren. Darüber hinaus neigen Diabetes-Patienten auch zu mangelhafter Durchblutung.

Mangelhafte Durchblutung kann zu erheblichen Beschwerden im Körper führen, in extremen Fällen zu Herzproblemen und dem Verlust von Gliedmaßen. Heute wissen wir sehr genau, wie wichtig eine ordnungsgemäße Durchblutung für das visuelle System ist. Wegen mangelhafter Blutzufuhr zu den Augen bekommen manche Diabetes-Patienten Grauen Star, Retinopathie (eine Erkrankung der Netzhaut) oder Neovaskularisation (abnormales Wachstum neuer Blutgefäße), die mit Erkrankungen im Zusammenhang mit Bluthochdruck große Ähnlichkeit haben. Sie führen zu einer anhaltenden Blutung in der Netzhaut, die zur Erblindung führen kann.

Mangelhafter Blutfluss führt zu einer Reaktion in der Netzhaut, bei der neue Vesikel gebildet werden. Diese Reaktion ist in jedem anderen Teil des Körpers sehr hilfreich. Wenn Sie zum Beispiel einen Monat wegen einer schweren Krankheit ans Bett gefesselt waren, haben Sie Schmerzen, wenn Sie zum ersten Mal aufstehen möchten, und zwar zum Teil wegen ungenügender Blutzufuhr zu Ihren Beinen. Sehr schnell bildet der Körper allerdings Kapillare, um für die Durchblutung zu sorgen, mitunter als *Kollateralkreislauf* (Umgehungskreislauf) bezeichnet. Wenn Ihre Hauptarterien vorübergehend verstopft oder in irgendeiner Form nicht funktionsfähig sind und sich dann aber wieder öffnen, degenerieren diese Vesikel (die Kapillaren) und die Hauptblutgefäße übernehmen wieder die Versorgung. Das heißt, das zweite oder dritte Mal, wenn Sie aufstehen, schmerzen Ihre Beine nicht mehr.

Wegen Diabetes, Bluthochdruck oder anderer systemischer Probleme wird Ihre Netzhaut bei ungenügender Blutzufuhr nicht ausreichend versorgt und der Körper bildet Kapillaren, um die Netzhaut zu versorgen. Diese Kapillaren sind oft schadhaft, sie sind undicht und zerstören die empfindlichen kleinen Fotorezeptorzellen.

Um diabetesbedingten Attacken von Unterzuckerung vorzubeugen, sollten Sie immer Obst oder Müsliriegel bei sich haben, wo immer Sie auch hingehen, um einen gesunden Snack griffbereit zu haben, wenn Ihr Blutzuckerspiegel sinkt. Wichtiger noch ist, zu lernen, in der Form etwas für die körperliche Bewegung zu tun, dass der Nacken locker, der ganze Körper besser durchblutet und mangelnder Blutfluss zum Kopf und zur Netzhaut verhindert wird.

Maria, eine 22-jährige Frau, kam mit Typ-1-Diabetes zu mir. Auf ihrem linken Auge hatte sie ihr Sehvermögen durch den Diabetes bereits stark eingebüßt und auch auf ihrem rechten Auge drohte ihre Sehkraft zu einem großen Teil verloren zu gehen. Bei ihr war eine Vitrektomie geplant, eine Operation, bei der der Glaskörper des Auges entfernt wird, um die Netzhaut zu schützen und ein Zerreißen der Netzhaut zu verhindern. Zwar wird mit manchen Vitrektomien das Augenlicht gerettet, doch sind sie gelegentlich auch der Grund für eine Erblindung. Ob Sie nun über diese Operation bereits gut informiert sind oder nicht – Sie können aus dieser „Erfolgsquote" Ihre eigenen Schlüsse ziehen. In Marias Fall hielt ich es für das Beste, sich der Operation nicht zu unterziehen, und legte ihr das auch eindringlich nahe.

Da mir ihr Zustand sehr große Sorgen machte, ließ ich sie eine lange Haftungsausschlusserklärung unterzeichnen; ich wollte die Verantwortung für das Ergebnis nicht übernehmen; das wiederum machte *ihr* Angst. Sie beschloss dennoch, sich einige Tage nach ihrem Besuch bei mir operieren zu lassen – und dies führte bei ihr fast zum völligen Erblinden des rechten Auges. Das Sehvermögen ihres linken Auges blieb ihr erhalten, aber auch ein Viertel dieses linken Auges konnte einfach nicht

sehen. Infolgedessen unterzog sie sich daraufhin vielen Laserbehandlungen.

Maria absolvierte dann meinen ganzen Trainingskurs, der sehr
hilfreich für sie war. Ich führte bei ihr viele Klopfmassagen
durch, bei der ich auf jeden Knochen ihres Körpers klopfte,
insbesondere auf ihre Rückenwirbel. Als Ergebnis dessen verbesserte sich bei ihr zunehmend die Blutbildung, die in ihrem
Knochenmark schlecht gewesen war. Wir *verlieren* ja rote Blutkörperchen, aber wir *bilden* auch rote Blutkörperchen. Der Zy-
klus von Leben und Tod findet in unserem Körper statt; das ist
im Grunde ein schöner Vorgang. Und so bekam Maria allmählich wieder mehr „Farbe".

Aber trotz der vielen Übungen, die sie machte, war ihr Sehvermögen auf ihrem linken Auge leider immer noch sehr schlecht
und mit dem rechten Auge konnte sie kaum etwas sehen. Deshalb machten wir eine erstaunlich wirksame Übung: Ich gab
ihr eine starke Taschenlampe und einen Leuchtstift, den sie in
der rechten Hand hielt und mit dem sie sehr nahe an ihrem
Auge winkte – zwischen der Nase und dem Auge –, während sie
mit dem linken Auge die Sehprobentafel las.

Mit der Zeit konnte sie immer besser lesen. Wir machten diese
Übung sowohl in Einzelsitzungen als auch im Trainingskurs
und ihr Sehvermögen verbesserte sich von 20/400 (5 Prozent,
nicht korrigierbar, wobei sie glaubte, sie müsse spezielle Instrumente benutzen, wie Menschen mit sehr starken Sehproblemen sie benutzen, um die Leinwand zu sehen) auf 20/40. Am
Ende arbeitete sie als Buchhalterin für das kleine Unternehmen
ihres Mannes, absolvierte Vordiplom- und Diplomkurse in
Psychologie und konnte sogar Auto fahren. Es war einfach erstaunlich, dies mit anzusehen.

Nach zwei Jahren Behandlung sagte Maria – die inzwischen 24 war – mir, es sei nun das erste Mal, seit sie 7 war, dass sie von ihrem Arzt eine tadellose Gesundheit bescheinigt bekommen habe. Und gegen den Rat aller brachte sie schließlich mehrere Kinder zur Welt.

Ich habe noch eine weitere Geschichte mit einem „Happy End". Dabei geht es um Arthur, 77 Jahre alt, der vorher eine Massageschule hatte. Er hatte einen großen Teil seines peripheren Sehvermögens verloren und glaubte, auch in seinem zentralen Sehen sehr eingeschränkt zu sein, und zwar durch wiederholte Diabetes-Schübe. Während die Patientin Maria Typ-1-Diabetes hatte, war es bei Arthur Typ-2-Diabetes und er war auch insulinabhängig. Wenn er versuchte, die Sehprobentafel zu lesen, konnte er das nicht. Ich begriff sofort, dass er nicht wusste, wohin er mit seinem zentralen Sehvermögen schaute, da er sein peripheres Sehen in weiten Teilen eingebüßt hatte. Deshalb bat ich ihn, mit den Händen seitlich schnell zu winken, und nach Sonnenbaden und Palmieren war er in de Lage, die Buchstaben vor sich mit den Augen zu verfolgen. Nachdem er seine Peripherie wahrgenommen hatte, konnte er feststellen, wohin er schaute.

Die Peripherie ist so wichtig, weil die zentrale Peripherie dem zentralen Sehvermögen helfen kann, bestimmte Bereiche zu finden. Wenn man durch ein Teleskop in den Sternenhimmel schaut und versucht, auf gut Glück einen bestimmten Stern zu finden, wird man die ganze Nacht auf gut Glück suchen, bevor man den Stern findet; hat man jedoch auch das andere Auge offen, kann dieses Auge einem helfen, den Stern zu entdecken, den man sehen möchte. Und genau das geschah bei Arthur. Mit den peripheren Übungen und indem er einfach seitlich mit der Hand winkte, konnten wir ihm helfen, die Peripherie zu nutzen, die er nicht hatte voll nutzen können. Somit konnte er dann die Sehprobentafel lesen; sein Sehvermögen verbesserte sich sogar auf eine Sehkraft von 20/30, das sind 90 Prozent einer Sehkraft von 20/20. Durch Stimulieren der Peripherie fand er die Buchstaben, die er sehen wollte.

Mit seinem verbesserten Sehvermögen konnte er Details sehen und sein Sehvermögen verbesserte sich weiter, bis er einen Unfall hatte: Er saß als Beifahrer in einem Auto, das einen Frontalzusammenstoß hatte, und anschließend lag er im Koma. Als er die Augen öffnete, war sein Blick verschwommen und er konnte nicht mehr so gut sehen wie vorher. Daraufhin fiel er wieder ins Koma und starb. Arthur hatte wirklich sehen wollen und für einen Moment hatte er buchstäblich „Licht am Ende des Tunnels" gesehen. Aber als dieses Licht wieder verschwunden war, schien er für sich zu beschließen, dass das Leben nicht mehr so lebenswert sei, wie es sein sollte.

Ich persönlich glaube an die Heiligkeit des Lebens. Je mehr wir davon haben, desto besser können wir verstehen, dass Diabetes uns in einen verwundbaren Zustand versetzen kann und dass wir uns in die Pflicht nehmen sollten, uns selbst zu stärken. Egal, ob Sie 22 oder 77 sind, ob Sie Typ-1- oder Typ-2-Diabetes haben – Sie sollten die Fähigkeiten, die Sie haben, wertschätzen. Seien Sie glücklich mit dem, was Sie haben, und machen Sie weiter! Das ist mein Motto im Kampf für das Leben bei vielen meiner Patienten und es sollte auch *Ihr* Motto sein.

Das Übungsprogramm bei Diabetes
(bis zu 2,5 Stunden pro Tag, je nach individuellem Bedarf)

- *Massieren:* mindestens 20 Minuten pro Tag
- *Fokusverlagerung / Details anschauen:* mindestens 10 Minuten pro Tag
- *Zusatzübungen bei Diabetes:* mindestens 10 Minuten pro Tag

Viele Menschen, die Diabetes haben, entwickeln keine Augenprobleme. Diese speziellen Übungen helfen der Gesundheit des Auges. Insbesondere die Nacken- und Schulterübungen können das Auftreten von Augenproblemen verhindern, da das, was wir primär brauchen, eine bessere Durchblutung ist.

Das Wichtigste ist, alles Mögliche zu tun, um für eine bessere Durchblutung Ihres Körpers zu sorgen, weil mangelhafte Durchblutung das sekundäre Problem bei Diabetes ist, das dafür verantwortlich ist, dass Sie möglicherweise Ihr Sehvermögen, einzelne Gliedmaßen und innere Organe wie die Nieren verlieren. Das Wichtigste ist also eine gute Durchblutung:

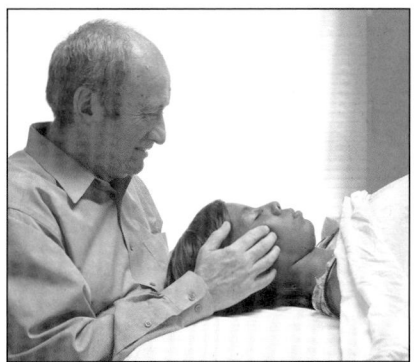

Auch so können Sie für bessere Blutzufuhr zum Kopf und zur Netzhaut sorgen.

- Wenn Sie am Boden sitzen und die Beine mit den Händen halten, drücken Sie die Knie auseinander und reiben Sie Ihre Fußsohlen aneinander, bis sie warm sind. Es empfiehlt sich, dies mit Socken an den Füßen zu machen, weil sie glatter sind als die nackte Hand. Mit der Zeit können Sie es auch mit nackten Füßen machen, insbesondere, wenn sie nicht viel schwitzen. Reiben Sie sie gegeneinander, während Sie die Unterschenkel festhalten; das erwärmt sie.

Integrieren Sie die Übungen in jeden Teil Ihres Tages. Machen Sie die Übungen nicht nur 1 Stunde morgens oder 1 Stunde abends. Finden Sie 5 Minuten hier und 5 Minuten da, den ganzen Tag über, jeden Tag. Ihr Diabetes ist ja ebenfalls jede Minute des Tages bei Ihnen. Deshalb sollten Sie ständig daran arbeiten, die Nachteile Ihres Diabetes zu überwinden.

Für Ihre tägliche Zusatzübung können Sie sich eine der nachfolgenden Übungen aussuchen. An manchen Tagen haben Sie vielleicht Lust, sie alle zu machen?!

Zusatzübungen bei Diabetes

Klopfen

Ich habe in all den Jahren festgestellt, dass es bei Diabetes durchaus eine Wirkung hat, alle Knochen des Körpers abzuklopfen:

- Nachdem Sie Ihr Gesicht, Ihren Kopf, Ihre Augen, Ihren Nacken und Ihre Schultern massiert haben, klopfen Sie mit den Fingerspitzen schnell jeden Knochen Ihres Körpers ab. Sie können beispielsweise auch, wenn Sie unter der Dusche stehen, jeden einzelnen Knochen des Körpers mit einem Duschmassagekopf abklopfen. Das Klopfen hilft, die Blutbildung anzuregen.

Es ist auch gut, sich hinzusetzen und die Füße aneinander zu reiben. Das kann hilfreich sein, um für bessere Durchblutung zu sorgen. Füße und Hände sind weit vom Herz entfernt. Das Gleiche gilt für das Gesicht und natürlich für die Augen, die auch ein komplexes Blutgefäßsystem haben. Was wir erreichen möchten, ist, in jedem Teil des Körpers für bessere Durchblutung zu sorgen. Der Blutfluss nährt den Körper. Je besser die Durchblutung, desto vitaler, dynamischer und glücklicher werden wir.

- Wann immer Sie Ihren Körper massieren, müssen Sie zum Herz hin massieren. Beginnen Sie damit, dass Sie Ihre Füße massieren, dann Ihre Waden und schließlich Ihre Oberschenkel, jeweils in kreisenden Bewegungen. Dann massieren Sie die Gesäßbacken mit den Handflächen; nutzen Sie Ihre Fingerspitzen, um den Leistenbereich zu massieren und die Verspannung in den Hüften zu lösen. Als Nächstes massieren Sie fest und dennoch mit einer gewissen Behutsamkeit den Bauchbereich in kreisenden Bewegungen zum Herzen hin. Massieren Sie Ihre Brust und klopfen Sie die Knochen des Brustkorbs ab. Dann massieren Sie Ihre Stirn und als Nächstes den ganzen Kopf. Diese Massage kann die Durchblutung Ihres Körpers stark verbessern.

Winken

Viele Menschen mit Diabetes entwickeln einen größeren blinden Fleck auf ihrer Netzhaut. Wenn dies bei Ihnen passiert ist, hängen Sie eine Sehprobentafel auf Augenhöhe an die Wand und winken Sie mit der Hand schnell im Bereich des blinden Flecks, während Sie mit den gesunden Bereichen auf die Sehprobentafel sehen.

Für diese Übung ist es wichtig, auf alle anderen Übungen mit der Sehprobentafel zurückzugreifen und diese zu machen, während Sie mit der Hand im Bereich des blinden Flecks winken, den Sie wahrnehmen. Gehen Sie *alle* Übungen des Buches noch einmal durch und machen Sie sie mit dem stärkeren Auge, während Sie im Bereich des blinden Flecks schnell mit der Hand winken.

Das stärkere Auge abdecken

- Wenn ein kleiner Teil einer Netzhaut bei Ihnen geschädigt ist, decken Sie Ihr stärkeres Auge mit einer Augenklappe ab und befestigen ein Stück Papier mit einer kleinen Öffnung im Bereich der Erblindung vor Ihrem schwächeren Auge. Dann gehen Sie in Ihrem Hof oder anderswo spazieren, wo Sie sich sicher fühlen. Dadurch wird der schwächste Teil Ihres Auges gezwungen, die ganze Arbeit zu übernehmen.

- Sofern Sie auf diese Weise überhaupt nichts sehen können, gehen Sie in einen dunklen Raum, decken Ihr stärkeres Auge mit einer Augenklappe ab und stellen Blinklichter vor das schwächere Auge, bis Sie in dem blinden Fleck das Gefühl haben, ein wenig Licht zu sehen. (Im nachfolgenden Kapitel über den Grünen Star finden Sie Vorschläge, wie Sie die Blinklichter benutzen können.)

Körperbezogene Übungen bei Diabetes

- Sofern bei Ihnen keine Netzhautablösung vorliegt und sofern Sie körperlich dazu in der Lage sind, stellen Sie sich hin und heben die Fersen vom Boden ab, während Ihre Zehen am

Boden bleiben. Bewegen Sie dann die Beine so schnell wie möglich: Beugen und strecken Sie beide Knie abwechselnd (das heißt, ein Fuß ist oben, während der andere unten ist).

- Dann heben Sie die Zehen schnell hoch, während die Fersen am Boden bleiben (etwa zwölf Mal auf und ab). Danach heben Sie die Beine abwechselnd hoch und stampfen auf den Boden (etwa zwölf Mal). Sie können mit der Übung auf einem weichen Teppich beginnen und dann auf einen harten Boden wechseln. Die Idee dabei ist, die Knochen zu rütteln und zu schütteln. Dies ist auch eine gute Übung bei Osteoporose; sie ist allerdings hauptsächlich für Diabetes gedacht.

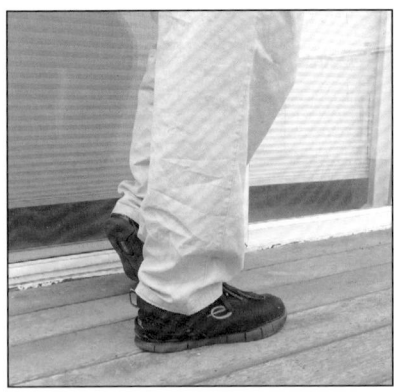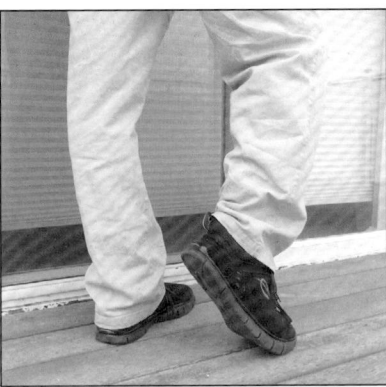
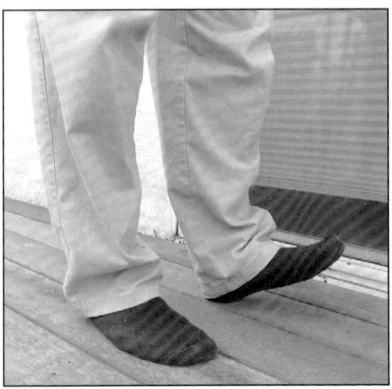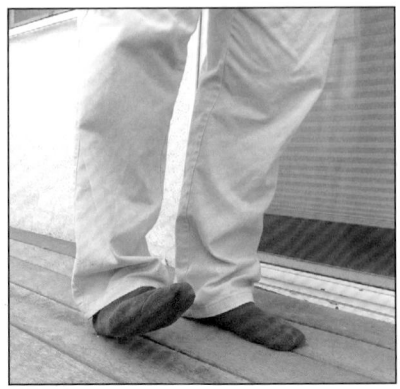

Bei dieser Übung die Fersen abwechselnd so schnell wie möglich hochheben, dann die Zehen hochheben. Die Idee dabei ist, die Knochen zu rütteln und zu schütteln.

Diese Übung ist als Ergänzung zur Massage gedacht. Ebenso sollte jeder, der Diabetes hat, jeden Tag *gehen*: Zu empfehlen ist morgens ein flotter Spaziergang, nie weniger als eine halbe Stunde, und abends ein langsamer Spaziergang. Dies ist sehr wichtig, da es für gute Durchblutung sorgt. Auch der Arzt wird Ihnen raten, das zu tun, es sei denn, Sie sind körperlich dazu nicht in der Lage.

Anmerkung zu Laserbehandlungen

Ich möchte Ihnen von zu vielen Laserbehandlungen abraten. Viele besorgte Ärzte nehmen präventive Laserbehandlungen vor, bei denen sie im Grunde einen Großteil der Netzhaut vernarben, um *Rubeosis iridis*, Blutgefäßneubildungen auf der Iris oder einer Blutung in der Netzhaut vorzubeugen. Wenn Sie Ihre Durchblutung jedoch verbessern, kommt es nicht zu *Rubeosis iridis*.

Zu viele Laserbehandlungen können die Netzhaut schwächen und dazu führen, dass zu viele Teile von ihr erblinden. Zwar respektiere und akzeptiere ich Laserbehandlungen, die eine anhaltende Blutung stoppen, wenn sie auftritt, doch ich möchte erreichen, dass Sie sich wirklich in die Pflicht nehmen, Übungen zu machen, etwas für Ihre körperliche Bewegung zu tun, Ihre Ernährungsgewohnheiten zu ändern und an geschädigten Bereichen zu arbeiten, um den Teilen zu helfen, die nicht geschädigt sind.

Heutzutage nutzen Ärzte Injektionen, um Blutungen zu stoppen. Injektionen von *Lucentis* und andere künftige Medikationen mögen zwar wirksam und weniger schädlich sein als Laserbehandlungen, sie haben aber dennoch einige schädliche Wirkungen. Ich empfehle Ihnen, Injektionen nur im Falle einer Blutung machen zu lassen, sonst nicht. Machen Sie die Übungen und tun Sie etwas für Ihre körperliche Bewegung, um die Durchblutung zu fördern und das Blutungsrisiko zu mindern.

Grauer Star und Diabetes

Wenn Sie sich einer Operation des Grauen Stars unterziehen, achten Sie auf Ihre allgemeine Durchblutung und verlangen Sie, vom Arzt nach der Operation alle 2 Stunden kontrolliert zu werden. Ärzte mögen es zwar nicht, von Patienten „bevormundet" zu werden, aber machen Sie sich deswegen keine Gedanken: Ihre Gesundheit hat Vorrang! Sorgen Sie dafür, dass Ihr Blutdruck alle 2 Stunden gemessen wird und dass Sie auch bezüglich einer Blutung oder einer Beeinträchtigung Ihrer Netzhaut oder des Sehnervs untersucht werden.

Keratokonus

Keratokonus ist eine Krankheit, die die Struktur der Hornhaut betrifft (das klare Gewebe, das das Auge vorne bedeckt) und die bedingt, dass sich die Hornhaut verdünnt und kegelförmig verformt. Diese Wölbung kann zu einer starken Verzerrung des Bildes auf beiden Augen führen und sogar Auswirkungen auf die Fahrtüchtigkeit eines Patienten haben oder auf seine Fähigkeit, normale Schrift zu lesen, wenn beide Augen von der Krankheit betroffen sind. Schätzungen zufolge sind von Keratokonus zwischen einer von 500 und einer von 2000 Personen betroffen.

Wenn die Hornhaut unregelmäßig wird, entsteht eine starke Hornhautverkrümmung und mit der Zeit verändert sie ihre Form so weit, dass wir nicht mehr gut sehen können. In der Vergangenheit glaubten die Ärzte, eine Hornhauttransplantation von einem Spender sei alles, was nötig sei, um das Problem zu lösen. Diese Theorie hat sich allerdings als nicht erfolgreich erwiesen, weil man feststellen musste, dass die neue Hornhaut oft abgestoßen wurde, was in vielen Fällen zur Erblindung führte. Darüber hinaus kann die Verabreichung von Immunsuppressiva zur Unterdrückung des Immunsystems, das sich gegen eine neue Hornhaut wehren könnte, zu vielerlei Krankheiten führen. Infolgedessen sind die Ärzte heute etwas „konservativer", wenn es um die Transplantation von Hornhaut geht.

Vergessen Sie nicht: Die meisten Dioptrien, die wir bekommen, stammen von den Lichtstrahlen, die von der Hornhaut gebrochen werden. Die Hornhaut hat nicht die Fähigkeit der Linse (sie ist nicht so stark wie die Linse), aber sie hat mehr Dioptrien, weil die Lichtstrahlen zuerst in der Hornhaut gebrochen werden. Wir täten besser daran, bei der alten medizinischen Behandlung aus den 1980er-Jahren zu bleiben: harte Kontaktlinsen. Was wir allerdings jeden Tag brauchen, ist sehr viel Selbstmassage um die Augen herum:

- Beginnen Sie, indem Sie zuerst vom Nasenrücken zu den Schläfen (über den Augenbrauen) massieren, dann von der Nase zu den Ohren (über die Wangenknochen). Als Nächstes suchen Sie die Kerben in den Wangenknochen und Augenbrauen; massieren Sie sie und sie werden lockerer. Tragen Sie die harten Kontaktlinsen jedoch nur 3 bis 4 Stunden am Tag und lassen Sie sie einen oder zwei Tage in der Woche weg, um die Augen ausruhen zu lassen, sonst werden sie sich schließlich als schlecht für die Augen erweisen. Wenn Sie sich an diese Empfehlungen halten, können Sie eine Transplantation der Hornhaut für viele Jahre aufschieben oder verhindern.

Was mich heute mehr als alles andere beschäftigt, ist, dass manche Menschen Keratokonus durch eine erfolglose Lasikoperation bekommen; diese lehne ich ab, weil sie den Augen so sehr schadet, dass selbst mit einer Brille Ihr Sehvermögen nicht mehr reparabel wäre. Alle zehn Schritte der Augenübungen sind gut bei Keratokonus, aber der Schwerpunkt sollte auf der Massage liegen. Ich hatte das Vergnügen, mit mehreren Menschen zu arbeiten, die mit monatelangen Massagen in dunklen Räumen Hornhauttransplantationen abwenden konnten.

Charles war in seinen Vierzigern, als er in den 1980er-Jahren mit Keratokonus zu mir kam. Er versuchte, eine Kontaktlinse zu verwenden, die die Form seines Auges verändern sollte. Die

Kontaktlinse verursachte bei ihm jedoch große Schmerzen, sodass sowohl sein Optiker als auch sein Augenarzt ihm eine Hornhauttransplantation empfahlen. Er kam zu mir, weil seine Frau an einem meiner Trainingskurse teilgenommen hatte und von meiner Arbeit an ihrem Rücken sehr beeindruckt war. So massierte ich ihn und wir machten alle zehn Schritte der Augenübungen, insbesondere Lesen und Fokusverlagerung, wie in diesem Buch beschrieben. Die Massage um seine Augen herum entspannte ihn in ausreichendem Maße, sodass seine Kontaktlinsen ihm gut passten. Seine Hornhaut veränderte sogar ihre Form. Acht Monate später erklärten ihm sowohl sein Optiker als auch sein Augenarzt, dass eine Operation nicht mehr notwendig sei. Er hatte immer noch Keratokonus, aber weitaus weniger ausgeprägt, sodass eine Operation ein unnützer Schritt gewesen wäre.

Interessant war, dass keiner von den Genannten sich dafür interessierte und ihm zuhören wollte, als er sie fragte, ob er ihnen erzählen solle, wie er die Verbesserung seiner Augen erreicht hatte. Es scheint das Schicksal meiner Arbeit zu sein, dass dies immer wieder vorkommt. Wenn Menschen so weitgehende Verbesserungen erzielen, dass es eigentlich im Interesse der Wissenschaft wäre, den Ursachen für diese Verbesserungen auf den Grund zu gehen, tun selbst Ärzte, die die Verbesserung anerkennen, sich schwer, zuzugeben, dass dies durch etwas anderes als das erreicht wurde, was die meisten für möglich hielten. Keratokonus ist eine fortschreitende Erkrankung und die Medizin kann das Fortschreiten der Erkrankung nicht aufhalten. Ärzte können nur die Hornhaut verändern und Ihnen eine sehr starke Brille verpassen.

Deshalb freue ich mich so über Charles, weil es ihm bis auf den heutigen Tag gutgeht. Ich wünschte mir, mehr Menschen würden es ihm gleichtun und sich im Dunkeln um die Augen herum massieren lassen und fleißig alle zehn Schritte praktizieren. Auf diesem Wege würden sie am Ende ihr Sehvermögen verbessern.

Grüner Star

Beim Grünen Star (Glaukom) handelt es sich um eine Erkrankung des Sehnervs, die oft durch Unregelmäßigkeiten des Augendrucks verursacht wird und zum Verlust des Gesichtsfeldes und schließlich zur Blindheit führt. Grüner Star kann deswegen für viele eine beängstigende Krankheit sein, zumal seine Symptome möglicherweise nicht offensichtlich sind, bis die Krankheit weit fortgeschritten ist.

Beim Verlust des Sehvermögens, der bei Grünem Star eintritt, spielen verschiedene Faktoren eine Rolle. Ein Faktor ist der Augendruck und ein anderer ist die Schwächung des Sehnervs und der Sehnervenscheibe (der Bereich, der den Nerv mit der Netzhaut verbindet). Das heißt, wenn Sie einen sehr starken Sehnerv und eine sehr starke Sehnervenscheibe haben, wird selbst hoher Augendruck nicht unbedingt zu einem Verlust des Sehvermögens führen. Wenn Sie jedoch einen schwachen Sehnerv und eine schwache Sehnervenscheibe haben, kann selbst niedriger Augendruck zu einem Verlust des Sehvermögens führen. Aus diesem Grund muss bei jedem untersucht werden, ob er einen schwachen oder starken Sehnerv und eine schwache oder starke Sehnervenscheibe hat, bevor die Auswirkungen des Augendrucks genau verstanden und vorhergesagt werden können.

Komplikationen ergeben sich hier durch Lasik-Operationen, weil dabei die Dicke der Hornhaut verändert wird, wodurch sich die Wahrnehmung des Augendrucks verändert, sodass er schwieriger zu messen ist. Bis heute ist es schwierig, nach einer Lasik-Operation festzustellen, wie hoch der Augendruck wirklich ist.

Wir gehen davon aus, dass der normale Augeninnendruck über 10 und unter 20 mmHg (Millimeter Quecksilbersäule) liegt. Alles unter 10 mmHg könnte ein zu niedriger Augendruck sein. Wir brauchen den Augendruck, genau wie ein Reifen einen bestimmten Luftdruck benötigt, um voll funktionsfähig zu sein. Steigt der Druck, kann er die schwachen Bereiche in Ihren Augen jedoch zerstören. Der Hauptbereich, den er zerstört, ist die Sehnervenscheibe, die bei uns allen ziemlich schwach ist – bei Menschen, die Grünen Star haben, jedoch noch schwächer. Den Druck zu reduzieren würde das Risiko der Erblindung oder zumindest einer Teilerblindung mindern.

Statistisch gesehen stimmt es, wenn gesagt wird, dass diejenigen, die einen Augeninnendruck von über 30 mmHg haben, höchstwahrscheinlich mehr Sehkraft verlieren – aber nur statistisch gesehen. Im Einzelfall kann es sein, dass selbst ein Druck von über 30 mmHg nicht zum Verlust des Sehvermögens führt. Man könnte auch sagen, dass manche Personen bei einem Druck von nur 24 oder 25 mmHg viel von ihrem Sehvermögen verlieren können.

Das andere Problem, das leicht auftreten könnte, ist ein Niederdruck-Glaukom. Bei einem Niederdruck-Glaukom degeneriert die Sehnervenscheibe und wird selbst bei einem Druck zerstört, der unter dem liegt, der bei den meisten von uns als erstrebenswert angesehen wird. Die Sehnervenscheibe ist der Bereich, der den Sehnerv mit dem Auge verbindet; dies ist ein schwacher und verwundbarer Bereich. Ist dieser Bereich einem Druck ausgesetzt, dem er nicht standhalten kann, so kann die Sehnervenscheibe gefährdet sein. Bei manchen Menschen mit absolut normalem Augeninnendruck (von 16 mmHg, den die meisten von uns sich wünschen würden) kann die Sehnervenscheibe immer noch zerstört werden.

Die vorherrschende Meinung ist dennoch, dass das eigentliche Problem der hohe Druck bei Patienten mit Hochspannungsglaukom sei und dass das Problem verschwinde, wenn sie den Druck operativ reduzieren ließen. Wenngleich ich diese Meinung bis zu einem bestimmten Punkt teile, glaube ich doch, dass dies nur ein Teil dessen ist, was wirklich geschieht. Deshalb ist die Behandlung manchmal wirkungslos und kann sogar gefährlich sein, weil sie nur auf den Augendruck eingeht, ohne andere Faktoren zu berücksichtigen.

Vor einigen Jahren hatte ich das Vergnügen, mit Lucia, einer klugen Frau, zu arbeiten, die für zwei Wochen intensiver Sitzungen bei mir den langen Weg von Brasilien nach San Francisco zurückgelegt hatte. Sie kam mit großer Angst zu mir, da sie durch Grünen Star 95 Prozent ihrer Sehnervenfunktion verloren hatte. Das Erstaunliche in ihrem Fall war, dass sie, nachdem sie die Augenübungen anfänglich praktiziert und noch bevor sie mich getroffen hatte, ihr peripheres Sehen wieder gewonnen hatte, das sie vorher verloren hatte; ihr Gesichtsfeld war fast absolut normal – es gab nur einen kleinen Fleck, an dem sie ihre Sehkraft verloren hatte –, und sie hatte eine Sehschärfe von 20/20. Ich bin nicht der Einzige, der nach einem derart erheblichen Verlust von Nervengewebe über ein so großartiges Sehvermögen überrascht ist.

Lucia erzählte mir auch, dass mehrere Mitglieder ihrer Familie von Herz- und Gefäßerkrankungen betroffen seien. Angesichts dieser familiären Geschichte war meine Schlussfolgerung aus dem Fall, dass sich durch die Übungen ihre Blutzufuhr zu dem verbliebenen Nervengewebe erhöht und die Situation enorm verbessert hatte. Die Ärzte hatten ihr eine sehr riskante Operation vorgeschlagen, um den Druck zu reduzieren, diese stellte jedoch ein großes Risiko für ihr Sehvermögen dar und sie konnte es ganz verlieren. Am Ende unterzog sie sich dieser Operation, die sich dann doch als hilfreich erwies. Sie machte dazu weiterhin ihre Augenübungen und es funktionierte gut bei ihr.

Nach meiner Überzeugung kann Menschen mit Grünem Star Folgendes helfen:

1. Reduzierung des Augeninnendrucks (hier bin ich mit den Ärzten einer Meinung)

2. Ausgewogene Inanspruchnahme beider Augen und *innerhalb* eines jeden Auges

3. Ausreichende Durchblutung, sodass der Sehnerv gut versorgt wird

In Lucias Fall war die Körperarbeit, die wir machten, genauso wichtig die Arbeit an ihrem Sehvermögen, und der Teil des Sehnervs, der funktionierte, übernahm die Arbeit der Nerven, die zerstört worden waren.

Das Frustrierende bei alledem ist, dass selbst dann, wenn man den Augendruck auf 10 oder 11 mmHg reduziert (wie viele Ärzte es sich wünschen), die Sehnervenscheibe in manchen Fällen zwar erhalten werden kann, dass sie aber in anderen Fällen weiter bis zum Punkt der Zerstörung abgebaut werden kann (was zur Schädigung des Sehnervs führt). Und Ärzte vermitteln uns dabei das Gefühl, dass der Sehnerv sich nicht regenerieren könne.

Bei dem Bemühen, den Augendruck bei Grünem Star zu reduzieren, haben wir Folgendes festgestellt: Wenn Sie mit einer Hand das Auge berühren, das keinen Druck hat, und mit der anderen Hand das Auge berühren, das Druck hat, dann lässt der Druck bei dem Auge mit hohem Augendruck nach. Um es deutlicher zu sagen: Das funktioniert nicht so, dass Sie einfach Ihre *eigenen* Augen berühren. Entweder berühren Sie das Auge von jemand anderem, das weich ist, während Ihre Hand hart ist, oder die andere Person mit einem weichen Auge ohne hohen Druck berührt ihr *eigenes* Auge und Ihr Auge. Wenn ein Familienmitglied zum Beispiel hohen Augendruck hat, legen Sie zuerst die Fingerspitzen einer Hand auf das geschlossene Lid des betroffenen Augapfels und die Fingerspitzen Ihrer anderen Hand auf das Lid des nicht betroffenen Auges des Familienmitglieds, sodass Sie den Unterschied spüren können. Dann legen Sie die Fingerspitzen auf Ihre eigenen Augen. Vielleicht können Sie den Druck spüren, weil ein Auge bei hohem Augendruck oft hart und fest ist. Dann legen Sie Ihre Fingerspitzen noch einmal auf das betroffene Auge des Familienmitglieds, atmen 100 Mal tief ein und aus, während Sie dies tun, und berühren dann Ihr Auge noch einmal, um zu sehen, ob das betroffene Auge im Vergleich zu vorher weicher geworden ist. Das beste Messinstrument, mit dem den Augendruck bei der anderen Person erspüren kann, ist es, den Druck Ihres eigenen Auges zu erfühlen. Dies setzt ein feines Gespür voraus. Wenn Sie diese Fähigkeit entwickeln, werden Sie womöglich feststellen, dass Sie den Druck in Ihrem betroffenen Auge erheblich reduzieren können.

Wenn ein Familienmitglied oder ein Freund zum Augenarzt gegangen und im Begriff ist, Augentropfen zur Reduzierung des Augendrucks zu nehmen, Sie beide dies aber noch einige Wochen aufschieben möchten, dann nehmen Sie sich jeden Tag 25 bis 30 Minuten Zeit, um beide Augen zu berühren: Berühren Sie sein betroffenes Auge und Ihr eigenes nicht betroffenes Auge jeweils 12,5 bis 15 Minuten lang. Und vergessen Sie nicht, dass die Berührung immer sehr, sehr sanft sein muss. Dann versuchen Sie festzustellen, ob die Härte allmählich nachlässt. Der Druck müsste innerhalb kurzer Zeit anfangen, sich zwischen dem Auge desjenigen, der berührt, und demjenigen, der berührt wird, anzugleichen. Dadurch lernt derjenige, der berührt wird, langsam, wie er im „Mechanismus" seines eigenen Körpers den Druck in den Augen reduzieren kann.

Es überrascht Sie vielleicht, dass der leicht angestiegene Druck im Auge der nicht betroffenen Person auf ein normales Druckniveau zurückgeht, weil es keinen anatomischen Grund dafür gibt, dass der Druck hoch bleiben sollte. Dies geschieht innerhalb sehr kurzer Zeit. Bei demjenigen, der hohen Augendruck hat, kann der Druck demgegenüber wieder ansteigen, aber vielleicht nicht ganz so hoch wie vorher, und er kann durch genügend Wiederholungen der Berührung und der Arbeit mit den restlichen Übungen bei Grünem Star vielleicht wieder zurückgehen.

Sie sollten verstehen, dass die Zellkommunikation durch Ihre Finger übertragen werden kann. Sie bringen den Augenzellen praktisch bei, wie sie durch Berührung etwas ändern können, und die Zellen werden den Abfluss der inneren Augenflüssigkeit (Kammerwasser) immer besser bewerkstelligen, sodass das Auge weich bleiben kann.

Dieses Konzept mag zwar seltsam erscheinen, aber immer mehr Wissenschaftler vertreten die Meinung, dass eine Zellkommunikation stattfindet. Und diese Methode ist ein guter Weg, um die Zellkommunikation zwischen den Händen und den Augen herzustellen.

Ein anderer Weg, den Augendruck zu reduzieren, sind körperliche Übungen (wie in diesem Kapitel gezeigt), insbesondere die Übungen für die Entspannung des Nackens. Sport und sanfte Aerobic-Übungen können den Augendruck oft reduzieren. Selbst wenn der Druck eines Niederdruck-Glaukoms auf 11 oder 12 mmHg gesunken ist (was für die meisten Ärzte erstrebenswert ist), können diese Patienten immer noch ihr Sehvermögen verlieren.

Wichtig sind hier also insgesamt: die ausgewogene Inanspruchnahme beider Augen, die ausgewogene Inanspruchnahme innerhalb eines Auges, das Berühren der Augen von Mensch zu Mensch zur Förderung der Zellkommunikation sowie Übungen zur Nackenentspannung.

Im Unterschied zu Operationen von Grauem Star, bei denen die Ärzte sehr optimistisch sind, sehen sie hingegen ständig, dass es ihnen nicht gelingt, Grünen Star wirklich in den Griff zu bekommen: nicht mit Tropfen, nicht mit Operationen. Man kann nicht jedem klarmachen, dass eine Reduzierung des Augendrucks eine Reduzierung der Zerstörung des Sehnervs bedeutete. Und klar ist auch, dass die meisten Menschen gerne eine einfache technische Lösung für komplexe Probleme haben möchten. Da es keine „Wunderwaffe" gegen Grünen Star zu geben scheint, leben viele in Angst. Und diese Angst ist eine der größten Gefahren für unsere Augen.

Unsere Augen spüren diese Angst. Die Gewebe spüren die Angst ebenso und verschlechtern sich dann noch wesentlich mehr. Bei einigen meiner Patienten, die vorübergehende Verbesserungen in der Therapie erreicht hatten, hatte ich manchmal das Gefühl, dass diese Dunstglocke der Angst dazu führte, dass sich ihre Situation verschlechterte. Bei anderen Patienten hingegen, deren Situation in den Augen aller anderen ernst zu sein schien, führte ihr Vertrauen auf die Therapie durch die richtigen Übungen und das richtige Wissen zu einer deutlichen Verbesserung ihres Sehvermögens. Positive Bestätigung kann sehr hilfreich sein. Sie können die Augen schließen und sich vor Ihrem geistigen Auge vorstellen, dass die Kraft Ihrer Augen jedes Phänomen überwältigt, das sie zerstören kann. Positive Bestätigung macht 50 Prozent Ihres Heilungsprozesses aus.

Bei hohem Augeninnendruck müssen alle Faktoren berücksichtigt werden: mangelnde Ausgewogenheit der Inanspruchnahme der Augen, Steifheit des Nackens (Ergebnis der Steifheit des Körpers) oder sogar das Gefühl eines emotionalen Verlustes – nicht nur Stress, sondern Verlust.

Ein gutes Beispiel ist der Wunsch nach Frieden und Harmonie in einer Beziehung, die man jedoch nicht findet, weil alle guten Vorsätze nicht gehalten werden. Ähnlich ist es bei Scheidungskindern, wenn sie sich wünschen, dass ihre Eltern sich vertragen und gut verstehen, was aber nie so ist. Es gibt viele verschiedene Situationen, die Grünen Star verursachen können; nutzen Sie dieses Buch so, wie es auf Ihre konkrete Situation zutrifft.

Manche Menschen haben vielleicht einen großen Teil ihres Sehvermögens verloren, bevor sie diese Übungen machen, und wollen alles tun, was sie können, um die Sehkraft zu erhalten, die sie haben, und sie so weit wie möglich zu schärfen. Andere haben vielleicht kaum etwas von ihrem Sehvermögen verloren und praktizieren die Augenübungen, um einem potenziellen Sehkraftverlust vorzubeugen und ihre Sehkraft zu schärfen. Einige haben vielleicht nur einen geringfügigen Verlust ihrer Sehkraft zu beklagen. Achten Sie auf den Bereich, in dem Sie etwas von Ihrer Sehkraft verloren haben, und nutzen Sie den Bereich, der verschwommen oder *fast* erblindet ist; dies wird Ihnen helfen, den Rest Ihres visuellen Systems zu verteidigen. Nutzen Sie das Buch also individuell für Ihre Bedürfnisse. Nehmen Sie sich Zeit für sich selbst und achten Sie in einer Weise auf sich, die gut für Sie ist.

Ich werde Murray, einen meiner liebsten Patienten, der Grünen Star hatte, nie vergessen. Er machte sich gut bei seiner Therapie bei mir, sieben Jahre lang. Das Blatt wendete sich jedoch zum Schlechteren, als seine Frau starb. Es gab Themen oder Probleme zwischen ihm und seiner Frau, die nie gelöst oder geklärt wurden, und das ist eine der schlimmsten Situationen, wenn ein Mensch, den man liebt, stirbt. Wenn ein Mensch, der Ihnen lieb und teuer war, mit Ihnen nicht zurechtkam und das Problem, das Sie mit ihm hatten, nie gelöst wurde, dann stellt sich bei seinem Tod ein Gefühl des Verlustes ohne Abschluss ein. Ein Teil dieses Verlustes sind die nicht verarbeiteten Gefühle, die in Ihrem Innern um die ungelösten Probleme kreisen, die Sie mit dem Verstorbenen hatten.

Murray hatte ein Problem mit der Senilität und Alzheimerkrankheit seiner Frau, die sie gegen Ende ihres Lebens entwickelt hatte. Er entdeckte viel Wut, die sie auf manche Menschen hatte, die sie in ihrer Ehe nie herausgelassen hatte. Diese Wut offenbarte viel von ihren seelischen Qualen, die er in ihrer Jugend nie bemerkt hatte. Er war betroffen, wie viel Wut und Frust aus ihr herausbrach, als sie die Gegenwart vergaß und sich nur noch an die Vergangenheit erinnerte. Und sie war eine Frau, die vorher Pädagogin und Schriftstellerin gewesen war ...

Als sie starb, verschlechterte sich sein Glaukom sehr – wegen seiner psychischen Verfassung, ihm fehlte die Stabilität, die er in der Ehe meistenteils hatte. Er war auch erschöpft von den Versuchen, seine Frau in den letzten Jahren ihres Lebens in einer guten Verfassung zu halten.

Wenn sich ein Gefühl von Verlust und Tod einstellt, kann das oft zu einem Verlust der Sehkraft führen. Ein Gefühl des Verlustes oder Todes kann entstehen, wenn Ihnen etwas fehlt, was Sie wirklich heiß und innig liebten, wie etwa Beziehungen, Stabilität oder ein Haus, das Sie geliebt haben, aus dem Sie aber ausziehen mussten. Alles, was tief im Innern zu einer emotionalen Verbundenheit führt, könnte, wenn es Ihr Leben verlässt, ohne positiv gelöst worden zu sein, zu einer enormen unterbewussten Anspannung führen. Anspannung manifestiert sich als starke Muskelkontraktion im Nacken. Und diese Nackenverspannung behindert und stört den Blutfluss zu Ihrem Gehirn und Ihren Augen. Wenn die Blutzufuhr zum Gehirn gestört ist, laufen Sie Gefahr, einen Schlaganfall oder Gehirnblutungen zu erleiden. Ist der Blutfluss zu Ihren Augen gestört, riskieren Sie, Bereiche der Netzhaut und Sehkraft zu verlieren, und Sie laufen noch größere Gefahr, einen hohen Augeninnendruck zu entwickeln. Manchmal haben Sie vielleicht eine gute Blutzufuhr zum Kopf, aber die Blutgefäße im Kopf sind möglicherweise etwas zu eng und der Schädel steht unter Spannung. Die Schädelspannung zu beseitigen ist sehr, sehr wichtig für ausreichenden Blutfluss zum Sehnerv.

Die Patientin Pearl kam vor 15 Jahren zu mir. Mit dem rechten Auge konnte sie gut sehen, mit dem linken hatte sie jedoch Schwierigkeiten. Mit meiner Hilfe konnte sie ihr Augenlicht bewahren. Als sie jedoch anfing, sich Operationen zu unterziehen, traten Nebenwirkungen wie Grauer Star auf, die entfernt werden mussten, und nach der Entfernung des Grauen Stars löste sich eine Netzhaut. Nach der Operation zur Fixation der abgelösten Netzhaut mussten Schichten von Narbengewebe entfernt werden, was zum Verlust eines größten Teils ihres Sehvermögens im linken Auge führte. Das Sehvermögen in ihrem rechten Auge konnte jedoch erhalten werden und hat immer noch eine Sehkraft von 20/30.

Die Arbeit bei Grünem Star bezeichnen wir gerne als „fortlaufende Arbeit" *(work in progress)*. Es gibt viele Gene, die zu Verlusten im Zusammenhang mit Grünem Star führen. Diese Gene schwächen den Sehnerv. Das heißt, selbst bei normalem Augendruck können Sie Ihr Sehvermögen verlieren. Emotionen können ebenfalls Ihren Sehnerv schwächen und für schlechte Durchblutung sorgen. Auch mangelhafte Blutzufuhr zum Sehnerv kann zum Verlust des Sehvermögens führen.

Manche Menschen haben ganz einfache Probleme mit dem Sehnerv: Die Blutgefäße, die Blut zum Sehnerv transportieren, werden dünn, vielleicht auch träge, und ermöglichen keine gute Blutzufuhr; das führt zur Zerstörung des Sehnervs. Ich hatte drei Patienten, bei denen eine Zerstörung des Sehnervs vorlag, ohne Grünen Star, und ich konnte nur dem dritten Patienten helfen: Dieser machte fleißig meine Übungen. Er konnte sein Sehvermögen erhalten und wurde sogar für fahrtüchtig erklärt.

Es ist wichtig, zu verstehen, dass der Verlust der Sehkraft zwar manchmal irreversibel ist, dass dies jedoch für gewöhnlich ein Problem der Blutzufuhr ist. Das heißt, für bessere Durchblutung müssen die Blutgefäße im ganzen Körper geweitet werden und auch die kleinen Vesikel nahe dem Sehnerv, sodass das Blut zum Sehnerv fließen und ihn versorgen kann. Ein guter Blutkreislauf im Körper und die Lockerung des Nackens (damit eine gute Durchblutung zum Kopf und innerhalb des Kopfes ermöglicht wird) sind wichtig für die Erhaltung des Sehnervs. Gleichzeitig sollten wir unsere Netzhaut bewusst in Anspruch nehmen.

Anfang der 1980er-Jahre wurde mir ein junger Mann vorgestellt, etwa 16 Jahre alt, der einen Herzfehler hatte. Sein Herz raste mit 104 Schlägen pro Minute, damit kam er in meine Praxis. Ich war damals noch jung und mein Herz arbeitete – genau wie es zu jener Zeit in allen Lehrbüchern stand – mit 72 Schlägen pro Minute normal. Mit einer Hand berührte ich *sein* Herz und mit der anderen Hand berührte ich *mein* Herz. Meine Assistentin Ellen war eine gute Krankenschwester mit einem scharfen Blick. Sie maß unseren Pulsschlag 5 Minuten, nachdem ich angefangen hatte, seinen Herzschlag über der siebten Rippe zu erspüren – bei uns beiden wurde ein Pulsschlag von 84 Schlägen pro Minute gemessen. Als ich meine Hände von seinem und von meinem Herzen nahm, änderten sich unsere Pulsschläge wieder: Meiner kehrte zu 72 Schlägen pro Minute zurück, aber seiner kletterte auf nur 94 Schläge pro Minute.

Dies war das erste Mal, das ich wirklich erlebte, wie meine Berührung Einfluss auf die Körperfunktionen eines anderen Menschen nehmen konnte, auch wenn ich dies vorher schon angenommen hatte.

Etwas Ähnliches erlebte ich mit einem Kleinkind im Alter von zweieinhalb Jahren. Es hatte einen Augendruck von 27 mmHg und war auf einem Auge blind (aufgrund einer vollständigen Netzhautablösung nach einer Operation wegen Grauem Star). Ich machte viele Übungen mit ihm – der Druck blieb jedoch gleich. Als ich sein Auge gleichzeitig mit einem von meinen Augen berührte, ging der Druck auf 11 mmHg zurück. Berührung hat also ein erstaunliches Potenzial, wenn es darum geht, den Augendruck zu reduzieren. Sie ist kein Allheilmittel und Sie können sich nicht in jedem Fall darauf verlassen, aber es lohnt sich, die Berührung zu nutzen. Die wahren Allheilmittel sind verbesserte Durchblutung und erhöhte Aktivität der Augen.

In vielen Fällen verlieren wir unser Sehvermögen durch Grünen Star. Ich sage hier „wir", weil ich mich wirklich mit meinen Klienten und Patienten identifiziere. Wir verlieren es immer mehr, wenn wir nicht das Sehvermögen, das wir haben, richtig nutzen, und sehr oft finden wir uns mit einem geringeren Sehvermögen ab, ohne das, was wir haben, bestmöglich zu nutzen.

Wenn Sie zum Beispiel sowohl auf der linken als auch auf der rechten Seite Ihres Augen gut sehen, aber viel von ihrem Sehvermögen in der Mitte verloren haben, nutzen Sie möglicherweise nicht das, was Sie haben. Ich habe eine Frau erlebt, die beim Gehen von ihrem Mann geführt wurde, obwohl sie auf beiden Seiten ihrer Augen recht gut sehen konnte. Somit habe ich ihr beigebracht, den Kopf einfach ein wenig von einer Seite zur anderen zu bewegen, um ihre Umgebung zu sehen.

Es geschieht oft, dass wir einen Teil unseres Blickfeldes verlieren und so entmutigt werden, dass wir auch den Rest nicht mehr nutzen. Der Teil, der uns geblieben ist, degeneriert dann mangels Inanspruchnahme. Wenn Sie das nutzen, was Sie haben, und diese Übungen machen, haben Sie eine sehr gute Chance, einige Teile Ihres Blickfeldes, die noch vorhanden sind, wieder zurückzugewinnen. Als Ergebnis dessen wird Ihr Leben viel besser sein und Sie werden das Gefühl haben, es wieder viel mehr steuern zu können.

Wenn wir über die Angst sprechen, wenn Menschen Angst vor dem Verlust des Sehvermögens haben, führt dies zu einer Lähmung und dazu, dass das verbliebene Sehvermögen noch weniger genutzt wird, nachdem ein Teilverlust eingetreten ist. Das gilt nebenbei auch für den Rest unseres Körpers.

Im Falle einer Frau, die Multiple Sklerose hatte und als Gehhilfe einen Stock benutzte, stellte ich fest, dass nur eine ihrer Zehen wirklich gelähmt war und dass der Rest ihres Beines lediglich steif war. Als die Steifheit gelockert wurde, konnte sie viel besser gehen.

Entmutigung kann sich sowohl bei Klienten als auch bei Medizinern einstellen, wenn vorher funktionierende Körperteile verloren gehen und dies zu der Annahme führt, dass der „Rest" dann auch nicht mehr genutzt werden könne; dies führt dann schließlich zu weiteren Verlusten. Eines kann ich zumindest sagen, dass nämlich immer mehr Therapeuten, die auf dem Gebiet der Sehtherapie tätig sind, versuchen, Patienten zu helfen, *die* Teile ihrer Augen, die noch intakt sind und besser funktionieren könnten, bewusst in Anspruch zu nehmen.

Grüner Star ist zwar eine organische Krankheit, die zur Zerstörung des Augenlichts führt; im Wesentlichen haben wir es hier aber auch mit einer Situation zu tun, die einen Mangel an Frieden in unserem Leben widerspiegelt.

Gerade kürzlich hatte ich eine Klientin, die einen weiten Weg auf sich genommen hatte, um zu mir nach San Francisco zu kommen, und die mit vielen Schwierigkeiten in ihrem Leben zu kämpfen hatte, die zum Teil physischer Natur waren: Sie war gefallen und hatte sich einen Knöchel gebrochen und litt darüber hinaus an einem sogenannten Niederdruck-Glaukom. Somit arbeiteten wir an einer ausgewogenen Inanspruchnahme der Augen und ich forderte sie zusätzlich auf, lange Spaziergänge über weite Strecken zu machen. Wir absolvierten alle Übungen mit der roten und grünen Brille und mit den Perlen und sie machte auch die langen Spaziergänge. Sie brachte ein Gerät mit, ähnlich denen, wie sie von Ärzten genutzt werden, um Druck zu messen, und das Gerät sagte ihr, dass dies die besten Übungen für sie seien. Es ist immer gut, herauszufinden, was bei uns am besten funktioniert.

Während sie mit ihrer Arbeit auch heute noch immer weitere Fortschritte macht, war bereits nach einigen Wochen, in denen ich mit ihr gearbeitet hatte, festzustellen, dass ihr Augendruck von 19 auf 13 mmHg gefallen war. Ein Augendruck von 19 mmHg ist bei den meisten Menschen zwar ausgezeichnet, in ihrem Fall rettete die Reduzierung sie jedoch vor einer Operation. Ihr Arzt wollte in ihrem Auge etwas implantieren, um den Abfluss des Kammerwassers zu ermöglichen; als er jedoch sah, dass ihr Augendruck zurückgegangen und ihr Sehvermögen stabil war, entschied er sich, die Operation abzusagen.

Jedes Mal, wenn eine Operation dadurch vermeidbar ist, dass wir an unseren Augen arbeiten, verlängern wir unser Sehvermögen. Da eine

Operation nie der letzte Schritt ist, sollten Sie diese Arbeit mit den Übungen immer weiter fortsetzen. Den Sehnerv mit einer besseren Blutzufuhr zu versorgen bedeutet mehr Leben für die Augen – und das ist das Wichtigste.

Spezielle Anweisungen zum Palmieren bei Grünem Star:

Sie sollten jeweils nur bis zu 10 Minuten palmieren und zwischen den 10-Minuten-Blöcken jeweils mindestens 5 Minuten Pause machen. Sie können dies während eines Tages mehrfach machen. Wenn Sie zu lange am Stück palmieren, kann sich der Augendruck erhöhen. Sofern Sie zum Beispiel ein geschlossenes Winkelglaukom haben und eine halbe Stunde am Stück palmieren, kann sich der Augendruck um 4 mmHg erhöhen.

Das Übungsprogramm bei Grünem Star

- *Übung für peripheres Sehen:* 20 Minuten pro Tag

- *Palmieren:* jeweils 6 Minuten lang, drei Mal täglich, und zwischen den Übungsintervallen jeweils 5 Minuten pausieren

- *Sonnenbaden:* 20 Minuten pro Tag

- *Überschriften* (aus dem Abschnitt über Hornhautverkrümmung in Kapitel 4): 10 Minuten

- *Das stärkere Auge blockieren:* 10 Minuten (Kleben Sie ein mittelgroßes Stück Papier auf den Nasenrücken, sodass das zentrale Sehvermögen Ihres stärkeren Auges blockiert ist; lesen Sie mit dem schwächeren Auge, während Sie seitlich von Ihrem stärkeren Auge mit der Hand winken.)

- *Körperbezogene Zusatzübungen bei Grünem Star:* 20 Minuten pro Tag

Wenn Sie an Ihren Augen arbeiten, tun Sie auch etwas für Ihre psychische Verfassung und schaffen sich ein gutes psychisches Umfeld! Und vergessen Sie nicht, *während des ganzen Tages* etwas für Ihre

Augen zu tun. Nehmen Sie sich immer wieder Zeit, um an der Heilung Ihrer Sehkraft zu arbeiten.

Körperbezogene Zusatzübungen bei Grünem Star

- Visualisieren Sie, wie das Blut zu Ihrer Netzhaut fließt, sie weich macht und Ihre Sehnervenscheibe nährt. Visualisieren Sie auch, wie die Flüssigkeit in ihrer klaren Form in dem Bereich zwischen der Hornhaut und der Makula fließt. Visualisieren Sie, wie das Blut vom Rücken und vom Nacken zum Hinterkopf gelangt und schließlich Ihre Sehnervenscheibe nährt. Visualisieren Sie, wie das Blut in Ihr Auge und wieder aus ihm heraus fließt. Dann visualisieren Sie, wie das Kammerwasser in den vorderen Bereich des Auges von der Linse zur Hornhaut fließt, beide nährt und in den Bereich der Nase wieder abfließt.

Es ist erstaunlich, wie leistungsfähig der Körper ist und wie viel er gleichzeitig macht. Diese Kraft gehört nicht Ihnen, sondern der Natur, und Sie sind sozusagen Gast der Natur in Ihrem eigenen Körper. Es gibt eine Verbindung zwischen dieser Kraft und allen universellen Kräften um Sie herum; diese Verbindung gibt dieser Kraft eine enorme Stärke.

Die Kraft, die Regen vom Himmel und Wind zur Erde bringt, die Kraft, die für uns alle ein Mysterium ist und das ganze Universum lenkt, ist die gleiche Kraft, die Ihr Blut und die Flüssigkeiten in Ihrem Körper bewegt. Sie tut dies unentwegt. Je mehr Sie ihre Macht und Stärke anerkennen, desto besser wird sie für Sie wirken. Es gibt eine Verbindung zwischen Ihrem Geist und Ihrer Seele und den natürlichen Funktionen Ihres Körpers.

Wenn Sie Grünen Star haben, sind körperliche Übungen wichtig, um zu verhindern, dass der Augendruck weiter steigt, und um ihn tatsächlich zu verringern. Andere Übungen sind wichtig, um Ihr Sehvermögen zu erhalten. Es macht Freude, sie alle auszuführen. Wenn Sie an Ihrem Körper arbeiten, dann tun Sie das, um Freude dabei zu haben, und es macht wirklich Freude, daran zu arbeiten. Wenn Sie dieses Gefühl haben, wird es wunderbar sein, Ihren Grünen Star zu heilen und zu überwinden. Dadurch wird eine bessere Verbindung zwischen Ihnen und Ihren inneren Kräften entstehen, und diese Verbindung wird Ihnen helfen, sich auf die Kräfte des Universums einzustellen. Das ist wahrscheinlich das beste Antidepressivum, das Sie überhaupt bekommen können.

Weitere Hinweise zu den Übungen bei Grünem Star

Sonnenbaden ist eine der besten Augenübungen, die Sie bei Grünem Star machen können, weil sie den Augeninnendruck vorübergehend reduziert. Dabei verengen sich auch die Pupillen und das Fließen der Flüssigkeit in den Augen verbessert sich. Das heißt, in der Zeit, in der Sie die Übung machen, wird Ihr Augendruck reduziert. Und die Reduzierung des Augendrucks wird anhalten, wenn es Ihnen gelingt, auch die Verspannung in Ihrem Nacken zu lösen. Diese Übung wird Ihnen helfen, das zu erreichen.

*

Wenn Sie ein typischer „Glaukom-Patient" sind, sofern es denn so etwas gibt, haben Sie höchstwahrscheinlich einen sehr verspannten Nacken. Verspannung des Nackens ist weitgehend das Ergebnis von mentalem und physischem Stress, aber nicht in allen Fällen. Dennoch habe ich festgestellt, dass viele Menschen, die zu Grünem Star neigen, diese Neigung entweder durch Verletzungen oder durch Verspannungen im Nacken noch verschlimmern.

Es ist wichtig für Sie, zu wissen, dass Sie an Ihrem Nacken arbeiten sollten, zuerst spirituell, dann mental. Es ist gut, Ihre Gedanken und Gefühle in einem Tagebuch aufzuschreiben. Dann könnten Sie sich etwa auch mit einem guten Freund oder einer guten Freundin treffen; oder Sie gehen vielleicht zu einem Psychotherapeuten, der Ihnen helfen kann. Mit einem (hoffentlich) ganzheitlichen Ansatz werden Sie dann Ihr gesamtes Leben mit allen seinen Phänomenen als ein Ganzes betrachten.

Manchmal ist es wichtig für Sie, einen schönen Urlaub zu machen oder andere Dinge zu tun, die Ihr Leben schöner machen. Lassen Sie sich zum Beispiel auf eine Beziehung ein, wenn Sie keine haben, oder darauf, eine Möglichkeit zu finden, aus Ihrem Schneckenhaus herauszukommen und Ihre Einsamkeit zu überwinden, falls Sie einsam sind. Und falls Sie eine Beziehung haben, gestatten Sie sich, einen prüfenden Blick darauf zu werfen, um festzustellen, ob Sie wirklich genügend Zeit mit Ihrem Partner oder Ihrer Partnerin verbringen: und nehmen Sie sich die Zeit, um eine gute Kommunikation mit Ihrem Partner oder Ihrer Partnerin zu entwickeln, um Ruhe in Ihr Leben zu bringen. Es ist wichtig, diese „Arbeit" zu tun, die Ihnen helfen wird, zu spüren, dass es Ihnen psychisch gut geht und Sie spirituell Fortschritte machen. Vielleicht entdecken Sie mit diesen Übungen der Selbstverbesserung etwas ganz Neues. Diese Übungen werden oft emotionale Phänomene hervorbringen, mit denen Sie sich vermutlich auseinandersetzen möchten, wann immer sie kommen, um einen Ort der Neutralität und Ruhe zu finden.

Heutzutage verstehen viele Menschen den Wert von „Neutralität" nicht. Jemand schrieb mir eine scherzhafte Postkarte, auf der stand: „Meir, sagen Sie mir nie, ich solle mich entspannen. Meine Anspannung ist das Einzige, was mich zusammenhält." Das ist der Grund, warum viele Menschen mit einer enormen Anspannung „funktionieren" und meinen, das sei gut so, weil sie es immer so gemacht haben. Mit weniger Anspannung ist das Leben viel schöner. An einem Ort der Entspannung spüren Sie Sicherheit und Liebe im Universum.

Entspannung

- Während Sie Ihr Gesicht mit geschlossenen Augen zur Sonne ausrichten, bewegen Sie den Kopf weiter von einer Seite zur anderen, streichen über die Wangenknochen und massieren um Ihre Augen herum und die Nase. Die Partien um Ihre Augen herum zu massieren ist sehr hilfreich, um sich zu entspannen. Anspannung der Augen führt sehr oft dazu, dass wir sie zusammenkneifen. Diese Anspannung sollten Sie lösen und überwinden. Indem Sie die Anspannung wegnehmen, nehmen Sie Druck weg, und wenn Sie Druck wegnehmen, wird das Auge gesund.

- Bewegen Sie den Kopf von einer Seite zur anderen. Dann bewegen Sie den Kopf nach oben und nach unten, während Sie ihn von einer Seite zur anderen bewegen. Ihr Kinn zeigt also nach oben zum Himmel und nach unten zu Ihrer Brust. Sie sollten Ihren Kopf dann weitere vier Mal nach oben und unten bewegen – vom Schulteransatz bis zur Mitte und vier Mal von der Mitte der Schulter bis zum Schulteransatz. Dies hilft wirklich, Ihren Nacken zu lockern und mehr Platz zwischen dem ersten Wirbel und dem Schädelansatz zu schaffen.
Nachdem Sie dies 40 Mal gemacht haben, palmieren Sie 30 Sekunden. Dann sollten Sie die Übung weitere 40 Mal machen, wenn Sie sich bei der Übung entspannen können. Massieren Sie dabei nicht die Augen, weil es nicht sicher ist, dies zu tun, während Sie den Kopf aufwärts und abwärts bewegen. Bewegen Sie einfach den Kopf nach oben und nach unten, während Sie Ihr Gesicht mit geschlossenen Augen in die Sonne halten. Dann palmieren Sie erneut. Machen Sie diese Übung ein drittes Mal und dann palmieren Sie noch einmal 30 Sekunden bis 1 Minute. Als Nächstes bewegen Sie den Kopf von einer Seite zur anderen und massieren Ihre Augenbrauen und Wangenknochen. Nun gehen Sie in den Schatten oder in einen dunklen Raum und palmieren 6 bis 8 Minuten am Stück, wobei Sie langsam tief ein- und ausatmen.

- Sie können auch den fluoreszierenden Sphere-Ball „Glow-in-the-dark" in einen sehr dunklen Raum mitnehmen. Um ihn zum Leuchten zu bringen, müssen sie ihn normalerweise genug Licht „tanken" lassen, sodass Sie den Ball beim Sonnenbaden am besten mit nach draußen nehmen, damit er hinterher richtig leuchtet. In unserer Schule benutzen wir einen Schrank oder den Aufenthaltsraum, bei dem wir die Tür schließen, um ihn sehr dunkel zu machen. Dann werfen wir in der Gruppe den Ball von einem zum anderen. Am Anfang scheint der Raum schrecklich dunkel zu sein, aber mit der Zeit sorgt sogar das schwache Licht des Sphere-Balls in der Dunkelheit dafür, dass wir den Raum viel besser sehen. Dann gehen Sie wieder nach draußen und sonnen sich erneut.

Dies führt zu enorm viel Bewegung in Ihren Augen, weil die Pupillen sich beim Sonnenbaden zusammenziehen. Wenn Sie den Ball im Dunkeln werfen, entspannen sich die Pupillen. Wenn Sie nun sonnenbaden und dann den Ball im Dunkeln etwa sechs oder sieben Mal werfen, jeweils 2 oder 3 Minuten lang, werden Sie feststellen, dass Ihre Pupillen plötzlich besser auf das Licht reagieren und sich im Licht besser zusammenziehen. Folglich macht das Licht Ihnen weniger zu schaffen und Sie reagieren besser auf die Dunkelheit, weil Ihre Pupillen sich in einem dunklen Raum schneller und besser erweitern. Aus diesem Grund sehen Sie in einem dunklen Raum besser, er wird viel heller und klarer.

- Dann beugen Sie die Knie und strecken sie wieder. Versuchen Sie, die Knie abwechselnd bis zum Bauch oder zur Brust anzuziehen (das hängt davon ab, wie beweglich sie in den Hüften sind), während Sie den Kopf von einer Seite zur anderen bewegen. Wenn das Gleichgewicht ein Problem ist, halten Sie sich an der Wand oder an einem Stuhl fest, während Sie diese Übung machen. Sie sollten in keinem Fall riskieren, dabei hinzufallen.

- Danach gehen Sie auf der Stelle und bewegen den Kopf von einer Seite zur anderen, während Sie gleichzeitig die Beine auf und ab bewegen, um mehr Blut in den Kopf zu pumpen und den Nacken zu lockern. Sofern Sie ein gutes Gleichgewicht haben, bewegen Sie die Beine auf und ab und den Kopf von einer Seite zur anderen und massieren dabei Ihre Hände. Massieren Sie insbesondere die Stelle zwischen Daumen und Zeigefinger in der Handfläche.

- Sollte es Ihnen schwerfallen, drei Dinge gleichzeitig zu tun (den Kopf sanft von einer Seite zur anderen zu bewegen, dabei die Beine auf und ab zu bewegen und gleichzeitig die Handfläche zu massieren), können Sie sich auf zwei Dinge beschränken. Massieren Sie die Hand und bewegen Sie den

Kopf von einer Seite zur anderen; oder bewegen Sie den Kopf von einer Seite zur anderen und einfach die Beine auf und ab. Diese Dinge können Ihnen helfen, den Kreislauf anzuregen und Ihr Nervensystem zu beruhigen; aber Sie sollten sich dabei nicht anstrengen.

● Nachdem Sie die Handfläche massiert haben und während Sie die Beine auf und ab bewegen, bewegen Sie einfach 20 oder 30 Mal den Kopf von einer Seite zur anderen; dann gehen Sie nach drinnen und palmieren 8 Minuten. Wenn Sie sich vom Palmieren entspannen, haben Sie Zeit, Ihren Nacken zu lockern.

Nackenübungen

Bevor Sie die *Nackenübungen* machen, stellen Sie fest, wie gut Ihr Nacken sich von einer Seite zur anderen bewegt. Legen Sie sich auf den Rücken, ziehen Sie die Knie an und bewegen Sie den Kopf etwa zehn Mal von einer Seite zur anderen, um die Einschränkung des Nackens zu spüren. Sobald Sie eine Vorstellung von dem Bewegungsspielraum haben, der Ihnen zur Verfügung steht, beginnen Sie diese Übungen, indem Sie zunächst in dem für Sie bequemen und angenehmen Bewegungsspielraum bleiben. Mit der Zeit dürfte sich dieser Bewegungsspielraum allmählich erweitern. Auch diese Nackenübungen sollten Sie 15 bis 20 Mal auf jeder Seite wiederholen:

● Legen Sie sich auf den Rücken, ziehen die Knie an, strecken die Arme seitlich aus und drehen den Kopf zur Seite, um eine Hand anzuschauen, sagen wir, die rechte Hand. Nun führen Sie die linke Hand zur rechten Hand und strecken sie darüber hinaus aus. Bleiben Sie in dieser Position, bis Sie einmal tief ein- und ausgeatmet haben. Halten Sie den Kopf weiter so, dass Sie auf die rechte Hand schauen, während Sie die linke Hand wieder zur linken Seite zurückbewegen. Die Schulterpartie wird dabei in zweierlei Hinsicht gedehnt: Zum einen werden die Rückenmuskeln, der Trapezmuskel und die Rhomboiden, gedehnt, um den Arm nach vorne zu bewegen.

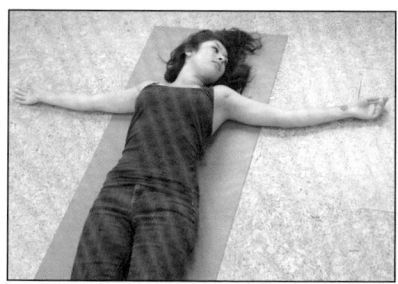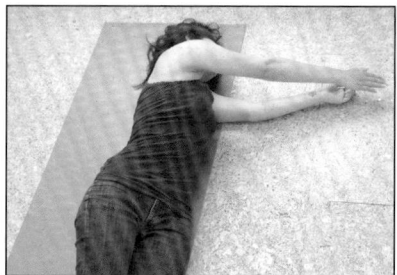

(a) Sie ziehen die Knie leicht an, strecken die Arme seitlich aus und drehen das Gesicht zur linken Hand. (b) Sie führen den rechten Arm zum linken Arm und strecken die rechte Hand über die linke Hand hinaus.

Und zum anderen werden die Brustmuskeln gedehnt, wenn Sie den Arm dann wieder in seine Ausgangsstellung zurückbewegen, und die Brustmuskeln wie auch die Rückenmuskeln sind direkt mit den Nackenmuskeln verbunden.

- Dann drehen Sie den Kopf auf die andere Seite und machen die gleiche Übung mit der rechten Hand, die Sie zur linken Hand hinführen und dann darüber hinaus ausstrecken. Ihre Beine dürfen sich mit Ihrem Arm bewegen, wenn dies notwendig ist, um die Dehnung voll auszuführen. Wiederholen Sie die Übung 35 Mal. Dann bewegen Sie den Kopf von einer Seite zur anderen – 90 Prozent derjenigen, die diese Übung machen, haben anschließend das Gefühl, dass ihr Nacken lockerer geworden ist.

- Dann legen Sie die Hände hinter den Kopf und heben den Kopf an, ohne dass der Nacken Ihnen dabei hilft. Machen Sie diese Übung sechs oder sieben Mal. Sehen Sie zu, ob Sie Ihren Nacken loslassen und aus dem Spiel lassen und es einfach Ihren Händen überlassen können, die Arbeit zu tun. Dann legen Sie sich eine Hand auf die Stirn und bewegen den Kopf von einer Seite zur anderen, wobei die Hand auf der Stirn bleibt und der Nacken sich lockert.

- Eine weitere sehr gute Übung für den Nacken ist es, rückwärts zu gehen. Gehen Sie pro Tag 400 oder 500 m rückwärts, jeden Tag! Schauen Sie dabei von Zeit zu Zeit über die Schulter – ebenfalls eine sehr gute Dehnübung für den Nacken.

- Außerdem wäre es gut, mindestens einmal die Woche mit einem Freund oder Partner zusammenzuarbeiten: Während Sie auf dem Boden liegen, legt Ihr Partner – hinter Ihrem Kopf sitzend – seine Beine auf Ihre Schultern, um Ihren Nacken zu strecken.

- Eine weitere wunderbare Übung für den Nacken ist die, sich auf einen Stuhl zu setzen, dann das Kinn auf die Brust zu legen und sich langsam nach unten zu beugen, bis Sie den Boden berühren. Dann richten Sie sich auf, zuerst mit den Beinen und dann mit dem ganzen Rücken. Nun machen Sie das Gleiche aus der stehenden Position. Sie beugen sich nach vorne, legen das Kinn auf die Brust und beugen sich langsam immer weiter nach unten, Wirbel für Wirbel. Stützen Sie sich mit den Händen auf dem Boden ab und dann setzen Sie sich auf den Stuhl, während Sie nach wie vor nach unten gebeugt sind. Dann strecken Sie sich, wobei Sie das Kinn auf der Brust behalten und die Hände auf dem Boden lassen.

- Als Nächstes können Sie – sofern Sie nicht zur Netzhautablösung neigen, was bei vielen Menschen mit Grünem Star nicht der Fall ist – sich auch mit gekreuzten Beinen im Schneidersitz hinsetzen und den ganzen Oberkörper in einer kreisenden Bewegung bewegen. Setzen Sie sich mit gekreuzten Beinen auf den Boden. Legen Sie die Hände auf die Knie. Dann beugen Sie sich nach vorne und bewegen den ganzen Oberkörper, indem Sie einen möglichst großen Kreis beschreiben, sodass sie sich *in der Hüfte* beugen und den ganzen Weg von einer Seite zur anderen beschreiben und dann wieder zurück. Spüren Sie dabei, wie die Wirbelsäule gestreckt und Ihr Nacken gedehnt wird.

- Machen Sie dies in beide Richtungen: erst nach links, dann nach rechts. Dann legen Sie beide Hände auf das rechte Knie und lehnen sich nach vorne in Richtung des rechten Knies, sodass Ihre Stirn sich dem Knie annähert oder es sogar berührt. Lehnen Sie sich in dieser Weise nach vorne und richten Sie sich wieder auf. Machen Sie dies fünf Mal. Dann legen Sie beide Hände auf das linke Knie. Beugen Sie sich nach vorne, sodass die Stirn dem linken Knie nahekommt – dann richten

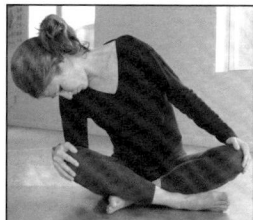 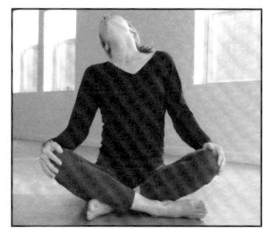 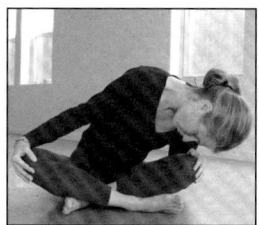

(a) Setzen Sie sich mit gekreuzten Beinen hin und bewegen Sie den ganzen Oberkörper im Kreis. (b) Lassen Sie den Kopf dabei locker hängen, sodass er mitrollt, während sich Ihr Körper im Kreis bewegt. (c) Beschreiben Sie mit dem Oberkörper große, vollständige Kreise.

Sie sich wieder auf. Machen Sie auch dies fünf Mal. Schließlich beugen Sie sich wieder in der Hüfte und bewegen den ganzen Oberkörper erneut im Kreis.

- Als Nächstes knien Sie sich (unter der Voraussetzung, dass bei Ihnen keine Netzhautablösung vorliegt) auf allen Vieren auf den Boden und legen den Oberkopf auf den Boden. Drehen Sie den Kopf nach links und dann nach rechts; dabei darf die Stirn den Kontakt zum Boden nicht verlieren. Drehen Sie ihn langsam nach rechts und nach links und atmen Sie dabei langsam ein und aus (Vgl. Seite 258).

- Dann drehen Sie, während Sie den Oberkopf am Boden behalten, Ihren Kopf in einer kreisenden Bewegung auf dem Boden. Sie spüren vielleicht, wie die Kopfhaut zum Leben erweckt wird?! Bewegen Sie den Oberkopf in einer kreisenden Bewegung auf dem Boden und atmen dabei tief und langsam aus und ein. Sollte dies wehtun, verlagern Sie den Druck auf Ihren Kopf ein wenig, indem Sie die Hände zu Hilfe nehmen, um das Gewicht aufzufangen.

- Kehren Sie wieder in die sitzende Position mit gekreuzten Beinen zurück und bewegen Sie Ihren Oberkörper noch einmal im Kreis, indem Sie sich in der Hüfte beugen. Nehmen Sie sich Zeit und atmen Sie tief ein und aus. Spüren Sie, wie entspannt Ihr Nacken wird.

- Anschließend setzen Sie sich auf den Boden, mit dem Rücken gegen die Wand und mit angezogenen Knien. Sollte es Ihnen

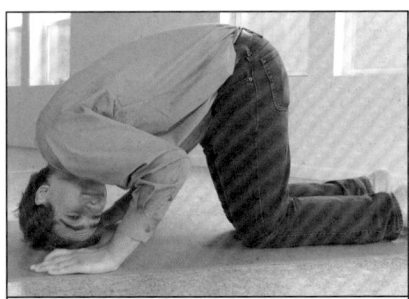

Drehen Sie den Kopf am Boden mehrmals nach links und nach rechts und dann in einer kreisenden Bewegung.

dabei aus irgendeinem Grund schwerfallen (etwa wegen Ihres Bauchs ...), die Knie anzuziehen, setzen Sie sich stattdessen mit gekreuzten Beinen hin. Ansonsten ziehen Sie die Knie an. Wenn Sie möchten, können Sie ein kleines Kissen hinter Ihren Rücken legen, in der Mitte des Rückens unterhalb der Schultern, um es sich bequemer zu machen.

- Als Erstes drehen Sie den Kopf ganz nach links, sodass Sie Ihre Nackenmuskeln dehnen, wobei Sie tief ein- und ausatmen. Klopfen Sie mit den Fingern auf die gedehnten Muskeln an der anderen Seite des Nackens. Massieren Sie die Nackenmuskeln mit dem Daumen und den Fingern. Dann drehen Sie den Kopf in die andere Richtung, sodass Sie auch die andere Seite des Nackens dehnen, und tun das Gleiche auf der anderen Seite: Klopfen Sie mit den Fingern auf die gedehnten Muskeln und dann massieren Sie diese Seite des Nackens mit dem Daumen und den übrigen Fingern.

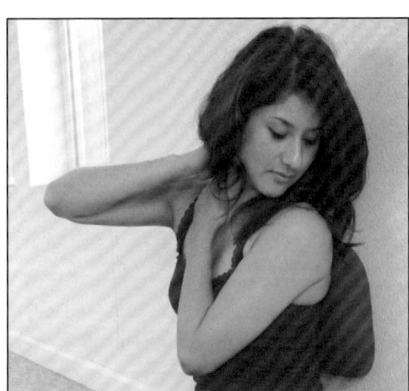

Klopfen Sie mit den Fingern auf die gedehnten Muskeln an der anderen Seite des Nackens.

- Nachdem Sie dies auf beiden Seiten mehrmals wiederholt haben, verschränken Sie die Finger unter den Knien und beugen sich nach vorne, sodass die Stirn (beinahe) die Knie berührt, und dann strecken Sie sich wieder. Machen Sie dies etwa 20 Mal. Dadurch wird die mittlere Partie Ihres Rückens gelockert.

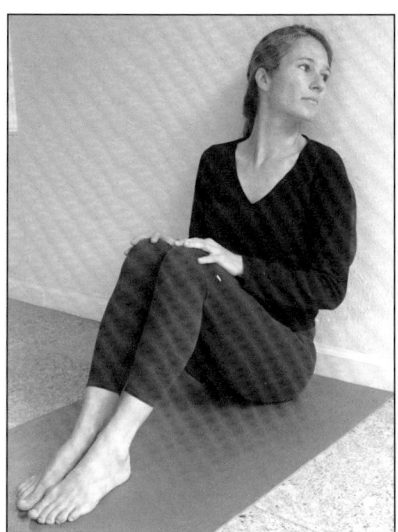

Drehen Sie den Kopf von einer Seite zur anderen.

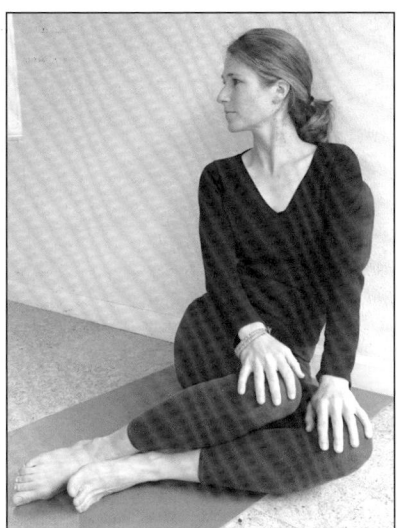

Drücken Sie die Knie erst nach links und dann nach rechts.

- Legen Sie dann die Hände auf die angezogenen Knie und drücken Sie die Beine erst zu *einer* Seite und dann zur *anderen*, nur mit der Kraft Ihrer Hände – nicht die Beine zu Hilfe nehmen! Drücken Sie Ihre Knie nach links und dann nach rechts. Sie werden merken, wie Sie beginnen, leicht nach vorne und mit dem Rücken die Wand hinunterzurutschen – das ist kein Problem. Machen Sie einfach eine Pause und rutschen Sie dann wieder in die sitzende Position zurück, in der Sie angefangen haben. Fangen Sie noch einmal von vorne an und drehen Sie den Kopf von einer Seite zur anderen. Sie spüren möglicherweise, dass Ihr Nacken jetzt viel lockerer ist.

Es ist auch eine sehr gute Idee, die Augen zu schließen und ein warmes Handtuch darüberzulegen. Feuchten Sie das Handtuch mit warmem Wasser oder Kräutertee an – insbesondere Augentrost-Tee war bei mir sehr wirksam. Für diejenigen von Ihnen, die am Computer sitzen: Schauen Sie, wenn Sie am Computer fertig sind, in die Ferne und legen Sie abwechselnd warme und kalte Handtücher auf die

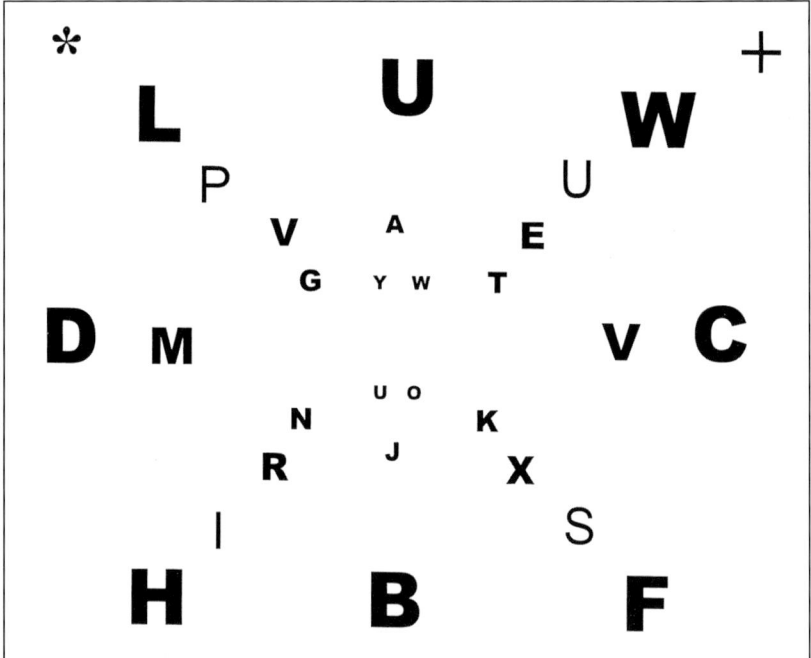

Die Peripherie-Übungstafel

Augen. Ist nicht genug Zeit für beide Handtücher, dann nehmen Sie nur kalte Handtücher, um einer Entzündung der Augen entgegenzuwirken. Aber mindestens einmal in der Woche sollten Sie warme und kalte Handtücher im Wechsel auf die Augen legen.

Eine weitere Sache, die meine Klienten sehr mögen, ist der Wasserdampfautomat, den meine Schwester (Eigentümerin eines Thermalbads) unserer Schule gespendet hat. Dampf in einem dunklen Raum kann sehr entspannend sein, wenn man die Augen geschlossen hat. Dies ist zwar nicht notwendig, aber ein schöner Luxus. Diejenigen, die dieses Erlebnis nutzen, sagen, dass sie sich nach dem Wasserdampfautomaten und den kalten Handtüchern auf den Augen wunderbar fühlen. Dies ist auch einer der Gründe dafür, dass so viele Menschen kosmetische Gesichtsbehandlungen lieben: Sie sind sehr hilfreich zur Entspannung.

Reduzierung des Augendrucks, Feuchtigkeit in den Augen, ein klarer Blick, ein lockerer Nacken und ein Gefühl von Wohlbefinden – das sind lauter gute Indikatoren für Verbesserungen. Machen Sie die Nackenübungen und blicken Sie danach jedes Mal auf die „Peripherie-Übungstafel" (hinten im Buch zu finden). Was sehen Sie? – Sollten Sie zum Beispiel feststellen, dass der rechte Teil der Tafel vorher nicht deutlich zu lesen war, aber deutlicher wurde, nachdem Sie die Übungen gemacht hatten, dann wissen Sie, dass Ihr peripheres Sehen besser geworden ist. Wenn dies in der Praxis beim Arzt gemessen wird, könnte bei Ihnen ein wenig Stress ins Spiel kommen. Ich kenne Geschichten von Personen, die mit einem Gerät gemessen wurden, das anzeigte, dass ihr peripheres Sehen schwächer geworden war; eine Messung mit einem anderen Gerät zeigte dann, dass ihr peripheres Sehen gut war. Manchmal ist das Gerät präzise und wir sollten darauf hören, was uns gesagt wird; in der Regel ist es jedoch am besten, selbst zu Hause zu messen, um festzustellen, ob Sie besser sehen.

Fazit: Arbeiten Sie an Ihrem peripheren Sehvermögen, tun Sie etwas für die Bereiche, die nahezu verloren gegangen sind, und arbeiten Sie auch an Ihrem zentralen Sehvermögen. Eine ausgewogene Inanspruchnahme in jedem Auge ist sehr wichtig – ebenso wie die Melissinia-Übung. Schauen Sie sich bitte die Melissa- und die Melissinia-Übung in Kapitel 5 noch einmal an.

Diese Übungen sind grundlegend für den Abbau von Spannungen. Nachdem Sie sie über einen Zeitraum von etwa drei Monaten jeden Tag gemacht haben, lassen Sie Ihren Augendruck messen, um festzustellen, ob er gesunken ist. Wenn ja, können Sie damit möglicherweise der Notwendigkeit vorbeugen, Augentropfen zu nehmen, solange Ihr Augenarzt nichts dagegen hat; zumindest können Sie die Tropfen unter ärztlicher Beobachtung vielleicht allmählich reduzieren. Suchen Sie sich einen aufgeschlossenen Augenarzt oder Optiker, der bereit ist, des Öfteren Ihren Augeninnendruck zu messen, im Idealfall zwei Mal die Woche, damit Sie wissen, dass Sie auf dem richtigen Weg sind.

Neurologische Probleme und Sehvermögen

Bei meiner 40-jährigen Arbeit, mit der ich bereits begonnen habe, bevor ich 17 war, bin ich vielen außergewöhnlichen Phänomenen begegnet. Manche wurden inzwischen diagnostiziert, andere noch nicht.

So lernte ich zum Beispiel eine liebenswerte Australierin mit einer außergewöhnlichen Nervenkrankheit kennen, für die es erst seit Kurzem eine Diagnose gibt, die aber immer noch nicht in den Lehrbüchern zu finden ist:

Ihr ganzer Körper war davon betroffen. Sie litt unter Schwindelgefühlen, wiederholten Kopfschmerzen, einer allgemeinen körperlichen Schwäche und einem seltsamen Phänomen, bei dem ihr rechtes Auge die Welt reduziert sah; es sah die Dinge kleiner, als sie in Wirklichkeit waren, während ihr linkes Auge sie in ihrer tatsächlichen Größe sah. Und sie sah sie mit der Seite ihres linken Auges auch kleiner. Körperarbeit, Sonnenbaden und Palmieren halfen; was ihr aber am meisten half, war die Arbeit mit den roten und grünen Brillengläsern. Die Kartenspiele mit den roten und grünen Brillengläsern, die Lichtarbeit bei den Kartenspielen und die Melissinia-Übung waren alle sehr hilfreich.

Was mich überraschte, wenn wir die Melissinia-Übung machten – also das rechte Auge abdeckten und vor dem linken Auge im Wechsel drei unterschiedlich breite Streifen Papier befestigten –, war dies, dass sie das manchmal als wohltuend empfand und ein andermal als belastend, weil sie Kopfschmerzen davon bekam. Deshalb wandelten wir die Übung in zwei verschiedene Varianten ab:

Wir setzten einen schmalen Streifen Papier ein, warfen den Ball über ihren Kopf und sie fing ihn auf. Dann machten wir das Gleiche mit dem mittelgroßen Streifen Papier und auch mit dem breiten Papier, etwa 9 mm breit. Als Nächstes nahmen wir dieselben drei Papierstreifen, befestigten zuerst den schmalen Streifen über ihrem rechten Auge und winkten dabei im Dunkeln mit den Glasfaser-Leuchtwedeln (dem sogenannten „Zauberstab"). Dies wiederholten wir mit dem mittelgroßen und dem breiten Streifen Papier. Nach und nach reduzierten wir die Breite dieser Papierstreifen.

Später stellten wir fest, dass ihre Kopfschmerzen nachließen, wenn wir auch ihr linkes Auge bedeckten (das ihr schwächeres Auge war) und mit den gleichen Übungen an ihrem stärkeren Auge arbeiteten. Als Erstes kam der Ball, den wir in der Sonne oder bei hellem Tageslicht warfen. Dann kam der schmale Papierstreifen, der 3 mm breit war, danach der breitere von 6 mm und schließlich der breiteste von 9 mm. Wir stellten fest: Wenn wir den längsten und auch breitesten Streifen erst vor ihrem linken Auge und dann vor ihrem rechten Auge einsetzten und die drei dünnen Papierstreifen benutzten, dann verschwanden ihre Kopfschmerzen. Ebenso stellten wir fest: Wenn wir den großen Papierstreifen nutzten, den wir „Melissa" nennen und der nicht das ganze Auge wie beim Abdecken blockierte, und die Melissinia-Streifen auf dem anderen Auge, dann funktionierte dieses bei ihr besser.

Es überraschte uns, weil wir versuchten, immer nur ein Auge arbeiten zu lassen, wobei jeweils nur verschiedene Teile dieses Auges arbeiten sollten. Wir stellten jedoch fest, dass – selbst wenn das andere Auge nur ein wenig arbeitete – dies ihrem Gehirn ein Gefühl von Erweiterung ermöglichte. Durch die Arbeit an dem Auge nahmen wir Einfluss auf verschiedene Teile des Gehirns – den Thalamus und den Hinterhauptlappen. Durch Blockieren verschiedener Bereiche eines Auges gibt es in verschiedenen peripheren Bereichen des Auges Aktivitäten, solange bei dem anderen Auge noch etwas offen ist. Eine ausgewogene Inanspruchnahme des Auges in deshalb sehr wichtig, insbesondere bei einer sehr außergewöhnlichen neurologischen Erkrankung.

In der Zwischenzeit hat ihre Situation sich in erstaunlichem Maße verbessert, da sie selbst mehrere Stunden am Tag daran arbeitet. Zu ihren Übungen gehören unter anderem Kriechen (das für eine ausgewogene Inanspruchnahme verschiedener Teile des Gehirns sorgt) und sich von einer Seite zur anderen fallen zu lassen, wodurch der Nacken gelockert wird und Teile des Gehirns in Anspruch genommen werden, die normalerweise nicht beansprucht werden.

Die Übung für die Augen, die wir als Melissinia-Übung bezeichnen, ist etwas, was jeder, der dieses Buch liest, machen sollte. Ich empfehle Ihnen, wenn Sie dieses Buch lesen, nicht nur nach dem zu suchen, was speziell in *Ihrem* Fall helfen würde, sondern sich auch die übrigen Fälle von Beschwerden und Erkrankungen anzuschauen, um zu sehen, welche Übungen außerdem noch für Ihre spezielle Situation relevant sein könnten. Ich kenne niemanden, der sein Sehvermögen *nicht* dadurch geschärft hat, dass er einfach die Melissinia-Übung gemacht hat – weil dabei mehr Teile des visuellen Systems aktiviert werden.

Das heißt, es ist zwar sehr wichtig, ein Auge abzudecken und den Ball von einem Bereich in den anderen zu werfen; einen *schmalen* Papierstreifen und dann *breitere* zu benutzten ist aber genauso wichtig.

Die Arbeit mit einem fluoreszierenden Sphere-Ball („Glow-in-the-dark"), wie sie in dem Abschnitt über Grünen Star beschrieben wird, war auch bei einer Frau namens Magdalena sehr wirksam. Sie war sehr hilfreich, weil sie die Pupillen anspricht und die Pupillen Einfluss auf das Nervensystem nehmen. Das autonome Nervensystem umfasst zwei gegensätzliche Systeme: das *sympathische* Nervensystem, das *eher aktiv* ist und zu dem auch die Kampf-oder-Flucht-

Reaktion gehört, und das *parasympathische* Nervensystem, das eher entspannend ist und zu dem etwa der Verdauungsmechanismus gehört. Letzterer wird durch lang anhaltenden Stress – Emotionen, die sich nicht von selbst lösen – und durch unseren Lebensstil beeinträchtigt, etwa indem wir sehr viel am Computer sitzen oder ungünstigen Lichtverhältnissen ausgesetzt sind. Die Aktivität der Pupillen entspannt dieses System und stellt ein Gleichgewicht her. Somit kann der Körper mit dem autonomen Nervensystem viel besser funktionieren.

Sehnerventzündung

Bei der Sehnerventzündung handelt es sich um Beschwerden, die durch vorübergehende Schwellung aufgrund einer Entzündung des Sehnervs hervorgerufen werden. Das Schlimmste, was bei einer Sehnerventzündung eintreten kann, ist, dass die Blutzufuhr zum Sehnerv eingeschränkt wird; mangelhafte Blutzufuhr bedeutet, dass eine Ischämie, also eine Minderdurchblutung oder Blutleere, im Sehnerv auftritt, der infolgedessen zum Teil degenerieren oder absterben kann.

In den meisten Fällen kommt und geht eine Sehnerventzündung sozusagen von alleine. Ärzte glauben, dass dabei eine Behandlung mit Steroiden helfen könne. Manchmal funktioniert das und die Sehnerventzündung kommt nicht mehrmals wieder. In anderen Fällen führen die Behandlungen jedoch zu einer Abhängigkeit.

Wenn Sie an einer Sehnerventzündung leiden, sollten Sie möglichst viel Zeit in einem völlig dunklen Raum verbringen. Dadurch bekommt Ihr gesamter Körper samt Augen die Chance, sich zu entspannen. Die mit Abstand beste Maßnahme und Wohltat bei einer Sehnerventzündung ist eine lange Sitzung mit Palmieren. Das gilt, egal, ob die Ursache der Sehnerv selbst oder eine systemische Krankheit wie Multiple Sklerose ist, die neben dem Sehnerv Auswirkungen auf viele andere Nerven hat.

Stellen Sie sich vor, Sie würden sehr viel gehen und die Füße *ungleich* aufsetzen und belasten. Die Konsequenz wären geschwollene Beine und Füße. Ärzte würden Ihnen richtigerweise raten, Ihre Beine auszuruhen, einen Stützstrumpf zu tragen oder die Knöchel zu bandagieren oder vielleicht sogar Krücken zu benutzen. Alle diese Maßnahmen sollen Ihren Beinen zu der Ruhe verhelfen, die sie brauchen, um zu heilen, sodass sie wieder ordnungsgemäß „funktionieren" können. Der gleiche Ansatz ist in vielerlei Hinsicht auch für den Sehnerv geeignet: Damit die Entzündung des Nervs verschwindet, müssen sie den Sehnerv ausruhen lassen.

In einem dunklen Raum zu bleiben und die Augen einen Tag oder vielleicht sogar zwei Tage lang mit einem leichten Tuch abzudecken und nicht viel ins Tageslicht zu gehen – das könnte die beste Vorgehensweise bei einer Sehnerventzündung sein. Gut ist auch, den Nacken und den Rücken zu massieren.

Diese Information ist für Millionen von Menschen sehr wichtig. Denn niemand macht Ihnen den Vorschlag, sich im Dunkeln hinzulegen und auszuruhen. In Krankenhäusern sind die Zimmer aus Sicherheitsgründen den ganzen Tag hell erleuchtet. Der Mangel an Dunkelheit in Krankenhauszimmern kann ein Problem wie dieses hier verschlimmern. Zu Hause, in der vertrauten Umgebung zu sein kann dagegen viel mehr bringen, insbesondere bei frischer Luft und mit liebevoll über die geschlossenen Augen gelegten Handflächen, die Ihnen ein wohltuendes Gefühl vermitteln. Wenn Sie im Dunkeln mit geschlossenen Augen liegen oder im Dunkeln sitzen und palmieren, geben Sie dem Sehnerv die Möglichkeit, wieder richtig „aufzutanken". Das ist wichtiger als jede Medikation, die Sie vielleicht bekommen.

Medizin kann in extremen Fällen helfen, mitunter jedoch schreckliche Nebenwirkungen haben. Im Dunkeln zu sitzen hat der Mehrzahl meiner Klienten geholfen, die unter starken Sehnerventzündungen litten. Den Klienten, mit denen ich persönlich arbeite, rate ich, dass Medikation nur dann eine Option sein sollte, wenn meine Empfehlung wirklich nicht hilft. Da Sie als Leserin oder Leser nicht persönlich mit mir arbeiten, rate ich Ihnen, mit einem Arzt zusammenzuarbeiten, der Ihren Selbstheilungsmaßnahmen gegenüber aufgeschlossen ist. Wenn Sie sich an meine Empfehlungen halten, sollten Sie unbedingt einen Arzt konsultieren, dem Sie vertrauen, der Ihre Situation gut kennt und zu dem Sie während des Prozesses jederzeit gehen können. Dann kann jeweils festgestellt werden, ob eine Medikation notwendig ist oder nicht.

Sobald die Sehnerventzündung abgeklungen ist, machen Sie fleißig weiter mit den Übungen der zehn Schritte in Kapitel 2 sowie mit den Übungen für außergewöhnliche nervenbedingte Phänomene.

Machen Sie auch die Übung, den fluoreszierenden Sphere-Ball („Glow-in-the-dark") im Dunkeln zu werfen, und Sonnenbaden sowie alles andere, was zur Korrektur von Grünem Star genutzt werden kann.

Wie Sie eine Schädigung des Sehnervs beheben können

Die meisten Menschen glauben an die absolute Endgültigkeit extremer Erkrankungen; zum Beispiel glauben sie, dass sie nie wieder sehen könnten, wenn sie einmal blind seien. Das scheint dann ihr Schicksal zu sein. Dennoch gibt es Fälle, die diese Vorstellung widerlegen, und besonders ein Fall ist mir in Erinnerung geblieben.

Im Februar 2009 erlitt Simone, eine Kinderzahnärztin mittleren Alters, in Brasilien einen schlimmen Verkehrsunfall. Obwohl die Operationen ihrer Schädelfrakturen sehr gut verliefen, war ihr Sehnerv geschädigt worden. Sie schien auf ihrem rechten Auge völlig blind zu sein und war auf dem linken Auge zu 97 Prozent blind. Sie absolvierte meinen sechstägigen Kurs und mehrere Einzelsitzungen.

Zuerst konnte Simone auf der Snellen-Tafel nur die ersten zwei Reihen sehen, aus einem Abstand von 90 cm. Sônia, die bei Simone mit mir zusammenarbeitete, war es gewohnt, viele Menschen mit gemindertem Sehvermögen zu sehen, aber mitzuerleben, wie jemand von einer Sehkraft von 20/20 sich so weit verschlechterte, dass er innerhalb nur weniger Monate nur noch so wenig sah, das war schwer zu ertragen. Mir fällt es auch schwer, mitzuerleben, wie Menschen ihre Augenfunktion verlieren. Als Therapeuten müssen wir manchmal damit umgehen, aber es ist dennoch schwer.

Bei meiner Behandlung von Simone begann ich sofort mit Augenübungen:

- *Sonnenbaden;* dabei schloss sie die Augen und bewegte ihren Kopf von einer Seite zur anderen, während sie ihr Gesicht in die Sonne hielt, um ihre Pupillen zu stärken.

- *Palmieren;* dabei rieb sie die Hände gegeneinander und legte sie sanft über die Augenhöhlen, um die Augen zu entspannen und ihnen Energie zuzuführen.

- Dann deckte ich ihr linkes Auge ab, ging mit ihr in einen dunklen Raum und setzte ein *Blinklicht* ein, das sie sehen konnte.

- Anschließend ging ich mit ihr nach draußen und winkte vor ihren Augen mit einem weißen Blatt Papier, das die Sonne reflektierte; sie konnte das Papier nicht sehen, aber die Bewegung spüren.

Simone konnte, wie gesagt, das Papier nicht sehen und auch nicht das starke Licht der Sonne, das vom Papier reflektiert wurde, aber sie konnte auf ihrer stärkeren Seite spüren, wann die Reflexion verschwand. Wir spielten ein Spiel, bei dem sie versuchte, mir das Papier aus der Hand zu nehmen; das gelang ihr sehr schnell. Das machten wir sehr oft hintereinander. Nachdem wir die Abdeckung von ihrem linken Auge entfernt hatten, konnte sie auf der Tafel vier weitere Reihen aus der gleichen Entfernung von 90 cm sehen.

Mit ihrer Familie zusammen unternahm sie schließlich die weite Reise nach San Francisco, um mit mir an der *School for Self-Healing* täglich mehrere Stunden zu arbeiten. Trotz der Sprachschwierigkeiten (da ich nur gebrochen Portugiesisch spreche) konnten wir uns sehr gut verständigen. Zuerst behandelte ich sie in einem dunklen Raum, dann massierte ich ihr Gesicht, ließ sie auf einem Trampolin hüpfen und ging mit ihr an den Strand, um sie auf die Wellen schauen zu lassen. Ich bedeckte auch ihr linkes Auge, um das rechte Auge zu aktivieren, das zuerst absolut keine Sehkraft zu haben schien.

Einer der größten Fortschritte war, dass die Blinklichter viel klarer wurden und sie mit ihrem blinden rechten Auge sogar einige Schatten und Formen sehen konnte. Die Arbeit in dem dunklen Raum mit Dampf und einem kalten Handtuch, die Liebe ihres Ehemannes, der mir half, sie zu massieren, und die Herzlichkeit meines guten Freundes Jan, der bei der Arbeit mit Simone ebenfalls half, ließen nicht nur die Skepsis bei ihrer Tochter schmelzen, sondern gaben Simone auch das Gefühl, sehr viel Unterstützung zu genießen – und damit begann ihre Heilung.

Im Januar 2010 traf ich sie in São Paulo wieder und ich war überrascht, wie viel sie sehen konnte: 90 Prozent der normalen Sehkraft (mit einer Lochbrille).

Zwei Jahre später kämpfte ich mit mir selbst, ob ich eine Wurzelbehandlung machen lassen sollte, nachdem fünf Zahnärzte – darunter auch Schüler von mir – mich gedrängt hatten, sie machen zu lassen. Ich wollte immer noch nicht. So beschloss ich, mich Simone anzuvertrauen, da ich ihr vollauf vertraute. Zu diesem Zeitpunkt hatte ich sie ein ganzes Jahr nicht gesprochen, rief sie aber dennoch an. Sie riet mir ebenfalls, die Wurzelbehandlung machen zu lassen, und so ließ ich sie denn ausführen. Sie erzählte mir damals: „Meir, Sie haben mir mein Leben zurückgegeben. Ich praktiziere wieder als Zahnärztin und lehre Kinderzahnheilkunde an der Universität. Und ich habe auch meinen Führerschein wiederbekommen."

Obwohl Ärzte sie für unheilbar erklärt hatten, konnte Simone schließlich wieder sehen. Dieser Erfolg war zu großen Teilen auf unseren wunderbaren Rapport zurückzuführen, zum Teil aber auch auf ihre Entschlossenheit, eine so weite Reise zu unternehmen, um diese Verbindung herzustellen, trotz aller sprachlichen Schwierigkeiten – und die Unterstützung ihres Mannes hat sicher auch nicht „geschadet". Simones Tochter, die zuerst Vorbehalte gegenüber meiner Arbeit hatte, beschloss interessanterweise, Augenheilkunde zu studieren, sodass sie diese mit Selbstheilung kombinieren und Patienten an Praktiker meiner Arbeit überweisen konnte.

Dies war nur *ein* unverhofftes Ergebnis von mehreren. Da hatte also eine Frau, die vorher nur 3 Prozent der normalen Sehkraft gehabt hatte, hinterher 97 Prozent. Vorher konnte sie nur mit Unterstützung von Mann und Tochter zu Fuß gehen – nachher fuhr sie selbstständig zur Universität. Ihr Erfolg bewies, dass eine tiefe Verbundenheit nicht nur das gewünschte Ergebnis erzielen, sondern auch zu Innovation führen kann.

Einen anderen außergewöhnlichen Fall erlebte ich bei einem Besuch in Mexiko, wo ich einen kleinen Kurs mit zwölf Teilnehmern durchführte, von denen einige unter normaler Weitsichtigkeit litten, für die ich ihnen die Regeln der natürlichen Verbesserung des Sehvermögens beibrachte. Zu ihrem Erstaunen begannen sie, gut zu sehen, und konnten sogar zum ersten Mal Buchstaben lesen, ohne eine Brille zu tragen.

Bei drei Frauen in diesem Kurs stellte ich fest, dass sie auf einem Auge blind waren. Somit bedeckte ich das Auge, mit dem sie sehen konnten, und stellte ihnen Blinklichter vor ihr blindes Auge. Die Dynamik in dem Kurs war so gut, dass wir immer weiter an der Verbesserung des Sehvermögens arbeiteten. Die drei Frauen, die auf einem Auge blind waren, überließ ich dann im Weiteren zwei Auszubildenden, Particia und Laura, die mit ihnen die zuvor beschriebenen Übungen machen sollten. Zwei von den Frauen machten die Übungen engagiert mit und sprachen gut darauf an, aber die dritte weinte hysterisch, weil sie gerne mit mir arbeiten wollte und nicht mit den Auszubildenden. Sie verließ den Raum, kehrte nach einer halben Stunde aber wieder zurück, um an ihrer Alterssichtigkeit zu arbeiten.

Diejenige, die geweint hatte, hieß Esperanza, und ich traf sie zwei Tage später für drei Sitzungen. Als sie zur ersten Sitzung kam, fragte ich sie: „Esperanza, warum haben Sie so geweint, als Patricia und Laura mit Ihnen in dem dunklen Raum arbeiten wollten?" Sie umarmte mich weinend und sagte: „Meir, als ich 17 war, kam mein Vater bei einem Unfall ums Leben. Und als mein rechtes Auge abgedeckt wurde, hatte ich wieder dieses Gefühl von Verlust, alles kam wieder hoch." Ich umarmte und küsste sie, dann ging sie zur Behandlungsliege. Wir massierten ihr Gesicht und legten kalte und warme Handtücher auf ihre Augen.

Meine Auszubildenden, Patricia und Laura, halfen mir bei der Arbeit mit ihr; wir maßen die Sehkraft ihres linken Auges – sie war perfekt. Wir deckten das linke Auge ab; mit ihrem schlechten rechten Auge konnte sie auf der Tafel nicht einmal das große E sehen, aus einem Abstand von 30 cm (– ein Zwanzigstel der normalen Distanz). Stattdessen sah sie einen schwarzen Fleck. Wir gingen mit ihr in einen dunklen Raum, wo wir Blinklichter einsetzten. Sie konnte sie sehen, aber nur auf einer Seite.

Wir deckten diese Seite mit Papier ab, und als das Licht im linken Nasenbereich ihres rechten Auges blinkte, begann sie, das Licht zu sehen. Als wir die Augenklappe abnahmen, hatte sie das Gefühl, dass ihr visuelles System sich verbessert hatte. Sie hatte das Gefühl, dass mehr Licht in ihr Auge kam.

Die nächste Sitzung begannen wir mit Sonnenbaden. Wenn sie ihr Gesicht in die Sonne hielt, verengten sich ihre Pupillen, und wenn sie den Kopf wegdrehte, erweiterten sich die Pupillen. Wie deckten ihr linkes Auge noch einmal ab und sie konnte die ersten drei Reihen auf der Sehprobentafel aus einem Abstand von 60 cm sehen. Meine Auszubildenden und ich staunten fast ehrfürchtig über diesen Erfolg.

In der letzten Sitzung arbeiteten wir mit der Melissa-Übung. Wir befestigten einen Streifen Papier von der Stirn bis zum Kinn und sie warf einen Ball über den Kopf von einer Hand in die andere; sie konnte den Ball mit der rechten Hand fangen. Als wir das Melissa-Papier abnahmen, hatte sie das Gefühl, mit beiden Augen besser sehen zu können. Als wir fertig waren, sagte Esperanza zu mir: „Ich habe das Gefühl, als hätte ich jetzt das beste Geschenk zu meinem 46. Geburtstag bekommen; denn meine Netzhaut war in sechs Teile gerissen und kein Arzt glaubte, dass ich mit diesem Auge je wieder das Licht sehen würde. Aber das periphere Sehen mit meinem rechten Auge funktioniert und ich habe das Gefühl, sicherer fahren zu können."

Ihr gefiel auch der Rest meiner Arbeit, weil sich ihre Alterssichtigkeit (Altersweitsichtigkeit) in ihrem sehenden Auge schließlich verbessert hatte, und von Nahem konnte sie gut sehen. Bei unserer Arbeit stellten wir fest, dass sie auf der rechten Seite ihres blinden Auges tatsächlich blinkendes Licht sehen konnte, auch wenn ihr stärkeres Auge abgedeckt war. Das war eigentlich unverständlich, weil sie sechs verpfuschte Operationen hinter sich hatte und jeder Arzt sagte, dass es keine Chance gebe, dass sie je wieder sehen könnte. Wir waren jedoch neugierig genug, um herausfinden zu wollen, ob es dennoch möglich war.

Esperanza war aus Bogotá in Kolumbien nach Cuernavaca in Mexiko, gekommen, um mit mir zu arbeiten. Da sie von der Seite, aber nicht nahe ihrer Nase sehen konnte, ließ ich sie zuerst die Blink-Übung machen. Ich ließ sie zwei kleine Blinklichter halten, dann schaute sie auf *eines* der Lichter, deckte es ab und schaute dann auf das *andere* Licht und deckte es ab. Als Nächstes deckte ich die linke Seite ihres linken Auges ab, während ihr stärkeres Auge ganz abgedeckt war. Als Esperanza im Nasenbereich blinkte, wo sie vorher nicht sehen konnte, begann sie, auch das zu sehen.

Menschen, die blind sind, bringe ich zuerst immer bei, dass sie ein Gefühl von dem Bild haben müssen, um es im Gehirn zu verdeutlichen, und dass sie dann in der Lage sind, es zu sehen. Dabei geht es im Grunde darum, von einem völlig fehlenden Sehvermögen zum Erkennen von blinkenden Lichtern in einem möglichst dunklen Raum zu kommen.

Am ersten Tag hatte Esperanza den großen Buchstaben auf der Sehprobentafel aus einem Abstand von 45 cm nicht sehen können; wenn man diesen Buchstaben aus einem Abstand von 6 m nicht sehen kann, wird man als blind angesehen. Sie hatte den Buchstaben mit ihrem linken Auge zwar nicht gesehen, aber dennoch gesehen, dass die Seite weiß war und dass irgendetwas das Weiß störte.

Am zweiten Tag machte Esperanza die Übung mit dem Sonnenbaden. Sie schloss die Augen und bewegte ihren Kopf von einer Seite zur anderen. Wenn sie das Gesicht der Sonne zuwandte, verengten sich ihre Pupillen; wenn sie den Kopf wegdrehte, erweiterten und entspannten sie sich. Anschließend konnte sie die ersten drei Reihen der Sehprobentafel ohne Schwierigkeiten lesen, während ihr rechtes Auge abgedeckt war. Da sie diese Versuche aus einem Abstand von nur 45 cm unternommen hatte, wurde sie immer noch als blind angesehen, war jetzt aber in Wirklichkeit sehend.

Ich ging mit ihr in einen dunklen Raum, legte ihr ein kaltes Handtuch über die Augen und massierte sie; meine beiden Auszubildenden massierten ihren Körper, während ich Augen und Nacken massierte, um die Blutzufuhr zu ihrem Kopf zu verbessern.

Kurz vor ihrer Rückkehr nach Kolumbien sagte Esperanza mir, dass sie seit mehreren Jahren geglaubt hatte, mit dem linken Auge nie wieder sehen zu können. Dies ist einer der eindrucksvollsten Fälle, die ich je erlebt habe: Eine Frau, die seit vier Jahren blind war, konnte innerhalb von vier Tagen schließlich sehen – ohne Medikamente oder Operation, sondern nur mithilfe von Übungen und Massagen.

Netzhautablösung und Netzhautriss

Eine Netzhautablösung ist ein sehr ernstes Problem, das fast immer zur partiellen oder vollständigen Erblindung führt, wenn es nicht behandelt wird.

Die Netzhaut hat eine Funktion, die mit der des Films in einer Kamera vergleichbar ist. Sie befindet sich an der Rückwand des Auges, empfängt die optischen Informationen, wandelt sie in Nervenimpulse um und leitet diese durch den Sehnerv ans Gehirn zur Interpretation weiter.

Man spricht von Netzhautablösung immer dann, wenn sich die Netzhaut von ihrer normalen Position an der Rückwand des Auges gelöst hat. Dies kann in jedem Lebensalter geschehen. Von Netzhautablösung Betroffene berichten, dass sie plötzlich dichte schwarze Flecken sehen, die sich in ihrem Gesichtsfeld bewegen, oder einen grauen Vorhang, der sich vor ihren Augen vor und zurück bewegt.

Es gibt viele Gründe für Netzhautablösungen. Die bekanntesten sind Kurzsichtigkeit (Myopie) – vor allem Myopie, wenn der Augapfel sehr lang ist –, sowie Operationen nach dem Grauen Star und Traumata. Schläge auf oder Stöße gegen den Kopf können auch zu Netzhautablösungen führen. Dies ist meiner Meinung nach ein weiterer Grund dafür, eine Lasik-Operation zu meiden, weil dadurch das Auge schwächer wird und sich damit die Gefahr einer Netzhautablösung erhöht, wenn Sie mit dem Kopf irgendwo kräftig anstoßen.

Bei einer sehr großen Netzhautablösung müssen Sie umgehend einen Arzt aufsuchen, weil dadurch mangelhafte Blutzufuhr zu den Fotorezeptoren eintreten kann und diese absterben können. Innerhalb kurzer Zeit, möglicherweise innerhalb von ein oder zwei Wochen, können Sie Ihr Sehvermögen verlieren. Eine Ausnahme war eine Person, die bei einer Schlägerei im Gefängnis einen schweren Kopfstoß abbekommen hatte. Die Folge war, dass sich die Netzhaut löste; der Gefängnisarzt konnte dies jedoch nicht diagnostizieren. Erst nachdem der Mann seine Gefängnisstrafe abgesessen hatte, ging er zu einem sehr guten Augenarzt, der ihm erklärte, dass bei ihm schon seit mehreren Monaten eine Netzhautablösung vorlag. Also unterzog er sich einer Operation, um sie wieder befestigen zu lassen, und zu seinem wie zu meinem Erstaunen wie auch zum Erstaunen des Augenarztes kehrte sein Sehvermögen so weit zurück, dass es fast wieder normal war, und die Netzhaut war wieder funktionsfähig. Dies ist jedoch ein außergewöhnlicher Fall und die Realität sieht meistens anders aus. Bei mangelnder Blutzufuhr zu den Fotorezeptoren sterben diese für gewöhnlich innerhalb weniger Wochen ab. Und was können und sollten wir dann tun?

Einmal kam eine Patientin zu mir, die über eine Netzhautablösung in dem einen Auge und schlechtes Sehvermögen des anderen Auges klagte. Mir fiel auf, dass sie nicht blinzelte. Sie sagte, es sei in ihrer Krankenakte vermerkt, dass sie nicht blinzele, aber keiner ihrer Ärzte hatte dem Beachtung geschenkt. Deshalb wies ich sie an, zu blinzeln, und danach besserte sich ihr Sehvermögen sehr schnell.

Achten Sie auf Ihre Gewohnheiten. Blinzeln Sie? Oder blinzeln Sie nicht? Achten Sie auf Ihre Netzhaut oder nicht?

Wenn bei Ihnen eine Netzhautablösung vorliegt, sollten Sie unbedingt vermeiden, den Kopf zu neigen, sonst könnte sich die Netzhaut noch mehr lösen. Nach dem Heilungsprozess ist es wichtig für Sie, den Nacken und den Rücken sehr viel zu massieren, um die Blutzufuhr zum Kopf zu erhöhen und Ihre Netzhaut mit der nährenden Blutzufuhr zu den Augen zu stärken. Einige der Übungen zur Lockerung des Nackens (zum Beispiel in dem Abschnitt über Grünen Star) könnten jedoch schädlich sein, da Sie dabei den Kopf nach unten beugen müssen. Machen Sie deshalb in der Zeit, in der eine akute Netzhautablösung vorliegt, keine Bewegungsübungen; stattdessen ist Massage die beste Option für Sie, um Verspannungen in Ihrem Nacken und Rücken zu lösen. Nachdem die Netzhautablösung geheilt ist, spricht nichts dagegen, zu den Bewegungsübungen zurückzukehren.

Die Gründe für Netzhautablösung sind zum Teil auch psychischer Natur. Ich kannte einmal einen Jungen, der mir erzählte, nach seiner Netzhautoperation sei er ges aufgewacht und habe festgestellt, dass er etwas sehen konnte. Da seine Mutter aber nicht im

Zimmer gewesen sei, habe ihn das traumatisiert und er sei wieder blind geworden. Es gibt Gewebe, die auf unsere Emotionen reagieren, deshalb ist es wichtig, so ruhig wie möglich zu sein, selbst in den schwierigsten Situationen. Das kann Ihnen sowohl Ihre geistig-seelische Gesundheit als auch Ihre Netzhaut erhalten!

Das Übungsprogramm bei Netzhautablösung

- *Details anschauen* (mit den Teilen Ihrer Augen, die *nicht* gut funktionieren; und zwar, indem Sie *die* Teile abdecken, die gut sehen): 10 Minuten pro Tag

- *In die Ferne blicken:* 40 Minuten pro Tag, in Intervallen von 10 Minuten

- *Palmieren:* 24 Minuten pro Tag, aber jeweils nur 6 Minuten am Stück (Einmal die Woche setzen Sie sich – sofern Sie keinen Grünen Star haben – in Ruhe hin und palmieren 1 Stunde lang und hören sich dabei etwas Schönes an, etwa Musik oder ein Hörbuch.)

- *Zusatzübung mit Dunkelheit und Licht* (siehe unten): 20 Minuten pro Tag

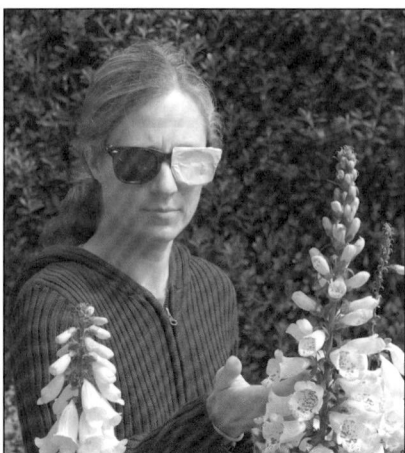

Schauen Sie sich Details mit *den* Teilen der Augen an, die *nicht* gut funktionieren.

Bei Netzhautablösung machen viele – nachdem sie die Übungen mit dem blinden oder verschwommenen Fleck gemacht und diesen trainiert haben – die Erfahrung, dass sie etwas mehr sehen können – ein wunderbares Phänomen! Es ist damit zu erklären, dass einige Zellen nur „schlafen", auch wenn andere abgestorben sind. Wenn wir die schlafenden Zellen aufwecken, haben wir Zugang zu mehr Sehvermögen.

Zusatzübung mit Dunkelheit und Licht

- Wenn Teile Ihrer Netzhaut abgestorben sind, kleben Sie das sehende Auge ab und verdecken Sie *die* Teile des anderen Auges, die noch funktionieren, mit Papier. Dann betrachten Sie die Welt durch die Löcher in dem Papier, wobei Sie nur *die* Teile Ihrer Augen nutzen, die *nicht* gut funktionieren.

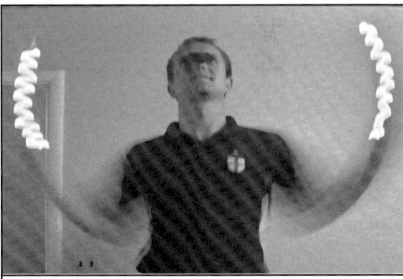

Benutzen Sie in einem dunklen Raum Blinklichter oder eine Taschenlampe, um *die* Teile der Augen zu aktivieren, die nicht funktionieren.

- Gehen Sie vier Mal am Tag – jeweils nach 6 Minuten Palmieren – in einen dunklen Raum. Dort arbeiten Sie mit Blinklichtern. In der *School for Self-Healing* verkaufen wir kleine Blinklichter, die Sie für diese Übung verwenden können, aber alle sonstigen verschiedenfarbigen Blinklichter erfüllen ihre Aufgabe für diesen Zweck ebenso. Das Ziel ist einfach, mit den Blinklichtern die Teile Ihrer Augen zu aktivieren, die nicht funktionieren.

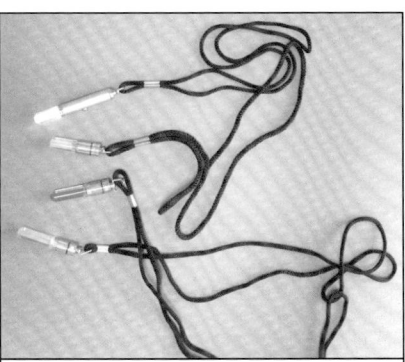

Blinklichter, wie wir sie an unserer Schule verwenden

Wenn Sie die funktionierenden Teile Ihrer Augen abdecken und in einem dunklen Raum auf die Blinklichter schauen,

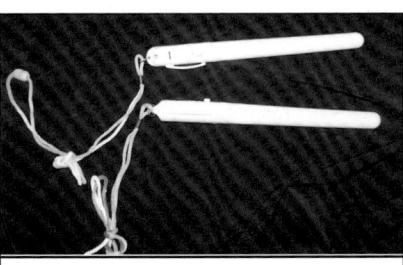

Unsere „Zauberstäbe"

kann es sein, dass Sie zuerst gar nichts sehen. Aber mit der Zeit beginnen Sie vielleicht, kleine Veränderungen in der Dunkelheit zu sehen. Vielleicht tauchen allmählich kleine Blitzlichter auf. Seien Sie geduldig. Mit der Zeit sehen Sie vielleicht mehr und mehr Blitzlichter und schließlich werden vielleicht auch Formen sichtbar. Manchmal erscheint ein Bild und es ist wunderbar, wenn dies der Fall ist!

Eine subtilere Variante dieser Übung besteht darin, den funktionierenden Teil Ihrer Augen abzudecken und nach draußen in helles Sonnenlicht zu gehen, wobei Sie sich eine Stelle suchen sollten, wo Sie zwischen einem Bereich, der vollem Sonnenlicht ausgesetzt ist, und einem schattigen Bereich hin und her wechseln können. Gehen Sie mit jemandem zusammen, der Ihnen helfen kann, damit Sie nicht stolpern. Bewegen Sie den Kopf von einer Seite zur anderen – aber nicht die Augen bewegen! Schauen Sie nach oben, sodass Sie das Licht der Sonne und den Himmel sehen können, und schauen Sie dann nach unten auf den Schatten, wo Sie vielleicht sehen können, dass dieser dunkler ist; mit dieser Unterscheidung bekommen Sie vielleicht ein Gespür für Kontraste. Die Extreme von Hell und Dunkel werden mit der Zeit vielleicht deutlich. Auf diese Weise erreichen Sie dasselbe wie mit den Blinklichtern. Sie aktivieren *den* Teil Ihrer Augen, der *nicht* gut funktioniert, sodass die Sehkraft in Ihrem blinden Fleck sich zu entwickeln beginnt.

Wenn Sie Sehvermögen haben, decken Sie den sehenden Bereich mit einer Augenklappe über dem stärkeren Auge ab und Ihr schwächeres Auge mit Papier, in das Sie Löcher schneiden, sodass die schwächeren Bereiche hindurchsehen können. Gehen Sie in Ihren Garten oder irgendwohin, wo Sie sich sicher fühlen, mit jemandem, der Sie begleitet und Ihre Hand halten oder Sie auffangen kann, falls Sie stolpern. Bewegen Sie Ihren Kopf langsam von einer Seite zur anderen – das dürfte Ihnen helfen, mehr Details zu sehen. Dann nehmen Sie die Augenklappe und das Papier ab; 75 Prozent derjenigen, die diese Übung praktizieren, erleben eine sofortige Verbesserung Ihres Sehvermögens! Die Verbesserung ist nur vorübergehend, aber mit dem Wiederholen dieser Übung wird sie stabiler.

Glaskörperabhebung

Der Glaskörper ist die gelartige Substanz zwischen Netzhaut und Linse, die durch Millionen feiner, miteinander verwobener Fasern an der Netzhaut befestigt ist. Wenn der Glaskörper altersbedingt oder durch Vernachlässigung schrumpft, kann es zu einer Ablösung von der Netzhaut kommen.

Die Glaskörperabhebung ist wesentlich stärker verbreitet, aber weniger schädlich als die Netzhautablösung. Nur in seltenen Fällen führt Glaskörperabhebung zu einer Teilerblindung. Sie ruft jedoch sehr viele dichte schwarze Flecken hervor, die das Sehen behindern. Diese winzigen schwarzen Flecken scheinen in Ihrem Gesichtsfeld herumzutanzen und behindern die Sicht auf die Dinge, die Sie anschauen.

In einigen wenigen Fällen kann Glaskörperabhebung zu einer Netzhautablösung oder zu *Makula Pucker* führen (eine Verziehung der Netzhautoberfläche, bei der der Glaskörper abgehoben ist; engl. *to pucker* = Falten werfen, sich zusammenziehen, kräuseln, knittern). Dies wiederum kann zu Blutungen und zu einem Überfluten der Fotorezeptoren und in der Folge zur Erblindung führen. Meistens ist sie jedoch relativ harmlos und ruft nur einige schwarze Flecken hervor, die im Gesichtsfeld tanzen.

Bei *Makula Pucker* stellt sich, nachdem Sie auf eine Sehprobentafel geschaut und diese zum Teil gesehen haben, normalerweise ein Gefühl von Klarheit im Rest Ihres visuellen Systems ein. Wenn Sie die Lochbrille und die Augenklappe abnehmen, werden Sie feststellen, dass Ihr Sehvermögen sehr viel klarer ist. Darum sind Wiederholungen dieser Übungen so nützlich.

Sofern bei Ihnen eine Glaskörperabhebung vorliegt, empfehle ich Ihnen jedoch, sich von zwei oder drei Augenärzten untersuchen zu lassen, insbesondere von Netzhautspezialisten, um sicherzugehen, dass die Abhebung nicht gleichzeitig zu einer Beschädigung der Netzhaut geführt hat.

Die tanzenden schwarzen Flecke machen vielen Menschen Angst. Es gibt einen guten Weg, damit umzugehen, auch wenn er Ihnen vielleicht etwas verwunderlich erscheint und Sie überrascht: Das ganze Geheimnis besteht darin, diese Flecken anzuschauen! Gehen Sie an einem sehr sonnigen Tag oder zumindest hellen Tag einfach nach draußen und schauen Sie sich die schwarzen Flecken einen nach dem anderen an. Wenn Sie sie nicht einzeln ansehen können, weil es Gruppen von schwarzen Flecken sind, schauen Sie sie sich Gruppe für Gruppe an. Wenn Sie die schwarzen Flecken isolieren und ansehen, bewirken Sie, dass die Glaskörperflüssigkeit mit den schwarzen Flecken zusammenstößt, sodass sie zerbrechen und verschwinden.

Sofern Sie zum Beispiel in Ihrem rechten Auge mehr schwarze Flecken haben, decken Sie Ihr linkes Auge ab und gehen 20 Minuten in der Sonne spazieren, irgendwo, wo Sie einen schönen Ausblick haben, den Sie sich anschauen. Wenn Sie ihn sich anschauen, werden die schwarzen Flecken auftauchen. Wenn sie auftauchen, schauen Sie direkt auf die schwarzen Flecken; wenn Sie dies tun, wird die Glaskörperflüssigkeit mit ihnen zusammenstoßen und sie zerstören. Normalerweise ist es so, wenn Sie einen schwarzen Fleck ansehen, dass er wegtreibt und wieder zurückkommt; wenn Sie ihn dann noch einmal anschauen, trifft Ihre Glaskörperflüssigkeit auf den schwarzen Fleck und er zerbricht. Dann sehen Sie kleinere Teile und Sie schauen sich entweder eines davon oder mehrere an und zerbrechen sie wieder ...

Wählen Sie einen schwarzen Fleck, um ihn anzusehen, vielleicht den größten, und wenn er wegtreibt, blicken Sie in die Ferne. Dann schauen Sie den schwarzen Fleck wieder an, wenn er zurückkommt, und machen die Übung mit diesem schwarzen Fleck, hin und her, jeden Tag. Nach einigen Wochen wird dieser schwarze Fleck höchstwahrscheinlich verschwinden. Dann wählen Sie den nächsten. Machen Sie dies mit einer neutralen Einstellung; blinzeln und ruhig ein- und ausatmen. Sofern Sie in beiden Augen schwarze Flecken haben, aber in einem Auge mehr als in dem anderen, dann decken Sie das

Auge mit weniger Flecken ab und schauen sich die schwarzen Flecken mit dem anderen Auge an.

Ich hatte einen Patienten namens Tony, der sich Laseroperationen unterzogen hatte und der aktuell eine Netzhautablösung sowie dichte schwarze Flecken hatte. Er konnte nicht Auto fahren. Sein Arzt hatte ihm leider geraten, eine Sonnenbrille zu tragen. Das verschlimmerte die schwarzen Flecken nur noch. Ich riet ihm, sehr oft in der Sonne zu „baden", spazieren zu gehen und die schwarzen Flecken anzusehen. Ich werde nie die Zeit vergessen, als ich mit ihm einen Hügel bei meiner früheren Praxis immer wieder hinauf- und hinunterging. Er betrachtete die Pflanzen, er betrachtete die Aussicht und verbesserte seine Sehkraft sehr schnell von 20/200 mit Brille auf 20/20 mit Brille. Er reduzierte auch seinen Dioptrienwert erheblich, von 13 auf 8 Dioptrien.

Tony reduzierte seine Kurzsichtigkeit und verringerte die schwarzen Flecken und im Vergleich zu vorher ist sein Sehvermögen jetzt viel besser; *ohne* Brille ist es besser und *mit* Brille ist es besser, mit einer viel geringeren Korrektur. (Dieser wunderbare Mensch war von sich aus bereit, sein Foto als Cover für meine DVD *Yoga for Your Eyes* herzugeben, die vielen Menschen geholfen hat, besseres Sehvermögen zu erlangen.)

Tony nutzte die inneren Kräfte seines Körpers, um seine Augen zu verbessern, und die Verbesserung war enorm. *Sie* können das Gleiche erreichen. Ihre inneren Kräfte sind Ihnen nur zum Teil bekannt und sie sind stärker, als irgendjemand sich das vorstellen kann!

Auch wenn schwarze Flecken *nicht* das Ergebnis einer Glaskörperabhebung sind, ist die Behandlung doch die gleiche. Sie sollten mental die Tatsache akzeptieren, dass es für Sie in Ordnung ist, diese schwarzen Flecken zu haben; und dann sollten Sie sie anschauen. Wenn Sie seit vielen Jahren mit den schwarzen Flecken gelebt haben und sie Ihnen vertraut sind, können Sie sich wahrscheinlich schwer vorstellen, dass sie verschwinden können. Wenn es sich um einen vereinzelten schwarzen Fleck handelt, schauen Sie ihn an! Sind es

Gruppen von schwarzen Flecken, dann schauen Sie nur *eine* Gruppe an. Wenn es ein *großer* schwarzer Fleck ist, schauen Sie sich einen Teil davon an. Wiederholte Übungen werden Ihnen zeigen, dass Sie ihn tatsächlich reduzieren, seine Form verändern und ihn mit der Zeit loswerden können. Das Einzige, was den schwarzen Flecken am Leben erhält, ist Ihre Abscheu gegen diesen schwarzen Flecken und Ihre mangelnde Bereitschaft, ihn anzuschauen. Das ist bei den meisten Menschen so. Wir haben jedoch Kräfte in uns, die das zerstören können, was uns behindert – wenn wir nur zulassen, dass sie es tun.

Was wir darüber hinaus daraus lernen, wenn eine Glaskörperabhebung vorliegt, ist zunächst einmal, dass mit der Gesundheit des Auges etwas in die falsche Richtung läuft. Deshalb sollten Sie, sobald Sie die schwarzen Flecken eliminiert haben, zu den grundlegenden Augenübungen am Anfang dieses Buches zurückkehren, um das *ganze* Auge zu stärken und zu heilen.

Makula Pucker und Makulalöcher

Manche Menschen stellen fest, dass ihr zentrales Sehen plötzlich nicht mehr funktioniert. Das ist eine beängstigende Situation. Aus der Sicht eines Betroffenen sieht er an einem Tag perfekt und am nächsten Tag ist sein zentrales Sehen verschwunden. Geht er zu einem Augenarzt, so hat dieser ihm absolut nichts zu bieten, außer Mitgefühl.

Diese Situation wird oft durch Makulalöcher und Makula Pucker verursacht – im Grunde durch eine Ablösung des Glaskörpers, der einen Teil der Makula mitnimmt. Ein andermal ist es so, dass wir einfach Zellen haben, die verkümmert und abgestorben sind. In allen Fällen ist die Behandlung die gleiche.

Das Übungsprogramm bei Makula Pucker und Makulalöchern (80 Minuten pro Tag)

- *Palmieren:* 24 Minuten pro Tag, jeweils 6 Minuten am Stück
- *Sonnenbaden:* 30 Minuten pro Tag, in drei Intervallen à 10 Minuten
- *In den Himmel schauen* (wenn die Sonne nicht scheint): 8 Minuten pro Tag
- *Großer Schwung:* 5 Minuten pro Tag
- *Zusatzübung: Lochbrille*: 10 Minuten pro Tag

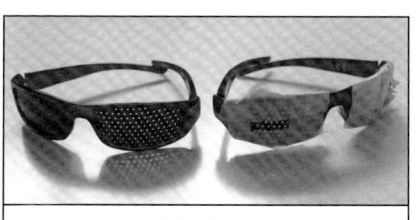

Eine Lochbrille und eine abgeklebte Lochbrille

Denken Sie daran, Ihre Augenübungen nicht alle auf einmal, an einem Stück zu machen. Die besten Ergebnisse erzielen Sie, wenn Sie immer wieder, den ganzen Tag über mit den Augen arbeiten. Nehmen Sie sich hier und da ein paar Minuten und lassen Sie die Augenübungen dieses Buches zu einem natürlichen Bestandteil Ihrer alltäglichen Routine werden. Auf diese Weise wird die Verbesserung Ihres Sehvermögens zum Bestandteil Ihres alltäglichen Lebens. So erzielen Sie langfristige Verbesserungen.

Zusatzübung: Lochbrille

Eine Lochbrille ist eine undurchsichtige Brille mit vielen winzigen Löchern, die durch die Brillengläser gestanzt sind.

- Setzen Sie die Lochbrille auf und decken Sie das Auge ab, das normal sieht. Nutzen Sie das Auge mit dem Makulaloch, um geradeaus auf eine Sehprobentafel zu schauen. Sie sollten die Sehprobentafel in hellem Licht platzieren, vorzugsweise in Sonnenlicht. Die Lochbrille wird Sie vor dem vorübergehenden Blendeffekt schützen und Sie werden automatisch dazu neigen, den Kopf zu senken, um sehen zu können. Senken Sie den Kopf *nicht*, schauen Sie vielmehr *geradeaus*. Dann schließen Sie die Augen und rufen sich genau in Erinnerung, wie die Buchstaben ausgesehen haben.

- Mitunter werden Sie nur den sehr großen Buchstaben aus sehr kurzer Entfernung sehen. Wenn es so ist, dann ist das in Ordnung. Erlauben Sie diesem Bereich Ihres Auges, seine Funktionen zu übernehmen. Nachdem Sie sich die genaue Form oder die genauen Konturen des Buchstabens oder der Buchstaben in Erinnerung gerufen haben, die Sie gesehen haben, öffnen Sie die Augen und schauen Sie sie noch einmal an.

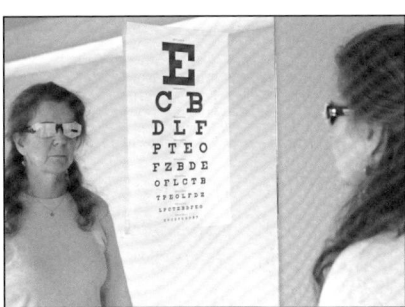

Benutzen Sie das Auge mit dem Makulaloch, um geradeaus auf eine Sehprobentafel zu schauen.

- Nun bewegen Sie den Kopf ein wenig von einer Seite zur anderen, nicht mehr als einen halben Zentimeter. Das genügt, um durch den

Dunst oder den Schleier, durch den Sie sehen, zu erkennen, wie sich der Buchstabe in die entgegengesetzte Richtung zu derjenigen bewegt, in die Sie sich bewegen.

- Der nächste Schritt ist, *den* Bereich auf der Lochbrille abzukleben, der der zentrale Bereich beim peripheren Sehen wäre, und die gleiche Übung zu machen.

Wenn Sie einen Makula Pucker haben, ist Ihr peripheres Sehen normalerweise besser. Als Nächstes decken Sie das ganze Glas über dem schwächeren Auge mit Papier ab, das nur ein winziges Loch hat, mit einem Stift oder Kugelschreiber gemacht, und zwar genau an der Stelle, wo hauptsächlich der blinde Fleck in Ihrem Sehvermögen ist. Nun blicken Sie durch dieses Loch, das Sie gebohrt haben, auf die Sehprobentafel.

Wichtiger Hinweis: Es ist gefährlich, ein Loch in das Papier zu bohren, während Sie die Brille aufgesetzt haben! Setzen Sie die Brille ab, um das Loch in das Papier zu bohren. Auch wenn es anders einfacher erscheint (da Sie dann testen können, ob das Loch an der richtigen Stelle liegt), ist es das Beste, den blinden Fleck zu markieren und das Loch erst dann zu bohren, wenn Sie die Brille abgesetzt haben. Vielleicht brauchen Sie einige Versuche, bis das Loch genau vor dem verschwommenen oder blinden Fleck ist, aber bohren Sie es in keinem Fall, solange Sie die Brille aufgesetzt haben, auch wenn es Ihnen so bequemer erscheint.

Manchmal ist es unmöglich, irgendeinen Buchstaben durch das Loch zu sehen. Wenn das bei Ihnen der Fall ist, sollten Sie diese Übung damit beginnen, dass Sie diesen Bereich mit Blinklichtern stimulieren.

Bei einem Makula Pucker leben einige Zellen immer noch, sie schlafen aber in den meisten Fällen und werden nicht aktiviert. Wenn Sie nur mit dem verschwommenen Bereich in Ihrem zentralen Gesichtsfeld auf die Sehprobentafel schauen, wird Ihre Sicht klarer. Selbst *ein wenig* mehr Klarheit kann für Ihr visuelles System einen großen Unterschied bedeuten, weil dadurch die Belastung für die restlichen Zellen leichter wird.

Retinitis pigmentosa

Bei *Retinitis pigmentosa*, einer erblichen Krankheit, handelt es sich um eine allmählich fortschreitende Netzhautdegeneration. Diese führt zum Verlust des peripheren Sehens und zu Schwierigkeiten beim Nachtsehen und kann auch zum Verlust des zentralen Sehens führen.

Wenn Sie wissen, dass Sie eine Prädisposition für Retinitis pigmentosa haben, sollten Sie in sehr jungen Jahren beginnen, mit den Übungen zur Fokusverlagerung und zu peripherem Sehen zu arbeiten. Wenn Sie dies tun, werden Sie einfach als jemand diagnostiziert, der einige „blinde Flecken" in seinem visuellen System hat, aber im Grunde werden Sie gut sehen.

Retinitis pigmentosa ist zwar genetisch bedingt, wird durch die normalen Belastungen im Leben jedoch verschlimmert. Was sind unsere Belastungen? Es ist eine Belastung, wenn Sie jemanden anschauen und nur den Kopf, aber nicht den Rest der Person sehen können. Noch belastender ist es, alles verschwommen zu sehen. Eine weitere große Stressquelle ist der Verlust der Sehkraft selbst. Es ist insbesondere belastend, wenn Sie gut genug sehen, um zurechtzukommen, aber nicht gut genug, um voll und ganz „funktionieren" zu können. Sie gehen vielleicht die Straße entlang und sehen Menschen, erkennen das Gesicht Ihres Freundes aber nicht sofort. Die Angst, damit die Gefühle anderer zu verletzen, und die eigenen Selbstvorwürfe führen zu mentalem Stress, auch wenn Sie selbst jedem anderen verzeihen würden, der das Gesicht eines anderen nicht erkennen kann.

Ich denke, es ist sehr wichtig, der Welt klar und deutlich zu sagen: „Ich habe eine Augenkrankheit, und wenn du möchtest, dass ich dich erkenne, sag einfach: ’Hier bin ich.’ Sag es aber manchmal auch nicht und warte erst ab, ob ich dich erkenne, und nur dann, wenn ich *nichts* sage, dann sag: ’Hier bin ich.’ Und wenn ich dich erkenne, dann ist das toll. Ich sehe dich, und du hast es bestätigt."

Lassen Sie andere Menschen wissen, dass es ein Problem in Ihrem Leben gibt, dann fühlen *sie* sich deswegen auch nicht schlecht oder schuldig. Sie werden erstaunt sein, wie sehr die Intelligenz anderer steigt, wenn sie wissen, wie sie Sie zu behandeln haben – und wie sehr sie schrumpft, wenn Sie ein Problem verstecken, das Sie haben.

Seit dem allerersten Jahr, als ich angefangen habe, daran zu arbeiten, meine Blindheit zu überwinden und auch mit anderen zu arbeiten, habe ich festgestellt, dass diejenigen, die ein ernsthaftes Problem verbergen, deswegen immer leiden. Selbst wenn sie einen guten Grund haben, es zu *verbergen* (etwa weil sie ihren Arbeitsplatz verlieren würden), leiden sie am Ende des Tages immer noch mehr unter dem Verstecken, als wenn sie es offenbart hätten.

Andere hingegen tragen ihre Probleme wie eine Fahne vor sich her, um das Mitleid anderer zu erregen und Vorteile daraus zu ziehen; sie versuchen, andere dazu zu bewegen, besondere Dinge für sie zu tun, die diese nicht tun würden, wenn sie von dem Problem nichts wüssten. Diese Menschen werden auch nicht gesund.

Diejenigen, die gesund werden, sind jene, die das Problem als Tatsache nehmen und sich damit auseinandersetzen. Ich bin vielleicht sehr klein, ich bin vielleicht besonders groß, ich habe vielleicht Grauen Star, ich habe vielleicht Retinitis pigmentosa, ich hinke vielleicht … – so oder so, ich bin ein ganzer Mensch, ich bin okay und ich muss mich sowohl mit meinen Problemen wie mit meinen Triumphen auseinandersetzen. Das Problem wird viel kleiner, wenn man darüber spricht!

Das Übungsprogramm bei Retinitis pigmentosa

Vorbemerkung: Wenn Sie zu Beginn der Arbeit mit diesem Buch gleich diesen Abschnitt aufgeschlagen haben, weil Sie Retinitis pigmentosa haben, sollten Sie nicht weiterlesen, ohne sich ein breites Verständnis unseres Ansatzes angeeignet zu haben. Blättern Sie daher gegebenenfalls bitte zum Anfang des Buches zurück und lesen Sie es kontinuierlich durch. Sie sollten mit unseren Grundauffassungen vom Leben, von Vitalität und Sehvermögen vertraut sein. Erst dann sind Sie ausreichend darauf vorbereitet, mit diesem Abschnitt zu arbeiten.

- *Palmieren:* 24 Minuten pro Tag
- *Sonnenbaden:* 20 Minuten pro Tag
- *Nachtspaziergang:* 1 Stunde, zwei Mal die Woche (wenn möglich)
- *Fokusverlagerung:* 10 Minuten pro Tag
- *Zusatzübungen:* 20 Minuten pro Tag

Eine Anmerkung zu Nachtspaziergängen: In manchen Fällen ist ein Nachtspaziergang nicht möglich, etwa weil Ihr Sehvermögen im Dunkeln nicht ausreicht. In diesem Fall können Sie nachts nicht spazieren gehen. Die Möglichkeit, nachts spazieren zu gehen, könnte sich durch eine Verbesserung Ihres peripheren Sehens ergeben.

Es ist ein großer Unterschied, ob wir einfach in einem dunklen Raum sitzen oder tatsächlich im Dunkeln herumgehen. Denn der Körper muss auf visuelle Informationen reagieren; deshalb empfängt das Gehirn die Impulse durch die *Bewegung* im Dunkeln wesentlich besser als beim Stillsitzen.

Wenn Sie nachts nicht klar genug sehen können – und sehr viele Menschen mit Retinitis pigmentosa verlieren diese Fähigkeit –, sehen Sie vielleicht immer noch so gut, dass sich Ihre Augen in einem Raum mit etwas Licht, das von außen einfällt, der Dunkelheit anpassen können. In diesem Fall wenden Sie in den nächsten sechs Monaten etwa 1 Stunde jeden Abend auf, um Übungen in folgender Reihenfolge zu machen: Gehen Sie in dem Raum zuerst rückwärts und vorwärts, dann setzen Sie sich mit gekreuzten Beinen auf den Boden (bewegen Sie dabei gelegentlich den Oberkörper im Kreis, nur so viel, dass es dazu ausreicht, dass ein Gefühl von Bewegung entsteht), und schließlich gehen Sie noch einmal rückwärts und vorwärts. Dadurch dürften einige Zellen stimuliert werden, die nur schlafen und nicht abgestorben sind. Wenn Sie dies tun, haben Sie eine gute Chance, die Retinitis pigmentosa erheblich zu verlangsamen und schließlich auch ein ausreichend gutes Sehvermögen zu entwickeln, um nachts spazieren zu gehen.

Ich werde nie den Mann vergessen, der in den Vierzigern war und mit Retinitis pigmentosa zu mir kam. Seine Mutter hatte ihre Sehkraft durch Retinitis pigmentosa verloren und er ebenso. Seine Sehkraft war sehr klar, wenn er auf eine Sehprobentafel sah: und zwar 20/30 mit Brille, also im Normalbereich. Beim peripheren Sehen hatte er jedoch nicht einmal eine Sehkraft von drei Prozent. Wann immer er in einen etwas dunkleren, wenn auch nicht absolut dunklen Raum kam, war er für einen Augenblick blind. Deshalb brachte ich ihm bei, 15 Sekunden zu palmieren, sobald er einen dunklen Raum betrat. Wenn er die Hände von den Augen nahm, konnte er wesentlich besser sehen.

Um sein peripheres Sehen zu verbessern, entwickelten wir eine Übung, bei der drei Assistenten notwendig waren, die sich aber als sehr erfolgreich erwies. Halten Sie sich hierbei vor Augen, dass das periphere Sehen Bewegung aufnimmt und das zentrale Sehen hauptsächlich ein ruhiges Bild aufnimmt. Die Übung, die wir entwickelten, machte sich dieses Prinzip in einer dynamischen Form zunutze. Ich wies einen Assistenten an, sich vor den Patienten hinzustellen und einen Ball mit ihm hin und her zu werfen.

Während die beiden mit dem Ball spielten, wies ich zwei weitere Assistenten an, sich auf jeder Seite des Mannes hinzustellen – einer rechts und einer links – und einen Ball durch sein Gesichtsfeld hin und her zu werfen. So *kreuzten* sich die Tennisbälle. Allmählich bemerkte er den Ball, der von einer Seite zur anderen flog, immer mehr. Es war ein allmählicher Prozess, aber nach und nach nahm er die Peripherie immer bewusster war.

Nach vier Tagen intensiven Trainings hatte sich sein peripheres Sehen auf 85 Prozent verbessert. Auch wenn die Behandlung sehr intensiv und erfolgreich war, ist es keine Frage, dass die Therapie sein Gesichtsfeld beim peripheren Sehen innerhalb von vier Tagen nicht 80 bis 82 Prozent *regeneriert* hatte. Was aller Wahrscheinlichkeit nach geschehen war, ist dies: dass viele Zellen zwar bereits abgestorben waren, die meisten anderen aber einfach nur „schliefen". Und durch die Arbeit, die wir machten, wurden die schlafenden Zellen wieder aufgeweckt; das half ihm, sein Sehvermögen zurückzugewinnen und viele Jahre zu behalten. Später in jenem Jahr berichtete er uns, dass er nicht mehr mit dem Kopf gegen die Handgepäckablagen in Flugzeugen stoße und dass er in der Lage sei, zu sehen, wenn Schüler in seinen Klassen die Hand hoben. Er war Schulinspektor für Michigan, und wann immer er vorher Klassen besucht hatte, hatte er – wenn er geradeaus schaute – nie erkennen können, wenn jemand die Hand hob. Jetzt konnte er es.

Wann immer Sie in einen schlechter beleuchteten Raum wechseln, palmieren Sie mindestens 45 Sekunden lang. Legen Sie die Hände über die Augenhöhlen und stellen Sie sich vor Ihrem geistigen Auge vor, Dunkelheit zu sehen oder vielleicht sogar Schwärze. Atmen Sie dabei tief und langsam ein und aus. Die Atmung führt Ihnen Sauerstoff zu und führt zur Entspannung. Das Palmieren erweitert Ihre Pupillen und ermöglicht es den gesunden Zellen in Ihrer Netzhaut, besser zu funktionieren. Dann werden Sie feststellen, dass der Raum deutlicher wird.

Zusatzübungen bei Retinitis pigmentosa

Die Maske des Zorro

Die Mehrzahl der Menschen mit Retinitis pigmentosa verlieren ihr peripheres Sehvermögen, behalten aber eine Zeit lang ihr zentrales

Sehvermögen. Bei einer Minderheit der Menschen mit Retinitis pigmentosa ist das periphere Sehen besser und das zentrale Sehen schlechter. Andere wiederum verlieren ihr Sehvermögen fast ganz. In jedem Fall ist es sehr wichtig für uns, an uns selbst zu arbeiten, uns mit unserer persönlichen Erscheinungsform des Problems immer wieder geduldig auseinanderzusetzen.

Wenn Sie Ihr zentrales Sehen größtenteils durch Retinitis pigmentosa verloren haben, befestigen Sie Bastelpapier mit einem ausgeschnittenen Loch im Bereich Ihres zentralen Sehens vor Ihrem Auge. Gehen Sie bei Tageslicht – im Garten oder auf der Straße – mit jemandem umher, der Sie an der Hand hält, wenn Sie nicht eigenständig genug sind. Auch wenn Sie den Teil des Sehvermögens blockiert haben, den Sie die meiste Zeit nutzen, betrachten Sie alle Details, die Sie sehen können. Schauen Sie sich kleinere Details als diejenigen an, die Sie leicht sehen können. Auf der einen Seite sagen Sie jetzt vielleicht: „Ich habe bereits einen viel kleineren Teil des Bildes." Gleichzeitig möchten Sie auf der anderen Seite Ihr zentrales Sehen aufbauen. Beim zentralen Sehen geht es darum, dass wir immer kleinere Details anschauen, als diejenigen, die wir „von alleine" sehen.

Schauen Sie sich kleinere und immer kleinere Details an – und Sie werden sie immer besser sehen können. Gehen Sie mindestens 40 Minuten am Tag (und maximal 100 Minuten) mit dem Papier vor dem Auge spazieren. Am Anfang können Sie das Papier vielleicht nicht mehr als 10 Minuten am Stück ertragen; belassen Sie es in diesem Fall einfach bei 8 Minuten am Stück und strengen Sie sich vor allem nie an. Wichtig ist, stets zu palmieren, bevor Sie dies tun; palmieren Sie bisweilen auch *zwischendurch* und palmieren Sie öfter, *nachdem* Sie Ihren Spaziergang mit dem undurchsichtigen Papier beendet haben, mit dem Sie die Peripherie nicht sehen können. Schauen Sie geradeaus, während Sie gehen.

Manche nennen diese Übung scherzhaft „Die Maske des Zorro". Gehen Sie also mit der Maske des Zorro spazieren und betrachten Sie alle Details, die Sie durch die Maske sehen können. Damit geben Sie sich die Chance, alle schlafenden Zellen in der Mitte Ihrer Netzhaut aufzuwecken.

Eines dürfen Sie nicht vergessen, nämlich, dass das Gedächtnis ein wirkungsvolles und leistungsfähiges Instrument ist. Wann immer Sie etwas anschauen, dann die Augen schließen und sich genau in Erinnerung rufen, wie sie es gesehen haben, wird es zumindest ein bisschen klarer und manchmal sehr viel klarer sein, wenn Sie die Augen wieder öffnen.

Nachdem Sie das einige Wochen praktiziert haben (die Augen schließen und sich in Erinnerung rufen, was Sie gesehen haben), schließen Sie die Augen und rufen Sie sich einen Kontrast in Erinnerung. Wenn Sie zum Beispiel weiße Blumen mit grünen Blättern anschauen, schließen Sie die Augen und sagen: „Die Blumen sind weiß – die Blätter sind grün", und in Ihrer Erinnerung stellen Sie sich vor Ihrem geistigen Auge die Blumen in einem noch strahlenderen Weiß und die Blätter in einem noch kräftigeren Grün vor. Darüber hinaus könnten Sie eine größere Schärfe der unterschiedlichen Farben visualisieren, die Sie gesehen haben. Sie könnten den Himmel anschauen und sagen: „Der Himmel ist strahlend blau und die Wolken sind weiß." Bei der bildlichen Darstellung müssen Sie das Gefühl haben, dass es sich um realistische Farben handelt.

Dann visualisieren Sie *größere* Objekte. Visualisieren Sie, dass die Blütenblätter einer Blume groß und klar sind, auch wenn Sie mit dem schlechten Sehvermögen, das Sie haben, vielleicht klein oder fast nicht existent aussehen. Visualisieren Sie *viel mehr* Details, als Sie mit offenen Augen in Wirklichkeit gesehen haben.

Wenn Sie *mit* dem Bereich des Auges schauen, der fast blind ist, dann ist das Wichtigste, so damit sehen, als ob das, was Sie damit sehen können, *alles* wäre, was Sie überhaupt sehen können. Für viele ist die Idee, sich mit einem Bereich des Auges Dinge anzusehen, der geschädigt ist, sehr verwirrend. Aber das ist genau der Punkt, an dem die Heilung beginnt: dort, wo Sie genau *den* Platz akzeptieren, an dem Sie sind. Ihren schwächsten Bereich zu fördern und sich damit wohlzufühlen wird jeden Bereich Ihres Lebens stärken. Sie nehmen den Druck von Ihrem restlichen visuellen System und es wird leichter für Sie werden, Ihre Augen zu nutzen. Teile Ihres Gehirns, die durch mangelnde Reize von ebendiesen blinden Flecken nicht mehr aktiv sind, beginnen wieder zu arbeiten.

Sie werden in dem blinden Fleck einen Teil Ihres Sehvermögens zurückgewinnen. Manchmal nimmt der blinde Fleck ab und Sie können langsam Ihre Sehkraft kontrollieren und steuern. Der Verlust, der ansonsten über einen Zeitraum von fünf Jahren eingetreten wäre, erstreckt sich jetzt auf einen Zeitraum von 25 Jahren und Ihr visuelles Leben wird normaler und vorhersehbarer.

Im Dunkeln mit Glasfaser-Leuchtwedeln winken

Wenn es zu schwierig für Sie ist und Ihre Fähigkeit übersteigt, nachts draußen im Sternenlicht oder bei Mondschein spazieren zu gehen, und wenn Ihr zentrales Sehen gut oder sogar ausgezeichnet ist, dann setzen Sie sich in einen dunklen Raum und schalten das Licht an und aus. In der *School for Self-Healing* nutzen wir faseroptische Lichter, LED-Glasfaser-Leuchtwedel aus vielen Kunststofffasern, die aus einem kurzen Kunststoffstab herausragen. Der Stab projiziert ein Licht, das die Fasern in vielen verschiedenen Farben aufleuchten und blinken lässt. Das Gute an Glasfaser-Leuchtwedeln – wir nennen sie „Zauberstäbe" – ist dies, dass Ihr peripheres Sehen stimuliert wird, wenn Sie geradeaus sehen und gleichzeitig seitlich von Ihrem Kopf auf beiden Seiten damit winken.

Wenn Sie den Raum mit Rollläden oder dicken Vorhängen abdunkeln oder einen fensterlosen Raum nutzen und mit einem Glasfaser-Leuchtwedel im Dunkeln winken, werden viele schlafende Zellen, die Sie haben, durch die Bewegung aufgeweckt. Der Vorzug einer Kerzenflamme ist, dass sie sich zusätzlich bewegt, und durch die Bewegung der Flamme werden die Stäbchen in der Netzhaut aktiviert. Das Gute an Glasfaser-Leuchtwedeln ist, dass Sie mit ihnen besser winken können. Darüber hinaus ist ihr Licht stärker als bei Kerzen und es tropft kein Wachs. Manchmal sind die Glasfaser-Leuchtwedel im Vergleich zu Kerzen jedoch zu stark für die Augen, um trainieren und sich verbessern zu können.

Wenn Sie „positive“, wohltuende Zeit mit Ihren Augen verbringen, wird die Negativität all dessen, was Sie darüber hören oder mit ihnen erleben, aufgelöst. Ich hatte einmal eine Patientin, die aus Australien zu mir nach San Francisco kam. Sie konnte ihr zentrales Sehen von Kurzsichtigkeit zu fast normalem Sehvermögen verbessern und brauchte keine Brille mehr, um geradeaus zu sehen; sie hatte jedoch eine schwere Retinitis pigmentosa. Seit zehn Jahren hatte sie sich draußen abends nicht mehr frei bewegen und spazieren gehen können, wohl aber tagsüber. Nachdem sie die Übung, mit den Glasfaser-Leuchtwedeln im Dunkeln zu winken, und darüber hinaus auch sehr viel Massage gemacht hatte, konnte sie zum ersten Mal nachts in dunklen Straßen spazieren gehen.

In den ersten Wochen, in denen Sie diese Übung machen, sollten Sie kein Papier auf ihrem Nasenrücken befestigen. Nachdem Sie diese Übung dann aber ein paar Wochen lang gemacht haben, beginnen Sie allmählich, kleine, mittelgroße und große Stücke Papier auf Ihrem Nasenrücken zu befestigen. Winken Sie mit den Glasfaser-Leuchtwedeln seitlich von Ihren Augen und Sie bekommen vielleicht das Gefühl, dass *ein* Auge mehr Licht sieht als das andere. Wenn dies der Fall ist, schließen Sie für eine kurze Weile das Auge, das mehr Licht sieht (etwa fünf oder sechs Sekunden), und benutzen nur das andere Auge; dann öffnen Sie beide Augen und benutzen beide. Die Idee dabei ist, Gleichmäßigkeit zwischen beiden Augen herzustellen und das Gehirn dahin zu bringen, das periphere Sehen sofort zu nutzen.

Manchmal werden die Glasfaser-Leuchtwedel nicht sichtbar sein. Ein andermal können Personen mit Retinitis pigmentosa die Farbe der Lichter nicht erkennen. Deshalb ist es besser, zunächst mit roten Blinklichtern zu beginnen, da Rot die längsten Wellenlängen hat, sodass dieses Licht am leichtesten zu sehen ist. Dann können Sie mit der Zeit zu anderen Farben wechseln.

Es ist tatsächlich so, wenn jemand einen blinden Fleck hat, dass Blinklichter und Glasfaser-Leuchtwedel in einem dunklen Raum *die* Teile des Auges wieder zum Leben erwecken können, die nicht funktionieren. Auf diese Weise beginnen Sie, den Prozess anzustoßen, mit dem langsam das Spektrum dessen, was Sie tun können, erweitert wird.

Hinweis zu Übungen für peripheres Sehen

Wenn Sie Retinitis pigmentosa haben, machen Sie es sich zur Gewohnheit – egal, wie der Zustand Ihrer Augen ist –, die Peripherie während des ganzen Tages wahrzunehmen. Arbeiten Sie in jedem wachen Augenblick an Ihrem peripheren Sehen. Winken Sie während des ganzen Tages immer wieder einige Sekunden lang mit den Händen in Ihrer Peripherie. Dies bewirkt, dass beide Augen zusammenarbeiten. Beim zentralen Sehen kann ein Auge dominieren, aber beim peripheren Sehen müssen *beide* Augen arbeiten, sodass ein Auge das andere nicht dominieren kann.

Wenn Sie seitlich von Ihren Augen schnell mit den Händen winken und ein Auge schließen, sehen Sie nur eine Hand, die winkt. Schließen Sie das andere Auge, dann sehen Sie nur die andere Hand, die winkt. Halten Sie aber *beide* Augen offen, dann sehen Sie *beide* Hände, die winken. Auf diese Weise erkennen Sie, dass beide Augen zusammenarbeiten. Gehen Sie zu Kapitel 2 zurück und konzentrieren Sie sich auf die zehn Schritte.

Kapitel 7

Mit Kindern arbeiten

In diesem Kapitel geht es mir darum, Ihnen zu zeigen, wie Sie die zehn Schritte von Kapitel 2 an Kinder vermitteln können. Lesen Sie noch einmal nach, wie ich mit meiner Tochter mit den Bällen gearbeitet habe, die weit weg waren und dann immer näher kamen. Erstaunlich ist bei meiner Tochter, wie gut sie ohne Brille sieht – manchmal mit einer Sehkraft von 20/50 oder sogar 20/40, was 80 Prozent der Sehkraft von 20/20 entspricht.

Aber selbst heute noch sieht meine Tochter, die inzwischen 23 Jahre alt ist, schlechter, wenn sie von einem Optiker getestet wird, der einfach gestresst ist und sie wie jede andere Patientin sieht oder wegen ihres Zustandes etwas nervös wird, da sie keine Linse hat (– dies wird als aphakisches Auge bezeichnet; sie hat auch eine kleine Hornhaut, eine sogenannte Mikrophthalmie). Als meine Tochter zum Beispiel zu einem neuen Optiker in der Nähe der Universität ging, an der sie in Washington, studierte, maß er bei ihr eine Sehkraft von 20/70 mit Kontaktlinsen. Sie wollte mir die Messergebnisse nicht einmal zeigen, weil ich bei ihr manchmal eine Sehkraft von 20/20 gemessen hatte.

Dann wurde sie hier in San Francisco zu einem anderen Optiker geschickt, der Dinge zu ihr sagte, die ihr einleuchteten. Sie klagte über trockene Augen und er fragte sie: „Trinken Sie Kaffee?" Als sie dies bejahte, erklärte er ihr, dass Kaffeetrinken die Augen trocken mache. Er schaute sich ihren ph-Wert an und stellte fest, dass er zu azidisch war. Dann sagte er ihr, dass er nicht an Ärzte glaube und versuche, möglichst nicht zu einem Arzt zu gehen. Angesichts ihres Hintergrundes und ihrer Einstellung zu Ärzten teilte sie seine Philosophie: Diese ist ganzheitlich orientiert und man möchte dann einfach nicht, dass andere einem Medikamente aufnötigen. (Und dies, obwohl sie ihren Kinderaugenarzt und ihren Kinderarzt liebte und viele Ärzte im Allgemeinen mochte.) Sie fühlte sich bei diesem Optiker gut aufgehoben und mit den Kontaktlinsen, die er ihr gab, hatte sie eine Sehkraft von nahezu 20/25, fast 95 Prozent der Sehkraft von 20/20. Dabei geht man von der Annahme aus: Wenn man mit Kontaktlinsen eine Sehkraft von weniger als 20/20 habe, dann habe man mit Brille eine Sehkraft von 20/20 oder noch besser.

Es war sehr interessant, dass ihr Sehvermögen sogar noch im Alter von 22 Jahren – also kein Kind mehr, sondern eine junge Erwachsene – wesentlich besser wurde, nachdem sie einen guten Optiker getroffen hatte, mit dem sie sich verstand. Einige der Optiker unter meinen „Schülern" erzählten mir, wenn sie die Schultern von Kindern massierten, dann könnten diese Kinder auf der Sehprobentafel zwei oder drei Reihen besser sehen; aber den Sprung von einer Sehkraft von 20/70 zu einer Sehkraft von 20/25 zu machen, das heißt, auf der Sehprobentafel einen Sprung von fünf Reihen zu vollbringen, und das gelingt nur, wenn man ganz entspannt ist. Wenn jemand Grauen Star hat und die Linse entfernt wird, dann braucht er normalerweise eine Brille, wie zuvor bereits erwähnt, weil er damit besser sehen kann als mit Kontaktlinsen. Im Falle von Kurzsichtigkeit ist es hingegen umgekehrt, dann kann man mit Kontaktlinsen besser sehen als mit einer Brille. Und Kinder, bei denen keine Linse implantiert wird, sehen durch eine dicke Brille viel besser.

- Mit Kindern sollte man *spielen*. Man kann ihnen nicht einfach Übungen zeigen und erwarten, dass sie die Übungen machen. Fahren Sie mit ihnen ans Meer und zeigen Sie ihnen die Wellen, wobei Sie das stärkere Auge abdecken, sodass sie mit dem schwächeren Auge auf die Wellen schauen. Spielen Sie Ball mit ihnen, mit einem abgeklebten Brillenglas (aus einer billigen Sonnenbrille ein Glas herausdrücken und das andere

Glas mit einem undurchsichtigen Papier abkleben), wobei der Ball geworfen und gefangen wird.

● Sofern Ihr Kind blinde Flecken hat, gehen Sie mit ihm in einen dunklen Raum und decken Sie den Bereich, der sieht, ab; dann setzen Sie Blinklichter ein für den Bereich, der nicht sieht. (Diese Lichter können bei der *School für Self-Healing* bezogen werden.)

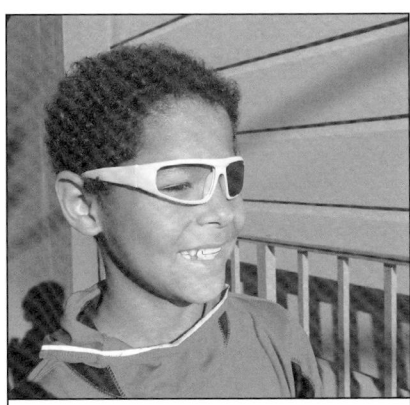

Sofern Ihr Kind ein schwächeres Auge hat, ist es sehr wichtig, das stärkere Auge mit einer Abdeckbrille abzudecken. Das ist noch besser als eine Augenklappe.

Wenn wir mit kleinen Kindern arbeiten, ist es hilfreich, dies in Form eines Spiels zu tun. Einige Beispiele dafür sind beschrieben worden.

● Die beste Spielform ist diejenige mit der Brille mit den grünen und roten Brillengläsern. Eine andere ist die mit Bällen, die in unterschiedlichen Abständen rollen, beginnend in einem kurzen Abstand (etwa 45 cm), dann den Abstand auf 90 cm erweitern, dann auf 1,80 m und so weiter. Wir können zwei Schüsseln im Abstand von etwa 60 cm hinstellen, sie dann näher auf etwa 45 cm heranziehen, wenn der Ball zwischen ihnen hindurchrollt, und dann auf 20 cm, wenn der Ball wieder rollt. Wir können auf diese Weise elf oder zwölf Spiele machen. Sofern Ihr Kind ein schwächeres Auge hat, ist es sehr wichtig, das stärkere Auge mit einer Abdeckbrille abzudecken – das ist noch besser als eine Augenklappe.

● Sie können das Kind auch Blütenblätter anschauen oder auf einen Shifter blicken lassen, um die schwarzen und weißen Streifen anzuschauen, die geeignet sind, den Blick bei jedem Streifen nach oben und dann nach unten wandern zu lassen, vom Anfang bis zum Ende und umgekehrt. Dadurch wird bei dem Kind eine Verbindung zum zentralen Sehen hergestellt, zu einer zentralen Fixierung. Gleichzeitig ist es sehr wichtig, an der Peripherie zu arbeiten. Ein gutes Spiel dafür ist, das stärkere Auge mit einem kleinen Stück Papier abzudecken; während Sie seitlich von dem stärkeren Auge mit der Hand winken, wird der Ball geworfen und gefangen – wichtig ist, dass mit der Hand ständig weiter gewunken wird.

- Wenn ein Kind am Anfang der Adoleszenz ist, im Alter von 12 oder 13 Jahren, achten Sie darauf, dass es nach einer halben Stunde am Computer weit in die Ferne schaut und ein Spiel spielt. Und lassen Sie das Kind jedes Mal, nachdem es eine halbe Stunde am Computer war, einmal nach draußen gehen.

In einer israelischen Zeitung wurde die Geschichte von einer Mutter erzählt, die mit ihrer Tochter zum Augenarzt ging, um ihr eine Brille verschreiben zu lassen. Der Augenarzt fragte, wie viel Zeit die Tochter am Computer verbringe, und die Antwort lautete, dass sie ziemlich lange davor sitze. Der Arzt riet der Mutter, dass ihre Tochter nach jeder halben Stunde am Computer eine halbe Stunde spielen solle, dann bräuchte sie keine Brille. Ihr Sehvermögen verbesserte sich in der Folge auf eine Sehkraft von mehr als 20/20.

Das Gleiche gilt für Teenager. Bei vielen Teenagern und jungen Erwachsenen erlebe ich, dass sie gerne spät zu Bett gehen. Ein Uhr bis drei Uhr nachts ist durchaus üblich. Ob Sie nun ein jüngerer oder ein älterer Erwachsener sind – das Licht sollte in jedem Fall früher ausgehen. Wir alle sollten sicherstellen, dass wir reichlich Ruhezeit bekommen. Spät schlafen zu gehen führt zu ständiger Müdigkeit des Körpers. Auch Teenager sollten sich morgens dehnen und strecken und alle die Übungen im Abschnitt über Kurzsichtigkeit in Kapitel 4 machen. Das wirkt bei ihnen sehr gut, aber wichtig ist erst einmal, ihr Interesse, ihre Motivation zu wecken. Sie sollten mit ihrem schwächeren Auge Wellen anschauen oder zwölf verschiedene Punkte am

Horizont und dann zwölf verschiedene Punkte in einem geringeren und dann in einem noch geringeren Abstand anschauen; und sie könnten vielleicht auch Schiffe in einem gewissen Abstand anschauen. Sie sollten Ball spielen; werfen Sie dem Jugendlichen einen Ball zu, und wenn er zurückwirft, *kicken* Sie ihn zur Abwechslung zurück … Vielleicht können Sie auch zu dritt in dieser Art mit einem Ball spielen.

Wenn Eltern mit ihrem Kind arbeiten, sollten sie selbst das Gleiche tun wie das Kind. Dies ist der einzige Weg, dafür zu sorgen, dass das Kind es auch tut. Sofern Sie zum Beispiel möchten, dass Ihr Kind an seiner Kurzsichtigkeit arbeitet, sollten Sie selbst auch an Ihrer Kurzsichtigkeit arbeiten. Wenn Sie möchten, dass es sein stärkeres Auge abdeckt, sollten Sie Ihr eigenes stärkeres Auge abdecken oder eine Abdeckbrille verwenden. Wenn Sie möchten, dass es in die Ferne schaut, sollten Sie selbst ebenfalls in die Ferne schauen. Je mehr Sie dies tun, desto mehr werden Sie auch davon überzeugt sein, weil Sie die Ergebnisse sehen werden – und *Ihre* Überzeugung wird Ihre Kinder anstecken. Mit dem Ball spielen und an allen „Blickwinkeln" zu arbeiten, das wird ihr Blickfeld verbessern. Hilfreich ist auch, mit den Übungen, die wir zuvor erwähnt haben, am peripheren Sehvermögen zu arbeiten.

Melissa, von der ich in diesem Buch erzählt habe, war vor Jahren Patientin von Dr. Creig Hoyt, Professor für Augenheilkunde an der *School of Medicine der University of California* in San Francisco. Er war sehr beeindruckt von den Fortschritten, die sie mithilfe unserer Methode gemacht hatte. Da er auch wegen anderer Klienten von mir beeindruckt war und aufgrund seiner Erfahrungen mit meinen Kindern sowie aufgrund des Ansehens, das er genoss (– er wurde in jener Zeit als einer der Top-Kinderärzte in der Welt angesehen –), bat Melissa ihn, ein Empfehlungsschreiben zu verfassen, dass Forschungen über unsere Arbeit durchgeführt werden sollten. Dieser großartige Mann tat genau dies. (Siehe weiter unten)

Wir wissen nicht, wie man an solche Forschungen herangehen könnte, und wir selbst hätten dazu weder die finanziellen Mittel noch das Personal. Immer, wenn wir an die *UCSF School of Optometry*, die *UCSF School of Ophthalmology* und das *Pacific Presbyterian Hospital* (allesamt bekannte Institutionen in der Bucht von San Francisco) diesbezüglich herangetreten sind, wurden wir herzlich empfangen – sie haben aber nie jemanden zu uns geschickt, um über unsere Arbeit zu forschen.

Bisher haben zehn Optiker, Augenärzte und Augenspezialisten sehr positive Anerkennungsschreiben über unsere Arbeit geschrieben und uns damit sehr unterstützt. Wir suchen aber immer noch weitere Experten, die über unsere Arbeit *forschen*. Ich hoffe, das nachstehende Zitat von einem Top-Augenarzt wird mehr Mediziner von dem Wert überzeugen, den weitere Forschungen für diese Arbeit haben könnten, die dieses Fachgebiet durch natürliche Verbesserung des Sehvermögens revolutionieren wird.

„Die Plastizität und das Potenzial des visuellen Systems werden ständig untersucht und neu definiert. Alte Vorstellungen weichen neuen Potenzialen. Meir Schneider geht bei seiner klinischen Arbeit mit Patienten mit unterschiedlichen Sehproblemen auf diese Fragen ein. Seine Überlegungen und Theorien sind bedenkenswert und sind es wert, kritisch überprüft zu werden.“

Professor Dr. Creig Hoyt, Institut für Augenheilkunde der *UCSF Medical School*, Direktor des *Beckman Vision Center*, San Francisco, und Herausgeber des *British Journal of Ophthalmology*. (Dr. Hoyt wird als einer der weltweit führenden Kinderaugenärzte und Neurologen angesehen. Seine bahnbrechenden Studien haben die Praxis der Behandlung von Grauem Star bei Säuglingen und Kleinkindern verändert.)

Wenn wir uns sehr intensiv auf das konzentrieren, was direkt vor uns ist, neigen wir dazu, unser peripheres Sehfeld zu ignorieren. Um die Idee zu veranschaulichen, dass das urbane Leben zu einer Verkümmerung der Wahrnehmung des peripheren Sehvermögens führt, möchte ich einige Daten aus einer Studie anführen, die in Sorocaba, Brasilien, durchgeführt wurde. Ziel der Studie war, die Auswirkungen visueller und physischer Übungen auf die Sehschärfe und den präventiven Effekt des Erwerbs gesunder Gewohnheiten im Zusammenhang mit dem Sehvermögen, dem Körper und der Atmung zu beurteilen. Die Studie wurde in vier Phasen entwickelt und über den Zeitraum von drei Monaten mit einer Gruppe durchgeführt, die aus 35 Schülern und Schülerinnen der ersten bis fünften Klasse sowie aus zwei Lehrern bestand. Die erstaunlichen Ergebnisse unterstreichen die Bedeutung der Evaluation und der Sehtherapie in Verbindung mit der neuropsychomotorischen Entwicklung, der Erleichterung des Lernens und der Sozialisation der Schüler und Schülerinnen:

- Bei der Sehschärfe war eine Verbesserung von 39,4 Prozent auf beiden Augen beim Lesen einer Zeile auf der Snellen-Tafel aus großem Abstand festzustellen.

- Bei der Sehschärfe beim Nahsehen anhand der Tafel mit den großen und kleinen Buchstaben der Selbstheilungsmethode war die signifikanteste Verbesserung eine Verbesserung um 24,2 Prozent beim Lesen der Buchstaben der Schriftgröße 4.

- Bei der abschließenden Evaluation des peripheren Sehens war bei 42,8 Prozent der Schüler eine Verbesserung zu verzeichnen, die einen Winkel von 90 Grad erreichten.

- Bei den positiven Ergebnissen der Tests zum Verschmelzen der von den Augen gelieferten Bilder bei Papier war eine Verbesserung von 8,6 Prozent festzustellen und bei den Tests zum Verschmelzen der Bilder bei Perlen eine Verbesserung von 22,8 Prozent.

Dies war die erste belastbare Untersuchung, die nach vielen Jahren praktischer Arbeit durchgeführt wurde. Die Physiotherapeuten, die diese Untersuchung durchführten, investierten dafür ihre Freizeit und taten dies gerne. Die Ergebnisse waren sehr gut. Meine Ergebnisse mit meinen Klienten, auch Kindern, sind sogar noch besser. Ich würde mir sehr wünschen, dass an der *School for Self-Healing* und weltweit noch mehr Untersuchungen durchgeführt würden. Sofern Sie über entsprechende Kenntnisse verfügen, „spenden" Sie uns Ihr Wissen und Ihre Zeit. Oder Sie können uns, wenn Sie mögen, finanziell unterstützen, damit Forschungen durchgeführt werden können und das Sehvermögen von Kindern und Erwachsenen mit dieser natürlichen Therapie gerettet wird.

Die vorliegenden Daten bestätigen meine Überzeugung, dass viele Sehprobleme das Ergebnis von Belastungen beim Sehen, Lesen und Schreiben sowie von schlechten Gewohnheiten sind, die Kinder in den ersten Schuljahren erworben haben, um Eltern und Lehrern zu gefallen. Die daraus resultierende Anspannung kann mit Entspannungstechniken sowie mit körperbezogenen und visuellen Übungen gelindert werden; das führt zu einer verbesserten Sehschärfe– und von dem Gelernten werden die Kinder ein Leben lang profitieren.

Ich möchte einige Beispiele dafür nennen, was bei Kindern erreicht werden kann. Ein Beispiel, das die erstaunliche Fähigkeit des Körpers zur Heilung veranschaulicht, ist Nancy.

Die indigene Kanadierin Nancy, 18 Jahre alt, litt an einem Schilddrüsenproblem, das auf einen unterentwickelten Sehnerv zurückzuführen war. Ihr linkes Auge war blind, es hatte eine Sehkraft von 20/200, also 20 Prozent des normalen Sehvermögens, und sie konnte nur aus einem Abstand von 5 cm lesen. Ihr rechtes Auge war blind, sie konnte damit nur Farbe und Licht wahrnehmen.

Nancys Mutter hatte von meiner Arbeit gehört und brachte sie zu mir. Unser erstes Ziel war, ihr schwächeres Auge zu stimulieren, indem wir ihr stärkeres Auge mit dickem schwarzem Papier komplett abdeckten, von der Nase bis zu den Schläfen und von der Stirn bis zum Wangenknochen. Dann ließ ich sie in einem völlig schwarzen Raum das abgedeckte Auge zusätzlich noch mit beiden Händen zuhalten. Ich schaltete ein blinkendes rotes Licht ein. Nach etwa 1 Minute konnte Nancy genau sehen, woher das Licht kam, 1 Minute später konnte sie die Form der Glühbirne sehen, nach einer weiteren Minute sah sie die allgemeinen charakteristischen Merkmale meiner Gestalt und 2 Minuten später war sie sogar in Lage, mein Gesicht zu beschreiben.

Es war ein starkes Erlebnis, das Nancy nicht sofort begreifen konnte, weil frühere klinische Tests nie zu solchen dramatischen Ergebnissen geführt hatten. Der Grund dafür war, dass sie zu schnell durchgeführt worden waren, nachdem man ihr stärkeres Auge abgedeckt hatte, und sie dem Gehirn und den Nervenbahnen nicht genug Zeit gaben, um aufzuwachen.

Für die nächste Übung ging ich mit Nancy nach draußen, wobei ihr stärkeres Auge nach wie vor abgedeckt war. Ich ließ sie auf einem Trampolin hüpfen, während sie große, bunte Bälle hochwarf und auffing. Obwohl sie sich nicht im Gleichgewicht fühlte, konnte sie diese Aufgabe mithilfe ihres rechten Auges dennoch allein ausführen.

Eine ganze Woche lang verbrachten wir täglich Sitzungen damit, die Straße auf und ab zu gehen, wobei ihr stärkeres Auge abgedeckt war, und Schilder oder andere Gegenstände mit ihrem schwächeren Auge zu betrachten. Als wir ihre Sehkraft schließlich maßen, hatte sie auf ihrem vermeintlich blinden Auge eine Sehkraft von 20/400 beim Weitsehen, während ihr stärkeres Auge sich auf eine Sehkraft von 20/60 verbessert hatte – ihre Sehkraft war damit näher am normalen Sehvermögen als je zuvor. Hätte sie nicht in dem dunklen Raum mit dem Blinklicht gesessen, dann hätte sie nie erfahren, dass sie auf dem rechten Auge ein gewisses Sehvermögen hatte und das linke Auge hätte nie solche Fortschritte gemacht.

In Nancys Fall entdeckten wir, dass ein „faules" Auge etwa 3 bis 5 Minuten braucht, um zu reagieren, weil das Gehirn die Aktivität dieses Auges unterdrückt. Als ich mich bei unserem ersten Termin zu ihr gesetzt und mit ihr geplaudert hatte, hatte sich ihre Sehkraft schon von 20/200 auf 20/100 verbessert. Ihre Mutter sagte: „Aber wir sind doch zu allen großen Spezialisten in Kanada gegangen und sie hat nie so gut gesehen." Ich erwiderte: „Sie fühlt sich anscheinend wohl bei mir und ist entspannt, weil ich nicht so ein strenger Arzt bin."

Ihrer Mutter wurde auch klar, dass sie ihrer Tochter gegenüber überfürsorglich war; Nancy konnte eigentlich genug sehen, um Rad zu fahren und spazieren zu gehen – was ihr mehr Freiheit gab. Ihre Mutter räumte ein, dass Nancy genauso gut sah wie sie selbst ohne Brille. Sie sagte: „Ihr Sehvermögen ist gar nicht so schlecht und ich bin etwas überfürsorglich." Es ist so wichtig, dass Eltern das erkennen. Da fällt mir der Witz ein, der besagt, dass Kinder Pullover tragen müssen, wenn ihre Mütter frieren ... Wir sind so darauf bedacht, unsere Kinder zu beschützen, dass wir dazu neigen, sie in ihrer Bewegungsfreiheit einzuschränken, selbst wenn sie ein Sehvermögen haben, mit dem sie zurechtkommen, etwa 50 Prozent oder 60 Prozent einer Sehkraft von 20/20: Wir möchten, dass sie eine Brille tragen, und wenn die Brille nicht hilft, schränken wir sie in ihren Aktivitäten ein. Wann immer ihre Tochter mit dem Rad fuhr, spazieren ging oder sich sportlich betätigte, hatte Nancys Mutter große Angst um sie.

Infolgedessen musste die Tochter gegen ihre Mutter rebellieren. Heute sind Mutter und Tochter wieder ein Herz und eine Seele. Nancys Vater, der zuerst skeptisch war, war von den Ergebnissen so beeindruckt, dass er sie ermunterte, noch einmal zur Behandlung zu mir zurückzukehren, und so unternahm die ganze Familie die Reise zusammen.

Bei diesem Besuch legten wir den Schwerpunkt darauf, dafür zu sorgen, dass beide Augen zusammenarbeiten. Wenn sie nur mit dem linken Auge sah, war auf diesem Auge und dem gesamten visuellen System so viel Druck, dass ihr Blick verschwommen war. Neben den Übungen, die wir zur Klärung des Blicks in ihrem linken Auge machten, war das Sehen mit beiden Augen sehr entspannend. Indem sie das Sehen auf beide Augen verteilte, verbesserte sie ihre Sehkraft von 20 Prozent auf 70 Prozent des normalen Sehvermögens. Und das ist der Weg, den wir mit Kindern und Erwachsenen gehen sollten.

Eine andere schöne Geschichte ist die einer meiner Schülerinnen in Brasilien, die mich anrief, um mir zu erzählen, dass ihr Enkel mit Toxoplasmose geboren sei – Toxoplasmose ist eine Infektionskrankheit, bei der der Erreger über die Plazenta zum Embryo gelangen kann und nach der Geburt Teile des Körpers angreift, sehr oft das Auge. In diesem Fall war die rechte Makula betroffen, der zentrale, kostbarste Teil der Netzhaut; das führte zur Erblindung des rechten Auges. Die Anruferin fragte mich: „Sollen wir einfach auf die Ärzte hören, die sagen, er werde mit dem linken Augen sehen können und wir sollten das rechte Auge vergessen?" Ich sagte: „Natürlich nicht!" Ich riet ihr, sein linkes Auge abzudecken und ein Blinklicht vor das rechte Auge zu stellen. Ich empfahl ihr, mit dem Kleinen zu spielen und Instrumente zu verwenden, die sowohl Geräusche als auch Licht abgaben.

In einem Elektrogeschäft habe ich tatsächlich etwas gesehen, was Geräusche machte und wie eine Ampel leuchtete: Es blinkte grün, gelb und rot und gab bei jeder Farbe ein anderes Geräusch von sich. Ich riet ihr, diesen Effekt nachzuahmen. Oder verwenden Sie einfach ein Licht, das blinkt und einen Ein- und Ausschalter hat – mit 40 Watt oder auch nur 15 Watt, wenn das Baby darauf anspricht, oder manchmal auch mit 60 oder 80 Watt, sofern Sie sehen, dass das Baby neugierig ist. Sie können auch das einfache, kleine Licht verwenden, das wir in unserer Schule verkaufen; das blinkt, wenn Sie es zu dem Baby hin und wieder weg führen. Dann gehen Sie mit dem Baby nach draußen (wobei ein Auge abgedeckt ist) und spielen Spiele, aber erst nachdem Sie in einem dunklen Raum Spiele mit Licht und Dunkel gespielt haben.

20 Tage später rief die Schülerin mich wieder an, als ich gerade von einer Überseereise zurückgekommen war, und erzählte mir, dass der Arzt gesagt habe, dass es nur in seinem rechten Auge eine kleine Narbe gebe und dass der größte Teil der Makula intakt sei. Ich sagte: „Hören Sie nicht auf, mit ihm zu arbeiten. Jetzt stimulieren Sie beide Augen, decken erst *ein* Auge ab und dann das *andere* Auge, gehen mit ihm nach draußen, zeigen ihm Details und reden mit ihm über alle Objekte, die Sie ihm zeigen, auch wenn er noch so klein ist." Schließlich erfuhr ich von ihr: „Es gibt keine Narbe mehr. Beide Augen sehen absolut perfekt!"

Im Alter von vier Jahren gab es einen Rückschlag, da das Virus noch in seinem Nervensystem war. Deshalb setzten wir die Übungen fort. Ich begegnete ihm, als er acht Jahre alt war. Sein Vater war religiös und sie studierten in einer religiösen Schule, wo viel gelesen wurde. Wir hatten es mit einfacher Kurzsichtigkeit (Myopie) zu tun: keine Blockierung, kein Verschwinden des zentralen Sehens, eine einfache Kurzsichtigkeit, korrigiert mit einer Brille, und wir arbeiteten daran, die Klarheit seines Blicks zu erhalten. Es war schwer, weil das Kind so viel studierte. Vor einigen Jahren begegnete ich ihm wieder, da war er schon kein Kind mehr, sondern bereits ein guter Filmproduzent mit einem guten Sehvermögen in beiden Augen. Sie waren manchmal trocken, manchmal ermüdet, mit einigen Schwächeerscheinungen (wie sie bei jedem vorkommen, der seine Augen zu viel in Anspruch nimmt), aber ohne einen Mangel an Sehvermögen.

Ihre Kinder sind etwas Kostbares. Immer mehr Menschen möchten von mir erfahren, wie ich mit ihnen arbeite. Der Schlüssel besteht nicht darin, sich von anderen dazu verleiten zu lassen, Ihre eigenen Kinder aufzugeben. Hören Sie vor allem nicht auf den Optiker, der Ihnen sagt, Ihr Kind müsse sich auf eine Brille einstellen. Brillen sind wie Instrumente, manchmal hat man keine andere Wahl, als eine Brille zu tragen, weil die Schule und die Ausbildung einfach sehr viel Lesen erfordern. Aber dann sollten Sie sie dabei jeweils auf- und absetzen. Das gilt für Erwachsene wie für Kinder. Für Kinder ist dies besonders wichtig, weil diejenigen, die die Brille ständig tragen, am Ende stark kurzsichtig sein werden. Deshalb ist es wichtig, sie als ein Werkzeug zu benutzen, wie man ein Fernglas benutzt, um in die Ferne zu schauen, oder ein Teleskop, um die Sterne anzuschauen. Dies ist sehr wichtig. Eine Brille macht so abhängig wie Drogen, ist so destruktiv wie eine schlechte Gewohnheit und schlecht für Ihre Augen.

Ich möchte alle Eltern und verantwortlichen Erwachsenen drängen, ihr Kind nur dann eine Brille tragen zu lassen, wenn es müde wird vom Sehen oder nicht mehr gut sieht. Wichtig ist auch, Zeit zu finden, um mit der Brille mit dem roten und dem grünen Glas zu arbeiten. Sollen die Mediziner die Kinder doch aufgeben – *Sie* tun es bitte nicht!

Ich habe mit Lukas gearbeitet, der ein schwachsichtiges Auge hat (Amblyopie – ein „faules" Auge, also eine Sehkraft von 20/20 auf dem einen Auge und von 20/60 auf dem anderen) und es nicht in Anspruch nimmt. Aber wie interessiert war er an diesem Auge, wann immer er durch die rot-grüne Brille sah und durch das grüne Glas Bilder ansah! Doch bald interessierte es ihn nicht mehr, Bilder anzuschauen, sondern nur noch, Buchstaben zu lesen, und danach war er von Kunst fasziniert. Es ist wichtig, zusammen mit Ihrem Kind festzustellen – und es ihm nicht nur zu sagen –, was für das Gehirn gerade interessant ist; dies hilft, das schwächere Auge zu stimulieren.

Man kann mit einem Kind nicht einfach eine Übung machen, weil sich das Gehirn des Kindes durch Neugier oder Wissbegierde entwickelt. Und das Faszinierende für Kinder wie für Erwachsene ist, dass das, was uns in *einem* Moment unseres Lebens neugierig macht, zu einem anderem Zeitpunkt unsere Neugier nicht weckt. Was uns als Erwachsene heute interessiert, ist in sechs Monaten vielleicht nicht mehr interessant für uns. Was ein Kind vor zwei Tagen interessierte, interessiert es jetzt vielleicht nicht mehr, einfach aufgrund seiner Entwicklung. Es ist unsere Aufgabe zu erkennen, was unsere Kinder aktuell wirklich interessiert.

Es ist wichtig, von Ihren Kindern zu erfahren, was sie sehen *möchten*; man kann ihnen nicht sagen, was sie zu interessieren hat. Ich werde nie vergessen, wie meine Tochter einmal zu einem Routinetest ging und es mit einer Optikerin zu tun hatte, die sie nicht kannte. Sie war gewohnt, dass der Test von einem sehr netten jungen Mann gemacht wurde, der in einer sehr liebevollen Art ihre Sehkraft maß, bevor sie anschließend zum Augenarzt ging. Die Optikerin, die jetzt ihre Sehkraft maß, war neu, und meine Tochter sah sofort schlechter. Folglich setzte die Optikerin immer stärkere Korrekturen ein, wie sie es eben normalerweise (und fälschlicherweise) tun. Statt dass die Sehkraft meiner Tochter bei etwa 20/30 oder 20/40 lag, lag sie jetzt bei 20/100.

Als ich nach diesem Termin und noch vor der Vorstellung beim Augenarzt im Krankenhaus eintraf, war meine (frühere) Frau sehr beunruhigt. Ich setzte meine Tochter auf meine Schultern, gab ihr eine Augenklappe, um das linke Auge zu bedecken, und bat sie, vom Fenster im siebten Stock des Krankenhauses die Autos anzuschauen, die unten vorbeifuhren. Es war eine faszinierende Aussicht von dort oben und sie interessierte sich sehr für alles: die Autos, die Bäume … Auch wenn Autos und Bäume mich persönlich nicht interessieren – wie käme ich dazu, ein Kind, das bald zehn wurde und schaute und schaute und schaute, davon abhalten zu wollen?! Anschließend brauchte ich eine kleine Pause und ging erst etwas später in das Besprechungszimmer des Arztes. Dort erfuhr ich, dass ihr Sehvermögen *ohne* Brille nun bei einer Sehkraft von 20/60 lag – also besser als der Wert von 20/100 *mit* Korrektur.

Der Arzt schaute sich ihre Augen an und begann mit ihr zu scherzen: „Ich sehe in deinen Augen, dass du einen Freund hast." Und sie

blaffte ihn an: „Ich habe keinen Freund!" Dann fragte er sie: „Was isst
du denn gerne?" Sie sagte: „Pizza." Er fragte: „Was hältst du von Pizza
in der Cafeteria hier?" Sie sagte: „Pizza!" Und sie kreischte ihn an, wie
sie einen Onkel angekreischt hätte, den sie mochte. Er verdiente viel
an ihren Operationen und sie war eine ambulante Patientin. Aber die
Verbundenheit zwischen ihnen war sehr tief und sie war einer seiner
erfolgreichsten Fälle: ein lebhaftes kleines Mädchen, das er sehr
schätzte, während er auf dem Höhepunkt seiner Karriere war. Die
Verbundenheit zwischen ihnen war so tief, dass sie viel besser sah,
wenn sie bei ihm war. Drei Tage, bevor sie zehn wurde, hatte sie beim
Test mit der Sehprobentafel zum ersten Mal eine Sehkraft von 20/20.
Ihr Bedürfnis, besser zu sehen, stieg, weil sie bei einem Arzt war, der
wollte, dass sie optimal sah, und für den das auch wie ein persönli-
cher Test war, den *er* bestehen musste – und sie kooperierte, weil sie
wollte, dass er ihn bestand. Beide bildeten in diesem Sinne eine Einheit (die ihnen allerdings nicht bewusst war). Und so sollten auch Sie
als Elternteil sich fühlen: Unterstützen Sie Ihr Kind darin, bestmöglich zu sehen, und zwar einfach dadurch, dass Sie ihm zeigen, dass es
Ihnen am Herzen liegt.

Drei Jahre lang konnte ich das Interesse bei meiner Tochter in verschiedener Hinsicht „verlängern", aber nicht mehr als drei Jahre.
Zehn Jahre lang interessierte sie sich dann nicht mehr für die Wellen
unweit von unserem Haus, auch wenn sie sie anschaute. Aber zehn
Jahre später, als sie eine junge Frau geworden war, kehrte ihr Interesse an den Wellen plötzlich wieder. Vorher musste ich Wege und Möglichkeiten finden, um ihr Interesse zu *wecken*, etwa sie auf meine
Schultern nehmen und mit ihr an den Strand gehen. Ein anderer
Weg war, mit ihr in ein Museum zu gehen und sie dazu zu bewegen,
ein Auge zu schließen und sich mit dem anderen verschiedene Bilder
anzuschauen.

Entscheidend ist jedoch nicht nur, bei unseren Kindern Interesse
zu wecken, sondern auch, dass wir uns selbst für die gleichen Dinge
interessieren, um unsere Kinder bestmöglich verstehen zu können;
und dann, wenn es ein „faules" Auge, also ein schielendes oder ein

schwächeres Auge gibt, dieses zu stimulieren. Es gelang mir, meine Kinder für Wolken, Regen und Schilder zu interessieren, und sie betrachteten diese Dinge, während sie ihr stärkeres Auge mit einer Abdeckbrille abdeckten und mit ihrem schwächeren Auge sahen. Ich kann nicht vorhersagen, was *Ihre* Kinder interessieren wird, das können zu unterschiedlichen Zeiten verschiedene Dinge sein. Im Falle von Lukas waren es zuerst Bilder, dann Buchstaben, und jetzt warten wir ab, was ihn als Nächstes interessieren wird.

Das Interesse kann sich auch darauf konzentrieren, *wie* wir bestimmte Dinge tun. Ein Beispiel: Wenn ich die Teilnehmer in meinen Kursen bitte, nacheinander die kleinen, mittelgroßen und großen Papierstreifen zwischen den Augen zu befestigen und seitlich schnell mit den Händen zu winken, interessieren sie sich zunächst dafür, weil es eine neue Übung ist, aber ihr Interesse schwindet bald. Was ihre Aufmerksamkeit *dann* anzieht, das ist die Musik und das Tanzen und das Aneinanderklatschen der Hände. Sie können sich vorstellen, dass sich dadurch eine starke Dynamik entwickelt: Die Teilnehmer stehen mit einem kleinen Streifen Papier zwischen den Augen auf, klatschen gegenseitig die Hände aneinander, wobei sie ihre Hände und in der Peripherie die Hände des anderen sehen. Als Nächstes machen sie die gleiche Übung mit dem mittelgroßen Papierstreifen, dann mit dem großen Streifen, um die Übung dann noch einmal mit dem mittelgroßen und kleinen Streifen zu wiederholen. Und mit einem Mal scheint der kleine Streifen für sie nicht mehr zu existieren, da ihre Peripherie so weit geworden ist. Wenn sie dann den kleinen Streifen abnehmen, verstehen sie nicht, wieso ihr Gesichtsfeld so groß geworden ist. Und sie haben auch das Gefühl, dass es in dem Raum jetzt mehr Licht gibt, obwohl es in Wirklichkeit kein zusätzliches Licht gibt. Es erscheint ihnen nur so, weil die Netzhaut bei 90 Prozent der Teilnehmer, die diese Übung gemacht haben, sehr viel mehr Licht aufnimmt.

Die Melissa-Übung kann Neugier wecken, ebenso wie die Melissinia-Übung. Das kleine Stück Papier, das Sie auf einem Auge befestigen, ist nützlich, weil sich das Sehvermögen auf diesem Auge erweitert.

Ähnlich wie Kinder verlieren auch Erwachsene das Interesse, Kinder allerdings schneller. Als Erwachsene ist es unsere Aufgabe, nicht mit ihnen zu streiten und nicht irgendwelche Dinge von ihnen zu verlangen, sondern in Erfahrung zu bringen, was sie tatsächlich interessiert. Bei meinem 26-jährigen Sohn und meiner 23-jährlichen Tochter kann ich die Hand dafür ins Feuer legen, dass es zumindest eine Zeit lang ihr Interesse weckt, jeweils das stärkere Auge abzudecken (bei meiner Tochter ist es das linke und bei meinem Sohn das rechte) und miteinander Ball zu spielen. Nach 5 Minuten sollte ich allerdings etwas anderes finden, da sie ihr Interesse dann daran verlieren, ich aber möchte, dass sie die Übung noch weiter machen.

Deshalb haben wir so viele Übungen erfunden: um die Neugier in Aktivität umzuwandeln, damit die Augen bestmöglich funktionieren können, und zwar nach den gleichen Prinzipien, die Sie überall in diesem Buch finden.

Sônia, die eine schöne Widmung für dieses Buch geschrieben hat, ist eine relativ junge Anwenderin meiner Arbeit. Sie ist in Brasilien geboren und aufgewachsen und praktiziert seit vielen Jahren in einer Stadt namens Rio Claro. Als Brasilien noch ein Dritte-Welt-Land war, hatten einige großzügige Spender aus England Mittel gespendet, um für Sônias Praxis in Rio Claro einen Spezialraum einzurichten. Es ist ein dunkler Raum mit vielen Lichtern, Schaukeln und Computern. Sie verfügt über eine sehr gute Ausbildung, studierte an vier verschiedenen Universitäten und lernte, wie man sehbeeinträchtigten Menschen helfen kann, Computer sowohl mit Sprache als auch mit Großschrift zu benutzen. Sie lernte auch, wie man mit Menschen mit geistiger Beeinträchtigung arbeiten und ihnen helfen kann, ihre Fähigkeiten voll zu nutzen, damit sie im Leben gut zurechtzukommen. Sie hat auch mit Gehörlosen gearbeitet. Dank ihrer großartigen Arbeit kommen Menschen aus der ganzen Region von São Paulo, um in der örtlichen Klinik mit ihr zu arbeiten.

Sônia hat sich jedoch nie wohl dabei gefühlt, Menschen nur zu helfen, sich auf ihre Beeinträchtigung einzustellen und damit zurechtzukommen; sie möchte immer einen Weg finden, ihre Ein-

schränkungen zu überwinden. Dies liegt womöglich daran, dass sie
selbst eine sehr schwere Jugend hatte. Sie wurde mit vorgehaltener
Waffe vergewaltigt, entschied sich aber dennoch für die Humanität
und dafür, Menschen zu helfen, dass sie weiterkommen und es besser
haben. Mit dieser Einstellung unterscheidet sie sich von vielen anderen Vergewaltigungsopfern. Sie wurde schwanger durch die Verge-
waltigung und beschloss, das Kind zu behalten. Das Kind entwickelte
sich zu einer wunderschönen Frau, einer sehr guten Zahnärztin und
kompetenten Expertin.

Sônia hörte von meiner Arbeit, als diese in Brasilien bekannter
wurde, und kam zu einem meiner großen Workshops. Sie hatte vorher einen Augenarzt angesprochen, mit dem sie zusammenarbeitete
und der Patienten zu ihr überwies, damit sie bei ihr trainierten, mit
ihren Beeinträchtigungen zurechtzukommen und ihr Potenzial aus-
zuschöpfen. Sie bat ihn, mit zu mir in den Workshop zu kommen; er
aber meinte, ich müsse ein „Scharlatan" sein. Er war weder der Erste
noch der Letzte, der dies sagte, aber ich hatte es schon lange nicht
mehr gehört. Ich hörte es in meiner Jugend und in letzter Zeit nur
einmal bei einer Talkshow in Berkeley, Kalifornien. Sônia brachte
den Zahnarzt dennoch mit zu meinem Workshop und er war so beeindruckt, dass er am Ende des Workshops alle meine Bücher kaufte.
Sie beschloss dann, an einem Training zu meiner Arbeit teilzunehmen, und wurde schließlich selbst Trainerin. Während das Programm sich normalerweise über 500 Stunden erstreckt, absolvierte
sie 1500 Stunden. Alles, was sie tut, das tut sie mit großem Engagement. Und somit können Sie sich vorstellen, dass es ihr jedes Mal,
wenn sie jemanden trifft, der in Not ist, ein großes Anliegen ist, ihm
zu helfen. So war es auch bei Maria.

Maria kam weinend in die Klinik, die Sônia leitete. Es war dieselbe Klinik, deren Grundstein mit den Spendengeldern aus England gelegt worden war und die dank Sônia eine der berühmtesten öffentlichen Kliniken in Südamerika wurde. Maria wurde von einem Augenarzt zu mir geschickt, weil ihr vier Monate altes Baby mit einer Iris geboren worden war, die eine „Katastrophe" darstellte. Die Iris macht vieles für das Auge: Sie erweitert den Durchmesser der Pupille und verengt ihn; sie erweitert ihn für das Sehen nachts und verengt ihn für das Sehen bei Tag. Die Pupillen haben auch großen Einfluss auf Ihr Wohlbefinden, genau wie das autonome Nervensystem vom Durchmesser der Pupillen beeinflusst wird, das Sie in einen Alarmzustand oder in einen Zustand der Entspannung versetzt. Und die Pupillen bestimmen weitgehend, wie viel Licht in Ihre Netzhaut gelangt – was wiederum Einfluss auf Ihr Nervensystem hat.

Der Augenarzt sagte zu der Mutter: „Das Baby wird nicht sehen. Es wird blinzeln." Als Maria dann zu Sônia kam, sagte sie: „Mein Baby wird ein Leben lang blind sein." Sônia schaute sich das Baby an. Sie verstand, warum der Augenarzt das gesagt hatte, experimentierte aber dennoch selbst, wie sie es immer tut. Sie ist eine Forscherin. Sie beleuchtete das Auge des Babys mit einer Lampe und sah, dass es reagierte. Sie schaute die Mutter sehr besorgt an und sagte: „Können Sie sich vorstellen, dass Ihr Baby nicht blind sein wird?" Die Mutter war verblüfft und sagte: „Natürlich nicht. Der Augenarzt sagte, das die Kleine blind sein wird."

Sônia wusste, dass Mutter und Kind in diesem Alter eine Einheit bilden; nichts trennt sie wirklich und ihre Haut ist nichts anderes als ein verbindendes Gewebe zwischen ihnen. Sônia empfand große Zuneigung zu der Mutter und konnte deren Situation nachempfinden. Mit den Augen bat sie die Mutter, eine andere Möglichkeit und eine andere Realität zu sehen, und in ihrer Verbundenheit waren sie ein Herz und eine Seele. Dann fragte sie: „Können Sie sich die Möglichkeit vorstellen, dass Ihr Baby sehen kann?“ Die Mutter sagte: „Vielleicht. Vielleicht wird sie ja am Ende doch nicht blind sein.“ Dann brachte Sônia ihr bei, wie sie ihre Tochter sonnenbaden, palmieren und massieren konnte, und leitete sie auch dazu an, die Lichttherapie, Blinklichter im Dunkeln und alle Therapien zu nutzen, die sie bei mir gelernt hatte. Nur, sie machte diese Übungen noch besser. Die Mutter kam immer wieder und nach vier Monaten hatte sich eine normale, volle Iris gebildet. Der Augenarzt sagte: „Ich verstehe das nicht.“ Und Sônia zeigte es mir mit großer Erleichterung und Tränen in den Augen. Ich schaute in Sônias Seele und sagte mir, so müsse die Welt sein.

Kapitel 8

Die blinden Flecken konventioneller Auffassungen vom Sehen

Das verborgene Risiko von Sonnenbrillen

Es ist in unserer Kultur gang und gäbe, dass Menschen sich sofort eine Sonnenbrille aufsetzen, sobald sie an einem sonnigen Tag aus dem Haus gehen. Die Sonne wird als eine Art Feind gesehen, der im Begriff ist, ihren Augen zu schaden. Die Ärzte warnen uns, wie gefährlich es ist, uns der Sonne auszusetzen, und es gibt gewiss Gründe dafür, sinnvolle Vorsichtsmaßnahmen zu treffen, um unseren Körper vor einer zu starken Exposition gegenüber UV-Strahlung zu schützen. Unsere Augen sind jedoch so konzipiert, dass sie am besten funktionieren und am leistungsstärksten sind, wenn sie dem gesamten Spektrum von Licht und Dunkelheit ausgesetzt werden.

Es ist wichtig, auf der zellulären Ebene in Kontakt mit unserem Körper zu sein. Sie können Ihre Zellen normalerweise nicht sehen, es sei denn, Sie haben mikroskopische Aufnahmen davon machen lassen, die Sie sich ansehen können. Wir neigen dazu, unseren Körper und unsere Körperteile zu ignorieren. Es ist aber sehr wichtig, ein sehr genaues Gespür für unseren eigenen Körper zu haben.

Genießen Sie die Sonne und ebenso die Dunkelheit der Nacht. Tragen Sie selten eine Sonnenbrille, weil sie die Pupillen schwächt. Genießen Sie die Sonne den ganzen Tag und benutzen Sie keine Taschenlampe, wenn Sie abends oder nachts einen Spaziergang machen. Genießen Sie es, wenn sich die Pupillen nachts erweitern. Sorgen Sie dafür, dass Ihre Augen vitaler und lebendiger werden!

Bringen Sie Ihren Augen Liebe entgegen – so werden Sie auch in anderer Hinsicht das Leben und das Universum lieben. Erlauben Sie Ihren Augen, eine gute Fixation zu entwickeln, das heißt, die Fähigkeit, die richtige Menge Licht in die Pupillen eindringen zu lassen, um besser sehen zu können, in welcher Situation Sie sich auch immer befinden. Wenn Ihre Pupillen kräftiger werden und nicht träge sind, können Sie eine bessere Fixation haben und genau die Menge Licht eindringen lassen, die Sie benötigen, damit Ihr Augenlicht sich verbessert.

Tagsüber werden Sie am Ende sehr viel klarer Details sehen. Das bedeutet eine Entlastung und Erleichterung für andere Teile des visuellen Systems, etwa für die Netzhaut und die Linse. Abends sind Ihre Pupillen dann groß genug, um alles, was um Sie herum ist, in der Dunkelheit zu sehen. Ihr ganzes System wird dadurch stärker, dass Ihre Pupillen in der Lage sind, mehr Licht zu absorbieren.

Wenn Sie Ihre Augen ignorieren und ihnen nicht genug Dunkelheit und genug Licht zukommen lassen, wird das visuelle System im Laufe der Jahre geschwächt. Die Kraft unserer Augen wiederherzustellen, indem wir die Zeitspannen reduzieren, in denen wir eine Sonnenbrille tragen, und die Zeit reduzieren, die wir im Haus verbringen, das kann einen gewaltigen Unterschied ausmachen.

> Seien Sie skeptisch gegenüber allzu viel Angst vor der Sonne!

Vielen Menschen ist nicht bewusst, dass es in den Augen Pigmente gibt, die das Licht abdunkeln. Das Pigment *Melanin* ist in der Aderhaut des Auges zu finden, also in dem Bereich, der die Netzhaut nährt. Eine der zehn Schichten der Netzhaut besteht aus melaninhaltigen Pigmentkörperchen. Das heißt, die Netzhaut hat eine ganze Schicht, die das Pigment Melanin enthält, das das Licht abdunkelt. Sie *haben* also bereits eine natürliche „Sonnenbrille" in der Netzhaut! Wenn Sie eine Sonnenbrille aufsetzen, wird die Nützlichkeit dieser Schicht in der Netzhaut reduziert und der Körper wird weniger Melanin produzieren. Sie verdunkelt auch das Licht, das auf der Netzhaut ankommt, sodass Sie Ihre eigenen Pigmente nicht zu nutzen brauchen, um das Licht abzudunkeln. Die Folge ist, dass diese Pigmente sich in den hinteren Bereich der Netzhaut verziehen, dass weniger davon für die Netzhaut und die Haut produziert werden und dass sie nicht so wirksam sind, wie sie sonst sein könnten.

Ob Sie es glauben oder nicht: Sonnenbrillen schaden Ihrer Netzhaut genauso, wie Krücken Ihren Beinen schaden können. Wenn Ihre Beine schwach sind und Sie allzu schnell zu einem Stock oder zu Krücken oder einer Gehhilfe greifen, gewöhnen Sie es sich möglicherweise nie mehr ab, ohne Krücken zu gehen. Wenn Sie jedoch hart daran arbeiten, Ihre Beine zu kräftigen, besteht die Möglichkeit, dass sie ihre Kraft wiedergewinnen und voll funktionsfähig werden. In manchen Fällen besteht diese Möglichkeit nicht, und dann sind Krücken oder Gehhilfen natürlich sehr nützlich. Wenn jedoch die Möglichkeit besteht und Sie Ihre Beine kräftigen können, sollten Sie keine Krücken als Hilfsmittel verwenden, da es am besten ist, daran zu arbeiten, dass der Körper selbst wieder zu Kräften gelangt und unabhängig bleibt.

Das Gleiche gilt für Sonnenbrillen. Je mehr Sie eine Sonnenbrille benutzen, desto schwächer werden Ihre Pupillen. Sie schwächen auch den Abwehrmechanismus, den es in Ihrer Netzhaut gibt und den es seit Millionen von Jahren in der Netzhaut Ihrer Vorfahren gegeben hat. Aber mehr noch: Wenn Sie eine Sonnenbrille tragen, produzieren Sie auch weniger Melanin und das hat dann Einfluss auf Ihre Haut und auf Ihre Augen.

Ich habe von einer Untersuchung gehört, die zeigte, wie Aborigines in einigen Dörfern Australiens von Medizinern unterwiesen wurden, dass sie Sonnenbrillen tragen müssten. Und zum ersten Mal in ihrem Leben bekamen sie infolgedessen Sonnenbrand. Wenn man nicht genug Melanin produziert, entsteht ein systemisches Problem. Wir müssen genügend Melanin produzieren, um uns vor der Sonne zu schützen und das Licht abzudunkeln. Es ist wie bei dem Papier, das ein Fotograf im Fotostudio benutzt, um die Lichtintensität zu mindern. Das Gleiche geschieht bei Melanin. Es verdunkelt das Licht und deshalb kann das Licht sich besser in der Netzhaut konzentrieren. Wenn wir eine Sonnenbrille tragen, übernimmt sie die Arbeit unserer Pigmente und somit produzieren wir weniger Pigmente. Diese Produktion hat jedoch Einfluss auf Ihre Haut und auch auf Ihre Stimmung, weil es ohne gutes Licht fast allen Menschen schwerfällt, gute Laune zu entwickeln.

Ich lebe in einer Stadt, die viele wegen des Nebels gelegentlich gerne verlassen. Von den Menschen, die in Seattle wohnen, wo es viel Regen gibt, oder in Skandinavien sind viele sehr deprimiert, weil sie nicht genug Licht haben. Wir brauchen das Licht, um weniger deprimiert zu sein, weil Licht chemische Aktivitäten wie die Freisetzung von Serotonin auslöst. Das Hämoglobin nimmt das Licht auf; dadurch entsteht etwas Erstaunliches, was manche als mit der Fotosynthese vergleichbar betrachten und was zur Ausschüttung von Serotonin führt; und Serotonin führt zu Optimismus. Es gibt kein Medikament (auch nicht Prozac oder andere Antidepressiva), das Sie so optimistisch machen kann wie Sonnenlicht – wenn Sie es richtig absorbieren.

Wenn Sie mindestens 20 Minuten am Tag sonnenbaden, werden Sie feststellen, dass Ihre Augen lernen, sich dem Sonnenlicht viel besser anzupassen. Die Sonne wird mit den Jahren sehr wohltuend für Sie werden. Und Sie werden auch feststellen, dass Sie mit Dunkelheit besser umgehen können. Die Dunkelheit wird Ihnen nicht mehr so dunkel erscheinen, da Ihre Pupillen sich mehr erweitern und Ihre Netzhautzellen empfindlicher werden. Das Beste von allem ist, dass Sie es genießen werden, Ihre Augen sowohl bei stärkstem als auch bei schwächstem Licht weit zu öffnen.

Sie werden auch *glücklicher* sein, weil durch die Kombination von Sonnenstrahlen und dem Hämoglobin im Blut viele Hormone und Neurotransmitter wie Serotonin freigesetzt werden, die ein Gefühl der Freude hervorrufen. Darüber hinaus werden Sie wahrscheinlich auch nachts leichter Melatonin freisetzen können, ohne Vitamine oder Medikamente einzunehmen, einfach aufgrund Ihrer guten Sonnenexposition. Die Freude darüber wird zu vielen anderen guten Dingen in Ihrem Leben führen.

Sofern Ihre Augen sonnenempfindlich sind und sich im Dunkeln nicht genügend erweitern, funktionieren möglicherweise auch die anderen Mechanismen – selbst wenn sie gesund sind – nicht so optimal, wie es von ihrem Potenzial her möglich wäre. Was das visuelle System tut, besteht hauptsächlich darin, Licht aufzunehmen und zu verarbeiten. Deshalb ist es wichtig, dass dieser Prozess einfach und entspannend für den Körper ist.

Risiken und Nebenwirkungen von Kontaktlinsen oder Brillen

Die Verwendung von Kontaktlinsen oder Brillen ist im Wesentlichen mit drei Gefahren verbunden. Wenn Sie eine Brille tragen, werden Ihre äußeren Muskeln in der Regel nicht so sehr in Anspruch genommen, weil Sie sich auf einen Brennpunkt verlassen. Sie bewirkt auch, dass Sie nicht auf die Peripherie achten, weil Sie den Blick normalerweise im Rahmen der Gläser konzentrieren oder wandern lassen. Aus diesem Grund schwächen Sie die äußeren Muskeln mit den Jahren; das ist für den gesamten Mechanismus sehr schlecht.

Wenn Sie Kontaktlinsen tragen, möchte Ihr Körper diese zuerst abstoßen, weil es Fremdkörper sind. Das heißt, dass Sie das Immunsystem in Ihren Augen schwächen müssen, damit die Kontaktlinsen angenommen werden. Dadurch wird das gesamte Auge mit der Zeit geschwächt. Darüber hinaus verhindern die Kontaktlinsen auch, dass genug Sauerstoff an die Augen kommt, weil er durch die Kontaktlinsen blockiert wird. Selbst Kontaktlinsen mit Sauerstoffdurchlässigkeit lassen *nicht genug* Sauerstoff durch; und sie sind schwer zu reinigen.

Egal, ob Sie eine Brille oder Kontaktlinsen tragen, die größte Gefahr ist einfach das Gefühl von Abhängigkeit, das dadurch entsteht.

Je mehr Sie sie tragen, desto mehr brauchen Sie sie. Sie geben Ihren Augen nie die Chance, zu trainieren und ihre Kraft und ihre natürlichen Fähigkeiten wiederzugewinnen.

Mit 45 Jahren tragen sieben von acht Personen eine Brille oder Kontaktlinsen. Ich glaube nicht, dass wir für solche Korrekturen geboren wurden. Der Grund, warum wir alle diese Sehhilfen haben, ist, dass wir Nachahmungswesen sind.

Es gibt viele Millionen Gehirnzellen, die nur daran arbeiten, sich gegenseitig nachzuahmen. Affen ahmen sich gegenseitig nach und Menschen ahmen andere Menschen nach. Wenn Sie an der Verbesserung Ihres Sehvermögens arbeiten und unnachgiebig trainieren, können Sie Ihr Sehvermögen und die Welt zum Besseren beeinflussen. Dieses Buch wird die Welt komplett verändern, weil viele Grenzen dessen eingerissen werden, was wir für unsere realen Fähigkeiten halten. Stellen Sie sich einfach vor, wie viele Krankheiten dadurch vermieden werden, wenn Menschen an ihren Augen arbeiten.

Sie wissen jetzt, wie Sie Ihre Sehkraft selbst messen können. Sie haben sicherlich eine Sehprobentafel zur Verfügung. Nehmen wir an, Sie können die vierte Zeile ohne jedes Problem lesen und dann lesen Sie die fünfte, sechste und siebte Zeile mit etwas mehr Schwierigkeiten. Die achte Zeile können Sie nicht mehr lesen. Wenn das stimmt, stehen Sie genau an der richtigen Stelle. Ob sie nun 8, 12, 25 oder 50 cm entfernt sind: In dem Maße, wie sich Ihre Sehkraft verbessert, können Sie auch den Abstand erhöhen.

Jetzt suchen Sie sich fünf oder sechs verschiedene Objekte in Ihrem Umfeld aus, die Sie gerne anschauen möchten. Bei diesen Objekten könnte es sich um Blumen handeln, die drei Meter entfernt stehen, oder um einen Zaun, der einen oder zwei Meter entfernt ist. Bei veränderlichen Objekten wie den Wolken am Himmel können Sie Ihre Verbesserung nicht messen, nur bei beständigen Objekten und gleichbleibenden Lichtverhältnissen zur gleichen Tageszeit können Sie das tun. In dem Maße, wie Sie Ihr Sehvermögen verbessern, werden Sie mehr Details an diesen Objekten sehen können.

Wenn Sie Ihre Brillenstärke reduzieren und zum ersten Mal durch eine schwächere Brille sehen, sollten Sie sich der Tatsache bewusst sein, dass Sie anfänglich nicht so gut sehen werden. Das wird sich normalerweise innerhalb von drei Wochen bessern. Tragen Sie die Brille in der Tasche immer bei sich, aber versuchen Sie, ohne Brille gut zu sehen, solange es nicht anstrengend ist. Wichtig ist, die Augen nicht zusammenzukneifen oder anzustrengen. Schauen Sie einfach gelassen und sanft durch den Nebel oder Schleier, den Sie vor sich haben, und arbeiten Sie an Ihrer Einstellung, um Ihre Frustration zu reduzieren!

Das Wichtigste, was Sie sich stets vor Augen halten sollten, ist dies, dass es im Moment wichtiger ist, *wie* wir unsere Augen trainieren, als was wir sehen. Mit der Zeit wird dann wichtiger, *was* wir sehen. Als Säugling haben Sie die Dinge auch nicht gut gesehen, es hat Ihnen aber nichts ausgemacht, da Sie nicht wussten, dass man die Dinge auch besser sehen kann. Indem Sie sich Details ansahen, eines nach dem anderen, wurde Ihr Sehvermögen besser. Ihre Makula, die zentrale Netzhautgrube darin *(Fovea centralis)* und sogar die Foveola (eine kleine Stelle innerhalb der zentralen Netzhautgrube, die Details sieht) begannen, gut zu funktionieren, weil Ihr Geist sich für das interessierte, was Sie anschauten. Als Ergebnis dessen wurde die Verbindung zwischen Gehirn und Auge stärker. Als Sie langsam krabbeln und laufen lernten, entwickelte sich das Gehirn und die Augen wurden stärker und sahen immer besser. Das Sehvermögen in der Kindheit ist normalerweise viel besser als im Erwachsenenalter. Die Sehkraft in der Kindheit wird vielfach mit 20/15 gemessen, also besser als 20/20.

Genau dahin möchten wir wieder kommen. Wir möchten mit großer Neugier all die Details anschauen, die die Welt uns zu bieten hat. Manche sind schön, andere sind hässlich, aber wir möchten sie immer alle ansehen.

Eine Frau, die im Begriff war, ihr Sehvermögen zu verlieren, sagte in einem meiner Kurse: „Ich hatte aufgehört, mich dafür zu interessieren, Dinge anzuschauen, weil die Stadt, in der ich lebe, meiner

Meinung nach hässlich ist." Ich konnte verstehen, warum sie aufgehört hatte, sich Dinge anzusehen, aber *je mehr* wir uns bewusst Details ansehen, desto besser sehen wir sie. Es gibt viele Menschen, die in einer schönen Stadt wie San Francisco leben und sich dennoch keine Details ansehen. Vergessen Sie nicht: Alle Details, ob schön oder nicht, könnten interessant sein. Denken Sie daran, dass im Säuglings- und Kleinkindalter *alle* Details für Sie interessant waren.

Durch Ihren „Nebel" zu schauen kann auch interessant sein. Sie können sich zum Beispiel die unterschiedlichen Details bei Blumen aus einem Abstand anschauen, aus dem Sie die Blumen relativ gut sehen können; dann wenden Sie Ihren Blick ab und richten ihn entweder auf einen Zaun, einen Busch, den Himmel oder auf Gebäude, die weiter weg sind, bei denen Sie aber immer noch einige Details sehen können. Schließen Sie die Augen und stellen Sie sich vor Ihrem geistigen Auge den Kontrast zwischen Details in weiter Ferne vor. Sie können sich das Blatt an einem Busch und den Himmel vorstellen, den Zaun und die Erde oder was auch immer einen Kontrast darstellt. Dann sehen Sie sich wieder die Objekte an und richten den Blick wieder auf die Blumen. Viele von Ihnen werden die Blumen danach besser sehen.

Wenn Sie Ihre Augen *anstrengen*, um weitzusehen, sehen Sie schlechter; wenn Sie *ohne* Anstrengung in die Ferne sehen, mithilfe Ihres Vorstellungsvermögens und mithilfe dessen, dass Sie sich mehr und mehr Details ansehen, werden Sie besser nahsehen können. Kurzsichtige Menschen müssen daran arbeiten, ihren Brennpunkt langsam weiter weg zu verlagern. Das bedeutet, dass ein kurzsichtiger Mensch, der aus einem Abstand von 20 cm wirklich gut sehen kann, hoffen darf – nachdem er begonnen hat, diese Übung zu machen –, auch richtig gut aus einem Abstand von 25 cm und dann von 30 cm zu sehen. Es ist die Fähigkeit, etwas aus einem immer größeren Abstand zu sehen (selbst wenn dieser relativ klein ist), die Ihre Kurzsichtigkeit heilen wird.

Das Wichtigste, was Sie sich vor Augen halten müssen, wenn Sie Ihre Brille in die Tasche stecken oder weglegen, ist, dass Sie sich keine

Gedanken darüber machen sollten, ob Sie Gesichter von Personen erkennen. Sagen Sie allen Freunden, Verwandten und der Familie, dass Sie beschlossen haben, in den nächsten vier bis sechs Monaten Ihre Brille so wenig wie möglich zu benutzen, um an Ihren Sehproblemen zu arbeiten. Die Hauptsache ist, sicherzustellen – wenn Sie die Welt ansehen –, dass Sie sie aus *den* Augen anschauen, mit denen Sie geboren wurden. Achten Sie darauf, zu blinzeln. Stellen Sie sich auf die Welt ein, wie sie ist. Genießen Sie sie!

Wenn Sie dazu neigen, eine Brille zu tragen, so führen Sie sich vor Augen, dass Sie Ihr Sehvermögen so weit verbessern können, dass die Brille nicht mehr notwendig ist. Am Ende sehen Sie möglicherweise *ohne* Brille tatsächlich besser, als Sie ursprünglich *mit* Brille gesehen haben. Wenn Sie sich von einer größeren Augenoperation mit Rehabilitation erholt haben, können Sie dann, statt nur die oberste Zeile der Sehprobentafel mit Brille zu sehen, vielleicht die unterste mit Brille sehen. Sofern Sie Ihr Sehvermögen nicht wiederherstellen können, werden Sie vielleicht lernen, wie Sie das geringe Sehvermögen, das Sie haben, nutzen können, sodass es so gut wie möglich funktioniert.

Es gibt in jeder Situation die Möglichkeit der Rehabilitation und Sie sollten an Ihre Augen glauben, um eine solche „Revolution" zu schaffen. Diese Revolution entsteht aus der einfachen Wahrheit, dass wir innere Kräfte haben und dass dieses Buch Ihnen geholfen hat, an diese Kräfte heranzukommen und sie zu mobilisieren. Mit Fleiß, Glaube, Liebe und Arbeit sind wir in der Lage, uns selbst und alle, die um uns herum sind, zu verändern, bis diese Welt zu einem besseren Ort geworden ist.

Schlusswort:
Die realen Kosten von Augenproblemen

Wie bereits aufgezeigt, hat das medizinische Establishment nur wenige Antworten auf die meisten unserer verbreiteten Augenerkrankungen oder -fehlbildungen. Dennoch ist es wichtig, die Frage zu stellen: Selbst wenn es zuverlässige und sichere Behandlungen gäbe, wer würde sie bezahlen?

Meiner Meinung nach ist es an der Zeit, dass wir alle die Frage stellen, was eigentlich die *realen* Kosten der Augenprobleme sind – nicht nur im Sinne von Geld, sondern auch im Sinne der Produktivität, Lebensqualität und der geistig-seelischen Verfassung. Wenn jemand sein Augenlicht verliert, hat das Einfluss auf sein ganzes Leben und das Leben eines jeden, den er kennt. Es ist nicht nur das Problem einer einzelnen Person, es ist ein gesellschaftliches Problem. Die Realität ist, dass wir, indem wir uns *gegenseitig* stiefmütterlich behandeln, uns *selbst* stiefmütterlich behandeln und am Ende alle teuer dafür bezahlen.

Ich hoffe, dass allen bewusst ist, dass die Kosten für Augenvorsorge exponentiell weiter steigen werden; mit dem Geld, das derzeit zur Verfügung steht, werden sie kaum zu decken sein. Auch wenn wir versuchen, die Kosten zu decken, werden die staatlichen Haushaltsmittel, die für die Forschung auf dem Gebiet der Augenheilkunde und alle Spezialgeräte, die dafür erforderlich sind, benötigt werden, nicht ausreichen. Um einen bestimmten Bereich in diesem Gebiet konzentrierter erforschen zu können, bräuchte man viel mehr Zeit und Geld.

Leider kommen von der Ärzteschaft keine Impulse, die Kraft der Augen zu stärken. Wir müssen aber *natürliche Wege* finden, die Augen zu stärken, damit wir besser sehen und weniger abhängig sind von Augenärzten, sodass es auch für die Gemeinschaft weniger kostspielig wird. Die meisten Menschen hängen dem Irrglauben an, dass ihre Augen nicht besser werden *könnten*. Deshalb sollten wir beginnen, neue Hoffnung zu säen, bis die meisten Menschen auf der Welt bereit sind, etwas für ihre Augen zu tun. Wir brauchen eine stille, aber andauernde Revolution. Diese geht über Ländergrenzen oder Nationalflaggen hinaus. An uns selbst und an unsere Augen zu glauben heißt, ein Fenster zu unserem Herzen zu öffnen. Mit kontinuierlicher Arbeit an den Augen können wir unser Selbstbild enorm verändern und viele andere Probleme lösen – für uns persönlich und für die Allgemeinheit.

Mit positiven Ergebnissen dieser Arbeit kommt es zu positiver Verstärkung. Denken Sie darüber nach. Wir sind indes leider dazu übergegangen, zugunsten von Akutbehandlungen (die ein falsches Versprechen für die Gesundheit unserer Augen bedeuten) auf unsere ureigene Kraft der Selbstheilung zu verzichten. Wenn Sie sich wegen *eines* Problems auf Akutbehandlung einlassen, taucht oft sehr schnell das *nächste* auf. Die Wahrheit ist: Wenn wir uns selbst gut um unsere Augen kümmerten, würden wir die *wenigen* Male, wenn wir wirklich eine Akutbehandlung in Anspruch nehmen *müssten*, davon profitieren, es würde *gut gehen* und wir würden *schneller* wieder genesen.

Da Ärzte im Allgemeinen der Ansicht sind, dass am Auge nichts getan werden könne außer der technischen Akutbehandlung, die sie vornehmen, erforschen sie die ureigenen vitalen Kräfte der Augen gar nicht. Wir verfügen jedoch über verschiedene vitale Kräfte. Wir haben die Makula, die aktiver wird und wachsam, vital und stark bleibt, wenn wir durch unsere Übungen der Fokusverlagerung die Verbindung mit dem Gehirn ordnungsgemäß herstellen. Wir haben unseren Geist, der mit der Vorstellungskraft und dem Gedächtnis die Sehkraft enorm stärken kann. Wir haben unsere Linsen, die viel flexibler werden, wenn wir sie *gleichmäßig* in Anspruch nehmen. Wir haben unsere Pupillen, die stärker werden, wenn sie sich im Sonnen- oder Tageslicht stark zusammenziehen und nachts stark erweitern. Wir können auch für eine gute Durchblutung sorgen, mit der wir die Augen verbessern und erfrischen und die meisten altersbedingten Probleme im Zusammenhang mit dem Sehvermögen vermeiden können.

Dabei kommt es in erster Linie darauf an, in unserem Inneren Veränderungen herbeizuführen. Manchmal mag es dazu erforderlich sein, die eigene Persönlichkeit weiterzuentwickeln. Sie können neue Fähigkeiten oder Fertigkeiten erwerben, die Sie vorher nicht hatten und die ebenso aufregend wie nützlich für Sie sind. Dies können Fähigkeiten oder Fertigkeiten jedweder Art sein. Es gibt mehr als 87 000 Berufe auf der Erde. In naher Zukunft werden es mehr als 100 000 sein. Selbst wenn Sie sich nicht beruflich verändern, können Sie neue Wege und Möglichkeiten finden, Ihr Leben zu meistern und im Alltag zu agieren. Falls Sie sich beruflich verändern, tun Sie es mit Besonnenheit und Gelassenheit.

Ein anderer Aspekt in diesem Zusammenhang ist, dass viele Menschen bereits am Ende ihrer Karrieremöglichkeiten angekommen sind; sie haben mit 45 oder 50 Jahren ihre beruflichen Ziele und Grenzen erreicht. Es ist schön, zu sehen (insbesondere in den Vereinigten Staaten), dass viele Menschen in ihren Vierzigern, Fünfzigern und Sechzigern nochmals zur „Schule" gehen, um neues Wissen und neue Fähigkeiten zu erwerben.

Auf der psychischen Ebene ist es wichtig, etwas zu haben, was zukunftsgerichtet ist und worauf Sie sich im Leben freuen; dass Sie das Gefühl haben, dass Ihr Leben einen Sinn hat und dass jeder Augenblick in Ihrem Leben kreative Möglichkeiten beinhaltet. Psychische Weiterentwicklung in diesem Sinne ist der Hintergrund, die Basis für Heilungsprozesse. Wenn Sie sich über Ihr Leben ärgern, ist es schwierig, gesund zu werden. Es ist leichter, wenn Sie das Gefühl haben, dass es etwas gibt, was zukunftsgerichtet ist und worauf Sie sich freuen. Auf diese Weise können Sie der Welt und gleichzeitig sich selbst helfen. Sie sind dann motiviert, die Zeit zu investieren, die erforderlich ist, um beispielsweise Ihr Sehvermögen zu verbessern. Dadurch entwickeln Sie die Wachsamkeit, Ihre Verbesserungsbemühungen über längere Zeit aufrechtzuerhalten. Und es gibt Ihnen den Auftrieb, dass Sie sich selbst wohl mit sich selbst fühlen, während Sie sich bemühen, Dinge zum Bessern zu verändern.

Ihr Glück ist kostbar. Es kommt mit der Selbstannahme und es gibt keine bessere Zeit als in Ihren Vierzigern, Fünfzigern oder Sechzigern, um an dieser Selbstannahme zu arbeiten. Wenn wir uns selbst annehmen, sind die Pfunde, die wir vielleicht zunehmen, oder die Falten, die mit dem Alter kommen, weniger wichtig. Dann erleben wir eine Zeit, in der uns alles gefällt, was wir getan haben, was wir gegenwärtig tun und künftig tun werden. Glauben Sie mir, unsere innere Schönheit wird sich äußerlich widerspiegeln. Ein glattes Gesicht ohne Falten kann mit einem zwar faltigen Gesicht, das aber Glück ausstrahlt, nicht mithalten. Ein magerer, gestylter Hollywood-Körper ist nicht annähernd so attraktiv wie ein dynamischer, energiegeladener Körper, selbst wenn letzterer nicht so perfekt aussieht.

Am inneren Glücksgefühl zu arbeiten und an einem bestimmten Teil unseres Körpers zu arbeiten, dies sind zu diesem speziellen Zeitpunkt in unserem Leben parallele Ziele. An unserer Beweglichkeit zu arbeiten und uns der Erweiterung unserer Gedanken zu widmen, sind Dinge, die miteinander vergleichbar sind. Langsam, aber sicher, wird Ihre Sehkraft immer besser werden. Wenn Sie an dem Vorsatz festhalten, immer wieder den Fokus zu verlagern und sich Details anzuschauen, werden Sie die nötige gedankliche Wachsamkeit und emotionale Offenheit bewahren. Diese Art von Reife ist der „nächste Schritt" in unserem Leben.

Was also ansteht, ist dies: Sie sollten sich informieren, an sich selbst arbeiten, andere überzeugen, Selbsthilfegruppen anregen und Veränderungen in der Welt anstoßen, um es jedem zum Bewusstsein bringen, dem Sie begegnen. Erklären Sie allen, dass es an der Zeit ist, uns unsere Kräfte bewusst zu machen.

Wer weiß, vielleicht wird durch das, was Sie tun, in Ihrer Heimat ein neues Forschungsprojekt angestoßen, das diese Welt zu einer besseren machen wird. Im Gegensatz zu dem, was die meisten Menschen glauben, ist unsere Welt nicht so entwickelt, wie sie sein könnte. Unsere Augen, die so kostbar für uns sind, könnten viel besser sehen, ebenso wie die Augen jedes anderen Menschen auf der Erde. Ich weiß, wovon ich spreche: Ich könnte jetzt (immer noch) blind sein, aber ich kann dieses Buch lesen. Und warum? Einfach weil ich an mir gearbeitet habe.

Deshalb ist es wichtiger denn je, zu verbreiten, dass wir selbst in der Lage sind und viel tun können, um unser Sehvermögen zu pflegen, zu erhalten und zu verbessern. Und zwar so, dass wir zunächst einmal nie schlimme Augenprobleme entwickeln und daher nicht auf die antiquierten und unzureichenden Herangehensweisen unserer Regierungen oder des medizinischen Establishments angewiesen sind.

Die gegenwärtige generelle Krise mangelnder Augenvorsorge können und sollten wir dadurch bewältigen, dass wir unsere Augen selbst pflegen und heilen. Deshalb: Erlernen Sie die Grundübungen in diesem Buch! Machen Sie sich die schädlichen Gewohnheiten bewusst, die Sie möglicherweise entwickelt haben, wenn Sie etwa den ganzen Tag vor einem Computerbildschirm oder den ganzen Abend vor dem Fernsehschirm sitzen. Lernen Sie, zu blinzeln. Lernen Sie, richtig zu atmen. Lernen Sie, sich zu entspannen. Lernen Sie, zu massieren, damit Sie und die Menschen um Sie herum sich gegenseitig helfen können, sich eine gute Durchblutung zu erhalten und ein entspanntes, zuversichtliches und strahlendes Leben zu führen.

Dies ist der Weg in eine nachhaltige Zukunft für unsere Augen. Dies ist meine Vision für das Leben.

Meir Schneider

[Anmerkung des Verlags: Vision für das Leben, englisch: *Vision for life* – so lautet der englische Originaltitel dieses Buches.]

Anhang

Danksagungen

Die Arbeit an diesem Buch begann ich, indem ich mithilfe eines Kassettenrekorders den Text auf Band diktierte, und das wurde dann Wort für Wort abgeschrieben. Das, was ich diktiert hatte, abzuschreiben, war nicht leicht, weil das, was ich sagte, nicht einfach in Worte zu fassen war, da es bildhaft und nicht leicht zu beschreiben war. Was dabei herauskam, war eher so etwas wie lyrische Prosa und sehr überarbeitungsbedürftig, wenn daraus ein brauchbarer Ratgeber für die Leserinnen und Leser werden sollte. Ich dachte dann an all die wunderbaren Menschen, denen ich mit meiner Methode hatte helfen können, und ich dachte an die Hoffnung, die ich neben meinen eigenen Patienten Millionen Menschen in der Welt geben wollte, und mit dieser Motivation machte ich mich an die eigentliche Arbeit an diesem Buch.

Ich danke Phillip Barcio, dass er mir geholfen hat, das Material zusammenzustellen und meine Ideen verständlicher zu machen. Auch möchte ich sehr gerne meinem Freund Richard Mandrachio danken, dessen Talente als Lektor enorm dazu beigetragen haben, dieses Buch übersichtlich und anwenderfreundlich zu gestalten, sodass alle Leser es verstehen und damit arbeiten können.

Herzlich danken möchte ich auch dem Fotografen Richard Miller. Er profitierte selbst von dieser Arbeit – er verbesserte sein Sehvermögen, trotz eines Geburtsfehlers und einer Erkrankung, die zu einem weitgehenden Verlust seines Sehnervs geführt hatte. Er konnte einen großen Teil seiner Sehkraft wiedergewinnen und viele der Übungen, die Ihnen helfen werden, durch seine Fotos anschaulich machen und mit Leben füllen.

Ein Mensch, dem ich von Herzen dankbar bin, mehr als jedem anderen, ist mein guter Freund Jan Albin, der unzählige Stunden unermüdlich an allen Fassungen des Manuskripts gearbeitet hat. Jan war beim Redigieren und Veröffentlichen dieses Buches eine unglaubliche Hilfe. Des Weiteren möchte ich den Mitarbeiterinnen und Mitarbeitern der *School for Self-Healing* für ihre Unterstützung und ihre Beiträge danken, große und kleine, die mit zur Realisierung dieses Buches beigetragen haben. Und schließlich geht mein aufrichtiger Dank an die Verlagsleitung und an die kompetenten Mitarbeiter bei *North Atlantic Books*, die mein Manuskript zur Veröffentlichung vorbereitet haben.

Stichwortverzeichnis

Über den Autor

Meir Schneider (Jahrgang 1954) hatte das außergewöhnliche Schicksal, mit dem Grauen Star und vielen anderen gesundheitlichen Beschwerden geboren zu werden, die sein Sehvermögen beeinträchtigten. Nach fünf erfolglosen Operationen lautete die Prognose für ihn, dass er sein Leben lang blind sein werde. Obwohl er nur die Braille-Schrift lesen konnte, begann er im Alter von 17 Jahren (er lebte damals in Israel) mit einem Augentrainingsprogramm und heilte sich schließlich selbst von seiner Blindheit. Er lernte lesen, schreiben, Auto fahren und absolvierte später Ausbildungen als Massagetherapeut, Bewegungstherapeut und Sehtrainer.

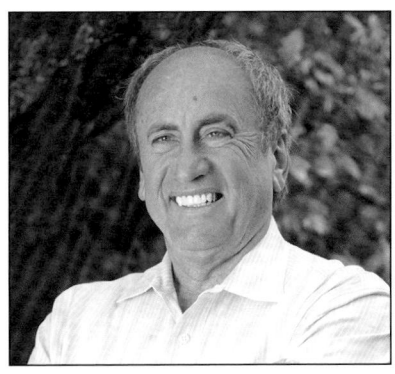

1980 gründete Meir Schneider die *School for Self-Healing*, ein gemeinnütziges Zentrum in San Francisco, das Ausbildungs- und Aufklärungsprogramme anbietet, durch die Menschen ihr Sehvermögen wie auch andere körperliche Beeinträchtigungen verbessern können. Inzwischen hat Schneider Tausende Menschen weltweit trainiert und ausgebildet und internationale Aufmerksamkeit für seine Arbeit erhalten. Seit mehr als 40 Jahren hat er in rund 120 000 Behandlungsstunden Menschen geholfen, der Blindheit und Erkrankungen wie dem Grünen und dem Grauen Star vorzubeugen.

Bei seinen Bemühungen um Selbstheilung entdeckte der Autor, dass die gleichen Prinzipien, mit denen er ein funktionales Sehvermögen erreichte, auch auf den ganzen Körper übertragen werden konnten. Dies wurde zur Grundlage für die *Meir Schneider Method of Self-Healing through Bodywork and Movement* (zu Deutsch etwa: Meir Schneiders Methode der Selbstheilung durch Körperarbeit und Bewegung) – ein nichtmedizinisches, ganzheitliches gesundheitliches Rehabilitations- und Präventionssystem. Es lehrt, wie wir unsere Muskeln und Gelenke in einer ausgeglichenen Weise beanspruchen und damit allgemeinen degenerativen Erkrankungen vorbeugen können, die durch unseren Lebensstil, unsere Arbeit, durch Verletzungen und gesundheitliche Probleme entstehen.

Meir Schneider ist inzwischen ein international angesehener Pionier, Therapeut und Sehtrainer. Er hat bereits mehrere Bücher veröffentlicht, darunter *Yoga for the Eyes*. Ihm wurde auch ein Ehrendoktortitel in Heilkunde für seine Arbeit bei Muskeldystrophie (Muskelschwund) verliehen. Er verbreitet seine bemerkenswerten Erkenntnisse und Forschungsergebnisse nicht nur an der *School for Self-Healing* und in Schulungskursen weltweit, sondern auch in Vorträgen, auf CDs und DVDs.

Viele ehemalige Schüler von M. Schneider praktizieren seine Methode, vor allem in Brasilien. Sie findet auch bei Schulmedizinern Anerkennung, weil diese Heilungserfolge zur Kenntnis nehmen mussten, die ihren Vorstellungen und Erwartungen widersprachen.

Rüdiger Schmitt-Homm, Simone Homm:

Handbuch Anti-Aging und Prävention

Die wichtigsten Forschungsergebnisse – Die sinnvollsten Gesundheitsstrategien – Die wirksamsten Praxistipps

Leseprobe: www.vakverlag.de

Was passiert in unserem Körper beim Altern und womit können wir dem entgegenwirken? Die Autoren haben mit der Auswertung von mehr als 5000 wissenschaftlichen Studien Pionierarbeit geleistet. Das Ergebnis ist ein einzigartiger Überblick über den neuesten Stand der Forschung mit zahlreichen konkreten Empfehlungen: wie wir aus dieser umfassenden „Hausapotheke" unser individuelles Anti-Aging-Programm zusammenstellen können. Ein umfassendes Handbuch für jeden ab 35, für Ärzte, Heilpraktiker und Gesundheitsberater.
624 Seiten, 47 Abb., Klappenbroschur (17 x 22,5 cm)
ISBN 978-3-86731-139-7

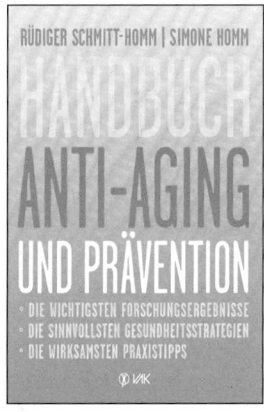

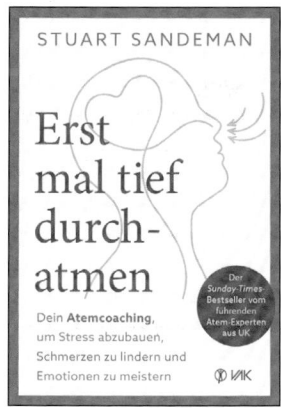

Stuart Sandeman:

Erst mal tief durchatmen

Dein Atemcoaching, um Stress abzubauen, Schmerzen zu lindern und Emotionen zu meistern

Leseprobe: www.vakverlag.de

Wir atmen rund 20.000-mal am Tag. Aber den wenigsten ist bewusst, welches Potenzial für unser Wohlbefinden darin steckt, wie wir atmen. Unsere Atmung ist nicht nur lebensnotwendig, sondern birgt auch eine transformative Kraft, die uns dabei hilft, die Kontrolle über Körper und Geist zurückzugewinnen. Stuart Sandeman präsentiert 40 einfache Übungen um Stress abzubauen, Schmerzen zu lindern und mit belastenden Emotionen umzugehen – mit Schritt-für Schritt-Anleitungen und anschaulichen Abbildungen.
344 Seiten, Klappenbroschur (15 x 21,5 cm)
ISBN 978-3-86731-276-9

Lee Know:

Die Mito-Medizin

Wie Sie Ihre Zellkraftwerke schützen,
Krankheiten heilen und lange leben

Leseprobe: www.vakverlag.de

Warum altern wir? Welche Verbindung besteht zwischen Alzheimer und Herzinfarkt? Was haben chronische Erschöpfung und Stress mit dem Stoffwechsel zu tun? Die Antworten auf all diese Fragen liefern die Mitochondrien. Wenn wir verstehen, wie sie funktionieren, verstehen wir auch, wie wir bis ins hohe Alter gesund bleiben können. Hier erfahren Sie, wie Sie Ihre Mitochondrien gesund erhalten können, wenn Sie z. B. in Ihren Alltag mehr Bewegung einbauen oder Ihre Ernährung mit gesunden Fetten, spezifischen Vitaminen und Nährstoffen aufwerten.
320 Seiten, 11 Illustrationen, Paperback (15 x 21,5 cm)
ISBN 978-3-86731-212-7

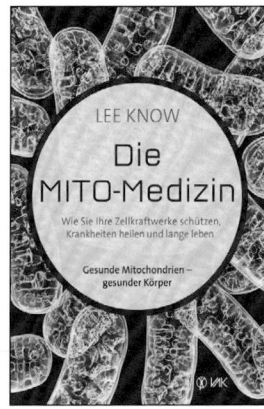

Abonnieren Sie unseren Newsletter (gratis) unter: www.vakverlag.de

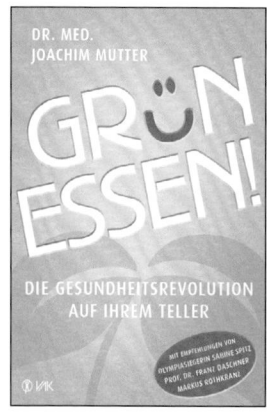

Dr. med. Joachim Mutter:

Grün essen!

Die Gesundheitsrevolution auf Ihrem Teller

Dr. Joachim Mutter räumt mit gängigen Ernährungsempfehlungen und Diätansätzen auf und erklärt allgemein verständlich, welche gesundheitsschädigenden Vorgänge bei einer konventionellen Ernährungsweise in unserem Körper ablaufen. Der Autor, der sich selbst durch konsequente Nahrungsumstellung von einer schweren Erkrankung geheilt hat, weiß, wie wir uns fit und gesund essen können: mit einer vitalstoffreichen, rohkostbetonten Ernährung. Der Ratgeber liefert neue Impulse für Gesunde und Kranke, für Ärzte und Heilpraktiker, für Ernährungsberater und Sportler, … kurz: für alle, die voller Energie und Vitalität sein wollen und ihre Gesundheit selbst in die Hand nehmen möchten.

200 Seiten, 20 Abb., vierfarbig, Paperback (16,5 x 22,5 cm)
ISBN 978-3-86731-214-1

Stanley Rosenberg:

Der Selbstheilungsnerv

So bringt der VAGUS-Nerv Psyche und Körper ins Gleichgewicht

Leseprobe: www.vakverlag.de

Der Vagusnerv ist der größte Nerv des parasympathischen Nervensystems und für Ruhe, Entspannung und Verdauung zuständig. Ist seine Funktion gestört, kann der Körper sich nicht mehr von Stress erholen. Symptome wie Verdauungsbeschwerden, Migräne, Herz-Rhythmus-Störungen oder Ängste und Depressionen können die Folgen sein. Der Autor hat in seiner mehr als 30-jährigen Erfahrung als Körpertherapeut erkannt, welche zentrale Rolle der Vagusnerv für körperliche und seelische Gesundheit spielt. Er erklärt die Zusammenhänge im Körper und stellt acht Übungen vor, um den Vagusnerv zu aktivieren und Blockaden zu lösen.

328 Seiten, 52 Abbildungen, Paperback (15 x 21,5 cm)
ISBN 978-3-86731-211-0

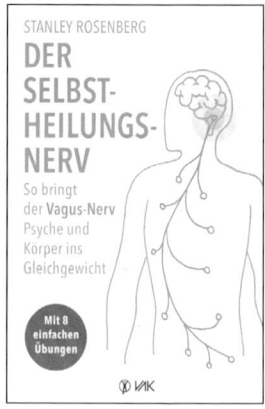

Satchin Panda:

Der Zirkadian-Code

Erholsam schlafen, Gewicht reduzieren, gesund sein

Alle Körperzellen besitzen eine innere Uhr, die für sämtliche Stoffwechselvorgänge im Körper verantwortlich ist. Wer über den ganzen Tag verteilt isst, abends lange vor dem hellen Computer sitzt und zu unregelmäßigen Zeiten schlafen geht, bringt seinen Körper aus dem Takt und das hat folgenschwere Auswirkungen auf die Gesundheit. Dieser praktische Ratgeber zeigt allen, die leichter abnehmen, besser schlafen oder optimal Sport treiben wollen und Herzerkrankungen, Demenz oder Diabetes vermeiden möchten, wie sich ein gesunder Biorhythmus im Alltag verwirklichen lässt.

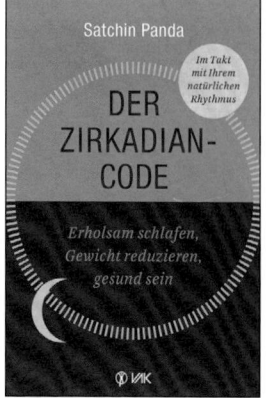

320 Seiten, Paperback (15 x 21,5 cm)
ISBN 978-3-86731-215-8

Bestellen Sie unsere kostenlosen Kataloge unter: www.vakverlag.de